中医妇科经验集

主　编：叶利群

副主编：肖飞霞　殷一红

编　委：宋俏蔚　黄钟威　宋宇可　叶佳敏

　　　　　林启笛　何仙春　屠雯妍　张晓芳

　　　　　沈　颖　钱　诚　单丽华　孙淑云

　　　　　陈春芬　王元吉

全国百佳图书出版单位

中国中医药出版社

·北　京·

图书在版编目（CIP）数据

中医妇科经验集 / 叶利群主编 . —北京：中国
中医药出版社，2023.10
ISBN 978-7-5132-8330-4

Ⅰ . ①中… Ⅱ . ①叶… Ⅲ . ①中医妇科学—临床医学—经验—
中国—现代 Ⅳ . ① R271.1

中国国家版本馆 CIP 数据核字（2023）第 146414 号

中国中医药出版社出版

北京经济技术开发区科创十三街 31 号院二区 8 号楼
邮政编码 100176
传真 010-64405721
万卷书坊印刷（天津）有限公司印刷
各地新华书店经销

开本 880×1230 1/32 印张 10 彩插 0.25 字数 211 千字
2023 年 10 月第 1 版 2023 年 10 月第 1 次印刷
书号 ISBN 978-7-5132-8330-4

定价 49.00 元
网址 www.cptcm.com

服 务 热 线 010-64405510
购 书 热 线 010-89535836
维 权 打 假 010-64405753

微信服务号 zgzyycbs
微商城网址 https://kdt.im/LIdUGr
官 方 微 博 http://e.weibo.com/cptcm
天猫旗舰店网址 https://zgzyycbs.tmall.com

如有印装质量问题请与本社出版部联系（010-64405510）
版权专有 侵权必究

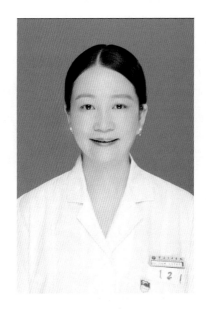

叶利群教授

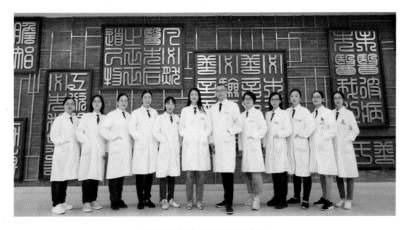

叶利群名中医工作室成员

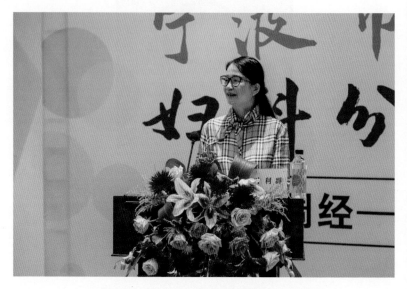

叶利群教授主持中医妇科市级继续教育培训班

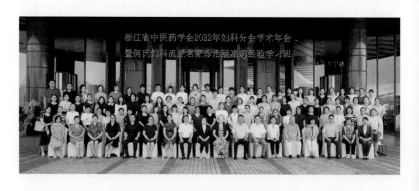

浙江省中医药学会 2022 年妇科分会学术年会暨何氏妇科流派名家诊治疑难病经验学习班（叶利群教授第一排左 7）

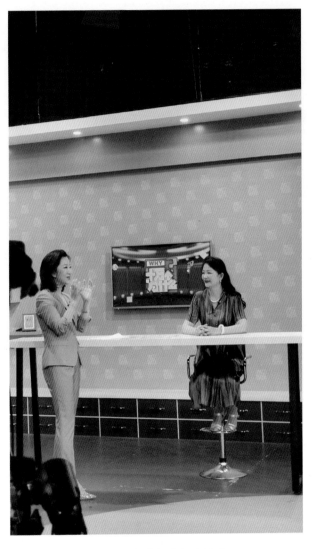

叶利群教授参加电视台活动

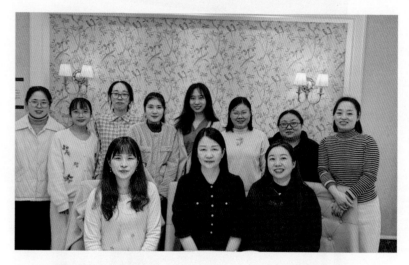

叶利群教授与研究生、师承学生合影（叶利群教授前排左 2）

序　言

　　浙派中医妇科源远流长，几经沉浮，传承至今，学派纷呈，守正出新。在国家中医政策的支持以及各代中医人的不断努力下，浙派中医妇科像雨后春笋一样再次焕发生机，我与叶利群主任的相交便是基于这样的大环境。最初只是在浙江省中医妇科年会上的寥寥数面，几句简短的交谈，再到后来随着工作的开展而不断产生交集，虽不曾真正共事，然则神交已久。

　　在我的印象中，叶主任是一位工作认真负责、学习勤奋刻苦、积极进取的好医生。尽管有二十多年的临床经验，叶主任仍不满足于当前所获，毅然考取了浙江中医药大学的研究生。众所周知，医生是非常忙的，尤其是声名在外的杏林妙手，叶主任一边要在宁波完成自己的本职工作，另一边还要前往杭州完成研究生课程，不仅两地往返，闲暇之时还要看文献、写论文、做课题等。即便如此，叶主任还是十分出色地完成了硕士学位论文，获取了硕士学位。叶主任承办的浙江省中医药学会的妇科学术年会，也展现了她出色的沟通及协调能力，并取得圆满成功。后来，听闻叶主任被评为宁波市名中医并成立了个人工作室，我既为她多年努力终有所成感到高兴，也为中医妇科的未来发展而感到欣慰。再之后，叶主任联系我，要我为她总结多年临床经验与临床医案的书作序，我欣然应允。

妇女之疾不同于男子，有经、带、胎、产、杂之分，病情复杂，常曲隐难尽，故而临证时问诊详尽、谨察病因尤为重要。江浙一带多雨多湿，江南女子多体纤身弱、温婉多思，这种地域特色也是妇科医生在遣方用药时需注意的。叶主任师承宁波宋氏妇科外姓弟子丁亚军，在学术思想上继承了宋氏妇科一贯的辨证严谨、务求实效的特点，以审因论治、治病求本为原则，尤重问诊，因人制宜，用药力求轻灵精炼，治疗时以调肝脾肾三脏为主，并注重气血调治。叶主任又承其厚德载物、积极进取之长，勇于开拓创新，在日常诊疗中中西医并重，中医诊疗同时结合现代医学先进的检查技术手段，衷中参西，为患者提供更好的服务。

清末名医张山雷曾道"惟医案则恒随见症为迁移，活泼无方，具有万变无穷之妙。俨如病人在侧，謦咳亲闻。所以多读医案，绝胜于随侍名师，直不啻聚古今之良医而相与晤对一堂，上下议论，何快如之"，今叶利群主任将其多年临床经验、行医心得汇于一书以饷同道，可窥其高超医术之一斑，不仅对甬城的中医妇科有非常好的指导意义，也助力了浙江省中医妇科的发展。

章勤
2022 年 5 月

自　序

　　《医门法律》云："医之为道，非精不能明其理，非博不能至其约。"余深谙习青囊之道，当怀济世慈心，读万卷书，博采众师之长，精汇己身之法，方可诊治百疴，解百姓之苦痛。

　　1995年余从浙江中医药大学毕业后，前往上海中医药大学附属曙光医院进修，跟师上海市名中医齐聪、戴德英等，后又去浙江医科大学附属妇产科医院进修。在工作数年后，我攻读了浙江中医药大学的研究生，对中医尤其是女科的病证有了更为深入的理解。工作之余，我还阅读了大量海派中医妇科典籍，学思结合，融会贯通，寓新于用，形成了自己的学术思想和临证经验。

　　近年来国家大力发展中医药事业，各地中医百花齐放。而甬派中医发展至今，传承坚守有余，创新发扬不足。余跟师宁波宋氏妇科外姓弟子丁亚军，后又赴上海中医药大学附属曙光医院进修，随后又结识上海中医药大学附属市中医医院的胡国华教授，学习各个流派名家的治疗思路，通过临床大量病例的临证探索，力求辨证严谨、务求实效，渐渐在治疗不孕症、复发性流产、多囊卵巢综合征、卵巢早衰以及子宫腺肌病等临床疑难杂病中积累了不少经验。在此期间，余亦担任宁波市中医药学会妇科分会的主委，开展学术探讨、继教培训以及义诊科普等各项活动，并主持后续整理与总结工作，还在线上组织专家讲课，分享治病经验，带动了甬派女科不断发展，形成良性循环。此外，余定期让学生整理归纳各类经典医案，每周为他们授课，并开设公众号，总结发布妇科各类常见病的治疗、保健科普文章供患者阅读。

经过多年临床实践，结合各位医学名家和前辈的理论经验，余形成了自己的妇科病临证思路。首重脏腑调理，以"肝、脾、肾"为要，通补奇经，注重气血调理，根据女子多气多郁的特点，以女子经候皆倚血为基础，气为动力，秉承"气以通为顺，血以调为补""通、调"相结合的学术思想，加以辨证论治，审证求因，并结合现代检查技术，用药力求轻灵，临床疗效皆甚理想。此书论述了包括月经病、带下病与女性生殖系统炎症、妊娠病、产后病以及妇科杂病五类疾病，后附些许典型医案，绳之以理论，井然成篇。

清代陈清淳曰："医之良，在工巧神圣；医之功，在望闻问切；医之学，在脉药方症。"今余将多年的临床治疗经验整理并总结于册，望对各位同仁以及后辈诊疗妇科疾病能有所帮助，也期冀为甬派中医乃至浙江女科的发展增添助力。

最后，浙江省名中医章勤院长在百忙之中为本书作序，余深表感激。

叶利群

2023 年 5 月

目 录

上篇 学术思想大要

下篇 医案精选

上　篇

学术思想大要

妇科疾病病种繁多，且病情复杂多变，常逢疑难杂症，或经久不愈或西医诊治未见效者。余观察病情变化，审度病势，精准辨证，依法施治，并承历代诸家之法，在临证时常灵活用药，每每效如桴鼓。自余学医起至今，从事妇科临床工作数十年，对治疗妇科常见病、多发病及疑难病症有着丰富的经验。

一、整体辨治，因人制宜

"整体观念、辨证论治"乃中医学之精髓，是中医学的基本特点。《黄帝内经》指出："人以天地之气生，四时之法成。""阴阳四时者，万物之终始也，死生之本也，逆之则灾害生，从之则苛疾不起。"其核心就是要整体地、全面地认识人体以及人体与自然界的相互关系。将其应用于妇科方面，首先要整体全面地认识女性生理特点和病理变化，以及与诸脏腑功能盛衰、气血盈亏的密切关系。妇女经、孕、胎、产、乳、杂等诸疾的产生不仅仅是胞宫及相关器官本身的病变，也是机体在致病因素作用下的整体反映。对于妇科病机的探讨，在四诊合参后，辨证必须着眼于整体，溯根求源识出根本病机之所在，则疗效显著，不仅本病诸症可除，旁证亦可缓解；若无整体观念，不能详查病机，辨证有误，则治必无效。

《肘后救卒方》言："凡妇人诸病，兼治忧喜，令宽其思虑，则病无不愈。"余认为形体和精神为一个统一的整体，应当重视心身统一的整体观，在临床不仅重视生理上的不适，更重视情志因素对女性的影响。正如《素问·举痛论》提到："怒则气上，喜则气缓，悲则气消，恐则气下……惊则气乱……思则气结。"由此可见情志失调可导致脏腑气机失调，从而引起经、孕、产、乳、杂诸疾。结合妇女自身特点，与之相关的情志因素主要有怒、思、恐。若素性抑郁、情志不遂或忿怒伤肝，则肝郁气滞、冲任失调，可致月经失调、不孕、癥瘕等，或因肝气郁滞、冲任不畅，"不通则痛"，可导致一系列如痛经、经行身痛、妊娠腹痛等妇科痛证；思虑过度则伤脾气，心脾气血两虚，冲任衰少，血海不能按时满盈而致月经量少、闭经或气不摄血，冲任不固而致月经先期、经期延长、崩漏等；恐则气下，惊恐过度则伤肾，肾失封藏，冲任不固，可致崩漏、胎动不安等。

《医学源流论·病同人异论》云："天下有同此一病，而治此则效，治彼则不效，且不惟无效而反有大害者，何也？则以病同而人异也。"事实上，在治疗妇科疾病时，不可只看到病症，而是需要结合患者年龄、身形、体质、性情等方面综合考虑、辨证用药，即所谓"因人制宜"。金元医家刘完素言："妇人童幼天癸未行之间，皆属少阴，天癸既行，皆从厥阴论之，天癸已绝，乃属太阴经也。"言明妇女一生年龄阶段不同，遣方用药思路也不尽相同。故余在纵览群书后根据多年临床经验，有如下心得总结：少女脏腑之气未充，肢体娇嫩，用药宜缓，若用攻伐之药不可太过；青春期女性多因脾肾阳虚为病，治疗重在温肾助阳；育龄期妇女本应筋骨强健，身体盛壮，气血充实，若有疾多因气血不足，治疗以补益气血为根本；绝经期妇女天癸涸竭，多为肝肾阴虚、虚热内生所扰，用药勿过温燥，多以滋养肝肾法治其本；老年妇女多脏腑气衰，肾阴阳俱不足，气血亏虚，且多合并其他内科疾病，治疗以补为宜，若需攻邪当遵"衰其大半而止"，并佐以扶正，强调全面兼顾。

二、肝肾为本，燮理阴阳

肾为先天之本，主藏精气，为胞络所系，肾中精气盛衰决定着女性的生理变化，是人体生长发育、生殖繁衍的根本。国医大师夏桂成依据《素问·上古天真论》的相关论述，提出了"肾—天癸—心（脑）—冲任—胞宫"的生殖轴观点，提示肾与女性生殖关系最为密切，主宰着女性生殖轴的启动、发育和衰退。承诸名家理论，余认为"肾—天癸—冲任—胞宫"轴与西医学的"下丘脑—垂体—卵巢"轴有着相似的生理功能，妇科疾病多以肾虚为基本病机，兼之肝气郁结、脾气亏虚、心火偏亢、气血虚弱等。

肾气充足，肝疏泄有度，冲任调畅，气血充盈，才能使胞宫定期藏泻，发挥其主持月经、孕育胎儿的生理作用。

女子以肝为先天，若情志内伤，肝郁气结，以致疏泄失职，则肝不能正常调摄血液，气血运行不畅，气滞血瘀，易致癥瘕形成，影响正常行经，甚则闭经、不孕。基于"肝肾同源"理论，若肾阳不足，肝失温养，或肾水不足，水不涵木，或肝阳妄动，下劫肾阴，抑或精血两虚，肝肾两亏，再加之平素忧思气结，肝气郁滞以使疏泄失常，气机不畅，气郁血亦瘀，则冲任血海阻滞聚成癥瘕。正如张景岳所云："肝肾为子母，其气相通也。"肾为肝之母，若肾虚，则精血匮乏，易致肝血不足，气机不畅，疏泄失职。而肝贮藏血液，主调畅气机，当其功能失常，不但表现为肝所主范畴的病症，日久又可累及肾等他脏。二者常互为因果，休戚相关。

肝主疏泄、主升发，喜条达而恶抑郁。临证时余素喜用逍遥散加减，以疏肝理气、养血健脾。其中柴胡疏肝解郁，木郁则土衰，肝病易传脾，故以茯苓、白术、生甘草健脾益气，非但实土以御木乘，且使得营血生化有源。白芍味酸，微寒，养血敛阴，柔肝缓急，为血中阴药；当归养血活血，调经止痛，为血中气药，两药合用，养血理血，动静结合。

当肾虚精亏时则肝无血藏，临床常用归芍地黄汤加减，以滋肝肾、补阴血、清虚热。以熟地黄、山茱萸滋阴补肾，取"肝肾同源"之意；山药补益脾阴，亦可固肾。三药合用，则肾肝脾三阴并补。茯苓渗湿健脾，泽泻利湿泄肾浊，牡丹皮清泄虚热，当归补血养血和营，为治疗肝血不足之要药，白芍敛阴止汗、养血调经。

肾为五脏阴阳之本，平衡肾中阴阳为调治一身阴阳之根本，肾气调节机体的代谢和生理功能活动，是通过肾中阴阳来实现的。故余在临床用药时遵循"阳中求阴，阴中求阳"理论，并不一味拘泥于补肾阴或肾阳，而是注重阴阳互济，临证多用杜仲、续断、菟丝子、淫羊藿、紫石英、紫河车等温补肾阳之品，同时常配女贞子、墨旱莲、枸杞子、桑椹子、百合、麦冬、玉竹、黄精等药滋肾益阴，以求阴平阳秘，精神乃治。

三、脾胃为要，重视气血

李东垣在《脾胃论》中指出："百病皆由脾胃衰而生也。"脾胃乃后天之本，肾为先天之本。脾胃之所以能健运，有赖于肾阳的温煦、肾阴的濡养。《景岳全书》云："脾胃为灌注之本，得后天之气也；命门为生化之源，得先天之气也，命门之阳气在下，正为脾胃之母。"脾胃为后天之本，气血生化之源，后天之本不济，化源不足，气血亏虚，则先天之本渐涸，妇科诸疾生也。

脾气不升反降则生飧泄，在妇科表现为经前泄泻；妊娠恶阻亦多由脾胃虚弱，胃气不降，中脘停痰，胎气犯胃所致，临床治疗应补脾升阳止泻、和胃降逆止呕，处方常用生姜、砂仁、半夏、竹茹、茯苓、橘皮、黄芪、苍术等。脾统血，若中气虚损，统摄失权，则血不循经而行，暴崩而下或点滴不止，发为崩漏、恶露不绝、产后血崩、月经过多等。余认为大凡妇科下血证大多以补脾益气生血为主，处方首推四君子汤，补脾胃以益生发之气，脾胃气强，则阳生阴长，而血自归经。若见阳虚元气下陷者，常重用参、芪大补脾气以摄血。

若脾失健运，水湿内停，流注于下，可见带下增多、经行泄泻、妊娠水肿等，治疗上以健脾燥湿或健脾清热利湿为主，常用方如完带汤、参苓白术汤等。《金匮要略·脏腑经络先后病脉证》曰："见肝之病，知肝传脾，当先实脾。"肝郁气盛，易克脾土。临床上常出现月经不调、经行乳房胀痛、胎动不安诸证，治宜疏肝和血、健脾理气。方用逍遥散等。肾主先天，脾主后天；肾主生殖，脾主营养，先天、后天相互协调支持，营养与生殖得以协调，则生长发育正常，经、带、产、乳之疾便可少发。

《脾胃论》云："夫脾胃不足，皆为血病。"因脾胃为水谷之海、气血生化之源，乃多气多血之脏腑，故脾胃病变皆波及气血，而气血的盛衰、循行与妇科关系密切。

《圣济总录》云："血为荣，气为卫……内之五脏六腑，外之百骸九窍，莫不假此而致养。刜妇人纯阴，以血为本，以气为用，在上为乳饮，在下为月事。"揭示了妇人以血为本、以气为用的特点。女子以血为用，月经的主要成分是血，妊娠后又赖津血下注胞宫以育胎，分娩时需赖津血助其娩出，哺乳时的乳汁亦由血所化生。若妇女气血调畅则五脏安和，经孕正常。女子一生经历经、孕、产、乳，数脱阴血，故妇人之病气常有余，血常不足。基于此，余认为，治疗妇女疾病时，尤重治血，常以养血补血为主，处方首推四物汤。

《傅青主女科》云："经欲行而肝不应，则拂其气而痛生。"女子善怀，每多忧郁，则肝失条达，气机不畅，气滞则血瘀，不通则痛，故见经行腹痛。余在多年临证基础上，常以自拟痛经方行气活血止痛，处方中常用药物有当归、川芎、炒白芍、炙甘草、制香附、延胡索、川楝子、青皮、川牛膝、乌药、小茴香、艾叶、没药等，每遇经期用药疗效更显。

妇人产后多虚多瘀，虚者为气血亏虚，筋脉关节失于濡养，营卫失调，腠理不密，易感风寒湿邪，因而治疗产后病的根本在于调和气血。若遇妇人求子，每逢氤氲之时、"的候"之期，属重阴必阳阶段，为易孕之时，而阴阳互根，阳若不足阴亦难重，用药应以调气血为重，既要滋阴养血以提高重阴的水平，也需使用一定的活血化瘀药，以促进气血调匀。

一言以蔽之，以气血和为本，以气血通调为顺，保障气血流畅平和，是妇科疾病诊治的重要法门。

四、重视奇经，攻补兼施

"奇经八脉"这一名称最早由《难经》在《黄帝内经》八脉理论基础上提出并点明了其储藏并调节十二经气血的生理作用。而东汉·张仲景在其著作《伤寒杂病论》中将奇经八脉理论运用于临床并得到验证，为后世理论与临床实践相结合打下了基础。《诸病源候论》一书中阐述了冲任二脉与妇人的密切关系，指出调摄冲任是治疗妇人病的关键。后世诸多医家对奇经八脉都有不同程度的研究和发挥，发展和完善了奇经八脉体系，在名医叶天士首创奇经辨证论治方法以及总结奇络用药后达到了临床实践的巅峰。

余认为冲、任、督、带素来与妇科疾病密切相关，脏腑气血病久必延及奇经，则产生妇科诸疾，故对妇科疾患的辨证用药，当究奇经，尤以冲、任为重。通补奇经法是指补养奇经和通达奇经两法，通补结合，以补为本，以通为用。

通补奇经法是由叶天士基于上述奇经八脉理论，针对奇经病提出"通因""久病宜通任督"等观点，在继承前贤对"奇经实宜通脉络、奇经虚宜温补兼通"思想的基础上，结合临床提出"奇经有损，必通补之"的治法。叶天士在临床用药上擅用血肉有情之品，认为"以草木无情之物为补益，声气必不相应""当以血肉充养，取其通补奇经"，多采用血肉有情兼能通达奇经八脉之品培补下元，补而不滞，最常用的药物有鹿角霜、龟甲。叶天士根据药物对调理奇经气血阴阳的功能侧重不同，将药物归属与奇经相联系。如入冲脉者，紫石英可补冲脉之气，当归补冲脉之血，山药固冲脉。入任脉、补任脉之气之药，如龟甲。入带脉、固托带脉之药，如牡蛎。入督脉、补督脉精血之药，如鹿角霜；壮督脉阳气之药，如黄芪、肉桂。

承历代诸家之法，余在临证时常灵活运用奇经专药。余认为只有冲任之气流畅，精血充盈，八脉调和，方得经调体健，嗣育有机。治疗上承袭历代医家之理论，在脏腑辨证基础上酌情选用血肉有情之品以填精血，将通补奇经法运用于月经病、崩漏、不孕症等妇科疾病的治疗中，临床疗效较为理想。药物常选择有通补奇经、固摄冲带之效的奇经专药，如龟甲、当归、白芍、川芎、鳖甲、小茴香、续断等，可收良效。

奇经从经络走向、脏腑气血方面与女性生理病理密切相关，具有统摄津精，调节气血，营养支持，固卫、维续机体的作用，与脏腑气血密切关联，故多数医家指出奇经病变多以虚证为主，病扰奇经脉络，脉气不升，阻滞络脉，而成癥瘕，在妇科则发为子宫肌瘤、卵巢囊肿、子宫内膜异位症等。所谓"邪之所凑，其气必虚"，比如治疗子宫肌瘤时，余认为其多与正气不足密切相关，属本虚标实之证，虚、瘀为子宫肌瘤形成的根本，病之本在气虚，病之标在血瘀，治疗时应攻补兼施，遵守"大积大聚，其可犯也，衰其大半而止"的原则，避免攻伐太重而伤正气，又因"有形之血不能速生，无形之气所当急固"，在活血化瘀的同时，应适当配伍益气摄血药物。临床常用枳壳、三棱、莪术、石见穿等活血行气化瘀之品，促进子宫收缩，使瘀血排出；浙贝母、生牡蛎、皂角刺、昆布、穿山甲等软坚散结，结散癥消；大血藤、忍冬藤、夏枯草、白花蛇舌草清热活血；党参、黄芪、太子参、白术、茯苓等健脾益气，气不虚则有力推动血行而化瘀。肝郁者可佐柴胡、川楝子、香附等以疏利厥阴肝气；肾虚者酌加杜仲、桑寄生、续断等以补肾强筋。临证时应辨证论治，法随证变。

五、衷中参西，谨求病因

妇科疾病病因复杂，不仅需要中医四诊合参，辨证论治，同时还要借助现代医学手段以辅助诊治，方能有的放矢，事半功倍。如对于原发性不孕、备孕1年以上者，嘱其行输卵管造影以明确诊断，监测基础体温和卵泡发育，治疗上谨遵"种子必先调经"的原则，以调整其月经周期为主，促进卵泡发育以待"的候"，临证常予五子衍宗汤加减以促排卵，并定期同房，万事俱备，胎孕方成。对于继发性不孕患者，首先完善免疫学检查，如磷脂抗体组合、子宫动脉血流等指标，筛查双方染色体以排除病因，明确病因后辅以相应地治疗；对于多次流产或有手术史者，可行三维B超或必要时行宫腔镜检查，排除宫腔粘连，并查看内膜情况。此类患者可在常规补肾的基础上加活血化瘀类药物以攻补兼施，增强疗效。

又如多囊卵巢综合征患者如长期未按时排卵，卵巢压力增大，可能会继发卵巢早衰；输卵管不能正常蠕动，废而不用，会造成输卵管堵塞。而多囊卵巢综合征又涉及内分泌紊乱，如不及时干预可能会导致诸多远期并发症，如2型糖尿病、心血管疾病、子宫内膜癌的发病风险升高。故余在临床治疗此病时不仅通过中药调理患者的月经周期，同时定期监测患者糖耐量、胰岛素分泌情况，以防患于未然，减少此病带来的后期不利影响。如果患者正值育龄期且有生育要求，应病证结合、周期用药以辅助西医常规促排卵手段治疗，让患者尽早能正常排卵、恢复月经、促使妊娠。

在治疗崩漏急症时，应谨遵"急则治其标"原则，用药常以炒蒲黄、血余炭、藕节炭、侧柏叶、大蓟、小蓟等诸味止血药塞其流以治其标；若患者出血量多日久，有贫血之象，则应立即予激素快速止血，甚则输血补液，后遵循澄源、复旧顺序予补益气血等诸法。临诊时应时刻牢记"衷中参西，为我所用"，方能切中病机，力挽沉疴。

六、师古不泥，用药轻灵

余承袭诸名医之志，学习各家之长，择善而从，在遣方用药时根据临床实际，从经方加减或时方化裁，变古方为我所用，师古而不泥于古，施药经验独到。

比如临床治疗子宫内膜息肉时，余自创自拟乌梅丸，其源于济生乌梅丸一方。据《时方歌括》所载，本方治疗"肠风便血"。古方新用于子宫内膜息肉的防治，颇具疗效。治疗子宫内膜息肉时取其方中乌梅、僵蚕二药，乌梅除酸敛涩肠外，尤有"化痔消息肉"之功；僵蚕消风化痰散结，《本草纲目》言其"散风痰结核，瘰疬……痰疟癥结"。故取二药，软坚散结，缓消癥块。余遵循古人对该疾病的认识，加上自身的临床积累，认为子宫内膜息肉的治疗重在补肾，固本调周，活血化瘀，可从根源上杜绝瘀血的产生。基于以上认识，依据整体观念的原则，除治疗主症外，还应兼顾其他症状，不可一方到底，临床应辨证施治。睡眠不佳者，常配以淮小麦、珍珠母、远志、首乌藤、钩藤等，以补养心神；兼夹湿邪者，配以广藿香、佩兰、苍术、薏苡仁、厚朴等，以健脾祛湿；面有痤疮者，予桑白皮、制玉竹，以清热祛疮；胃脘不舒者，加陈皮、炒谷芽等，以健脾和胃。

女子身多纤弱，而江浙一带的女性尤甚，因而遣方轻简和缓，用药轻灵，药味不多，药量亦小，药性和缓，避免使用大寒、大热、大温、大补之品，忌大毒之品，偶用小毒之品，提倡中病即止，药本纠偏却病之品，多食无益。女科诸证多以肾气不足、阴血亏虚、脏腑功能失调等正虚之候为本，伴随气滞血瘀、热毒、寒湿等邪实之候。化瘀、行滞、清热类药物多具走窜之动性，易耗伤阴血，选择药物、酌定药量便需审慎，以"轻清、和缓"为原则，药性不宜过于峻烈，药量不宜过大，中病即止，过犹不及。一则避免扰动血海，以免出现伤阴之弊；二则顾护脾胃，使气血之化生有源。脉络瘀滞者，取丹参、桃仁、红花、川芎等药物，活血调气不破血，化瘀通络不伤阴；阴虚内热者，取少量知母、黄柏等药物，清虚热而不伤胃气；热毒壅盛者，尤以金银花"清络中风火实热"，取其轻宣疏散之性，行解毒凉血之用，避苦寒伤阴之嫌。用药亦注重时机，如活血化瘀之法，需在阴血渐充之际施之，补而化瘀，切忌"竭泽而渔"；理气行滞之法，需与滋阴养血之法同用，气行则血畅，通利条达，以化生机；清热之法，需在明辨热象虚实后行之，纠寒热虚实之偏颇，调复阴阳，共生裨益。

下　篇

医案精选

第一章 月经病

第一节 月经先期

月经先期是指月经周期提前 7 天以上，甚至 10 余日一行，并连续 3 个月经周期以上者。月经先期属于以周期异常为主的月经病，常与月经过多并见，严重者可发展为崩漏，应及时进行治疗。

西医认为该病属于排卵性月经失调范畴，常见于生育期女性，病因主要为下丘脑—垂体—卵巢轴功能失调，导致黄体功能不足，因黄体期孕激素分泌不足或黄体提前衰退，导致子宫内膜分泌反应不良和黄体期缩短，因此月经提前而至。治疗上，西医一般采用促进卵泡发育、补充黄体酮以改善黄体功能等方法。

中医对月经先期的认识散见于历代古医典籍中。月经先期的主要病机为冲任不固，经血失于制约，先期而至。《妇人大全良方·调经门》记载："过于阳则前期而来。"指出阳盛是月经先期的主要病机。《普济本事方·妇人诸疾》进一步提出："阳气乘阴则血流散溢……故令乍多而在月前。"阳盛则热，热邪下扰冲任，伤及血海，经血不固，月经先期。《丹溪心法》提出："经水不及期而来者，血热也。"明确指出"血热"致使经血先下，月经先期而至。另有多数医家认为月经先期是由精血亏虚、阴水不足、虚热内生所致，治疗主张以滋阴清热调经为大法。《医宗金鉴》记载："若下血少，色浅淡而清，则为不足之热也。"指出不足之热亦是经血先期而至的病因病机。《傅青主女科·调经》也提出："先期而来多者，火热而水有余也；先期而来少者，火热而水不足也。"佐证了月经先期从火热之虚实论治的理论依据。

本病的致病因素较为复杂，除与患者体质有关外，寒热失调、饮食内伤、情绪不畅、房劳胎产也都是其重要诱因。主要病机为肾阴亏虚，血热扰动血海，气虚冲任不固。病位在冲任与胞宫，病性为本虚标实。《景岳全书·妇人规》以"经早"来称本病，并将病因分为虚火、实火、无火三类进行讨论。月经先期主要分为血热与气虚两种类型。血热型又可分为实热与虚热。患者素体阳盛，或过食辛辣之品，或情志郁结，热扰冲任，日久化火，血海不宁，迫血妄行，导致月经先期或月经过多，此热属于实热；如若妇女素体阴虚，或久病伤阴，胎产频繁，加上妇女生理上易失血、伤津，导致妇女阴血亏损，虚火内生，此种热为虚热。《景岳全书·妇人规》又云："若脉证无火而经早不及期者，乃其心脾气虚，不能固摄而然。"如果妇女脉象没有热象，但月经总是提前来临，则是因为患者脾气虚弱，思虑过度或因现代工作原因久坐而伤肉，损及脾气，使脾气虚弱，统摄无力，冲任不能固摄经血，又或虚则致瘀，瘀阻则伤络，络损则血溢，致月经先期。

因此，月经先期的本虚为脾阳气虚、肝肾阴亏，标实为瘀血、气滞，与肝、脾、肾关系密切。脾气虚致固摄无力，经血先期而行。肾气虚使命门之火不能正常温煦诸脏，"肾气—天癸—冲任—胞宫"的调控系统不能正常发挥机能；又或因各种原因导致肾水不足，肾阴偏虚，"肾火"偏亢。而肝气不舒，郁则化火，焦灼肝阴，酿成血分热伏，加上患者感受热邪或嗜食辛辣，更加灼血伤阴。总之，月经先期可以归结为"火太旺""水不足"。故本病的关键在于明辨虚火与实火，在"泻实"的同时要注意"补虚"。在审证求因、辨证施治的基础上，应当遵循补肾固冲、养血滋阴的治则。实热者应清热凉血，虚热者应滋阴清热，气虚者应补气健脾，并结合患者具体症状兼以化瘀行滞、疏肝理气，同时也要注意患者情志的调护。

验案举隅

案例 1

叶某，女，11 岁，学生。2022 年 7 月 20 日初诊。

主诉：月经频发 5 个月。

现病史：2022 年 2 月患者月经初潮至今周期不规则 5 月余，一月两行，经量偏少，经色褐，偶有鲜红，末次月经为 2022 年 7 月 17 日，前次月经为 2022 年 7 月 6 日，经行 7 日，无痛经。既往体质健康，鼻炎病史。孕产史：未婚，无性生活史。刻下症：头晕明显，面色萎黄，偶有鼻塞，形体偏瘦，喜饮冷，二便尚调，胃纳尚可，寐安，舌淡胖，苔少，边齿痕，脉沉弱。

西医诊断：月经频发。

中医诊断：月经先期。

辨证：脾肾亏虚证。

治法：健脾补肾，益阴调经。

处方：四君子汤合二至丸加减。

牡丹皮 10g，炒白芍 10g，柴胡 6g，茯苓 10g，炒白术 10g，生甘草 5g，女贞子 15g，墨旱莲 15g，浙龟甲 10g，山茱萸 10g，温山药 15g，太子参 30g，盐杜仲 15g，槲寄生 15g，辛夷 10g。7剂，水煎，日 1 剂，早晚分服。嘱忌食冷饮。

7 月 31 日二诊：病史如前，月经暂未至，头晕缓解，形瘦面黄，无鼻塞，纳便尚可，寐安，舌淡胖，苔少，边齿痕。予上方去辛夷。7 剂，水煎，日 1 剂，早晚分服。

8 月 14 日三诊：上方于外院转方 1 次，今来门诊，一般情况尚可，月经来潮 2 日，末次月经为 2022 年 8 月 13 日，经色转红，经量尚可，略有痛经，面色转润，头晕偶作，二便尚调，胃纳尚可，寐安，舌转红润，苔薄净，边有齿痕。上方去女贞子、墨旱莲、浙龟甲、山茱萸、温山药，加艾叶 9g，小茴香 10g，延胡索 10g，香附 10g，川牛膝 15g。7 剂，水煎，日 1 剂，早晚分服。

此后调理 8 次，患者月经周期规律。

按语：患者自小饮冷贪凉，伤及中阳，脾失健运，化生失源，致气血不足，固摄无力，则月经频发、经量偏少、面色萎黄；脾升不足，上窍失荣，致头晕、鼻塞；寒湿阻滞气血，故经色偏暗；舌淡胖、苔少、边齿痕乃阳虚湿运之象；而阴阳互根互用，遂偶见经色鲜红，实乃久病伤阴之证。故治宜健脾补肾、益阴调经，方予四君子汤合二至丸加减。方中四君子汤（参、术、苓、草）益气健脾、固护中焦，二至丸合山茱萸、温山药、盐杜仲、槲寄生补肝肾以滋先天，佐龟甲大补真阴，牡丹皮清虚热，柴胡、白芍疏肝柔肝以体现阴而用阳之理，辛夷宣通鼻窍，以通鼻塞。二诊时，患者服用上方后症状略见缓解，头晕减，鼻塞无，未诉明显不适，故以原方去辛夷治之。三诊时，患者月经来潮，经色转红，面色转润，头晕明显缓解，此乃气血渐复之象，故在上方基础上去女贞子、墨旱莲、浙龟甲、山茱萸、温山药，加艾叶、延胡索、小茴香理气止痛，香附、川牛膝引血下行。治疗小儿月经病时应重在补肾，不忘脾胃，故余每每调理，百试不爽。

案例 2

吴某，女，14 岁，学生。2022 年 8 月 11 日初诊。

主诉：月经不规则 4 年余。

现病史：患者自初潮以来出现月经先期，平均 15～20 天一行，7 天净，经量偏少，经色红，无血块，偶有痛经，末次月经为 2022 年 7 月 27 日，前次月经为 2022 年 7 月 15 日，既往体质一般，曾诊断为性早熟。孕产史：未婚，无性生活史。刻下症：偶感头晕困重，无畏寒发热、恶心呕吐等症，形体偏丰，动辄乏力，二便尚调，食欲可，寐安，舌淡胖，苔薄白，边齿痕，脉细、尺脉偏沉。辅助检查：卵泡刺激素 5.25mIU/mL，黄体生成素 7.38mIU/mL，雌二醇 40.29pg/mL。经腹部彩超检查：双卵巢大小正常，子宫内膜厚 8mm。嘱患者临床完善抗米勒管激素、生化全套、糖耐量试验、胰岛素释放试验、甲状腺功能等相关检查。

西医诊断：月经频发。

中医诊断：月经先期。

辨证：脾肾亏虚，痰湿阻滞兼气阴不足证。

治法：健脾补肾，化痰祛湿，益气滋阴。

处方：自拟固脾毓麟汤加减。

党参 15g，炒白术 10g，茯苓 10g，炙甘草 5g，陈皮 6g，生黄芪 15g，浙龟甲 10g，地榆炭 10g，墨旱莲 15g，杜仲 15g，槲寄生 15g，绞股蓝 15g。7 剂，水煎，日 1 剂，早晚分服。

8 月 18 日二诊：病史如前，月经未至，头晕反复，二便正常，胃纳正常，舌脉同前。辅助检查：抗米勒管激素 8.65ng/mL，空腹胰岛素 10.07μIU/mL，餐后 3 小时胰岛素 25.75μIU/mL，其余检查未见异常。结合上述检查，患者抗米勒管激素偏高、卵泡刺激素 / 黄体生成素比值倒置、胰岛素数值偏高，故西医诊断考虑多囊卵巢综合征倾向、胰岛素抵抗。拟上方加山茱萸 10g，山药 15g，苍术 9g，厚朴 10g。7 剂，水煎，日 1 剂，早晚分服。并予盐酸二甲双胍片 1 片，口服，每日 2 次，调节糖脂代谢。嘱运动减重。

8 月 26 日三诊：患者诉末次月经为 2022 年 8 月 24 日，头晕好转，月经色红、量少、无血块、无痛经，其余同前，遂以上方去浙龟甲、地榆炭、墨旱莲、杜仲、槲寄生、山茱萸、山药，加香附 10g，川牛膝 15g，丹参 15g，鸡血藤 20g。7 剂，水煎，日 1 剂，早晚分服。

如此随症调理 2 月余，患者减重 8kg 左右，近 2 次月经周期规律。

按语： 患者形体偏丰，既往诊断为小儿性早熟，系小儿本"脾肾不足、心肝有余"，加之自小饮食不节，恣食肥甘厚腻之物，脾胃运化不及，则酿湿蕴痰，久而化火，故月经初潮较早；痰湿阻滞冲任，气血运行受阻，血海不能按时盈满，或痰湿久则化火，相火妄动，故月经频发、经量较少；痰湿内蕴，清阳不升，浊阴不降，困阻上窍，则见头晕困重；湿阻气机，故易感乏力。舌淡胖、苔薄白、边齿痕乃脾虚湿困之象。故治宜健脾补肾、化痰祛湿、益气滋阴，方予自拟固脾毓麟汤加减。方中参、术、苓、草、陈、芪健脾益气、化痰除湿以治本，脾胃得运，痰湿得化，则气血化生有源；佐以绞股蓝益气健脾化痰；《傅青主女科》载"经本于肾""经水出诸肾"。故墨旱莲、盐杜仲、槲寄生、龟甲滋补肝肾为臣，少加地榆炭以清血分虚火，则君相之火得以归位。二诊，患者月经未至，诸症尚和，舌苔较前红润，此乃气血渐充，故仍以原法治之，上方加山茱萸、山药、苍术、厚朴增健脾益肾之功，嘱患者适当运动，控制体重。三诊月经来潮，故去浙龟甲、地榆炭、墨旱莲收敛止血之品，又去杜仲、槲寄生、山茱萸、山药补益肝肾之品，加香附、川牛膝、丹参、鸡血藤以行气活血。

案例 3

朱某，女，42 岁，职员。2022 年 8 月 16 日初诊。

主诉：月经先期数年。

现病史：患者平素经期提前 7～10 天，周期 20～23 天，经量少，经色偏红，一般 5～7 天净，末次月经为 2022 年 8 月 7 日，无血块，无痛经。刻下症：面色萎黄，可见黄褐斑，常有漏尿，腰酸，白带色白、鱼腥味，外阴无明显瘙痒，胃纳尚可，大便欠畅，夜寐尚安，舌红，苔薄微腻，边齿痕，脉细弦数。既往体质一般。孕产史：2-0-1-2，2005 年顺产 1 子，2008 年顺产 1 女，2010 年人流 1 次。目前避孕中，无再生育要求。辅助检查：白带常规提示清洁度Ⅱ度。

西医诊断：月经频发。

中医诊断：月经先期。

辨证：阴虚血热证。

治法：滋阴清热，补肾调经。

处方：归芍地黄汤合二至丸加减。

当归 10g，炒白芍 10g，生地黄 15g，温山药 10g，山茱萸 6g，牡丹皮 6g，泽泻 10g，女贞子 15g，墨旱莲 15g，龟甲 10g，桑螵蛸 10g，盐杜仲 15g，槲寄生 15g，火麻仁 10g，红花 10g，炒椿皮 15g，茵陈 15g，菟丝子 15g。7 剂，水煎，日 1 剂，早晚分服。

结合埋针治疗（三阴交、血海、肾俞、脾俞、肝俞）以补肝肾，调经血。

9 月 6 日二诊：患者月经来潮，末次月经为 2022 年 9 月 1 日，5 日净，经量同前，经色仍红，无痛经，无血块，面部黄褐斑、腰酸缓解，白带异味减轻，胃纳一般，大便转调，夜寐尚安，舌红，苔转薄白，边齿痕，脉细。效不更方，7 剂，水煎，日 1

剂，早晚分服。

守上方加减治疗 1 个月。

10 月 3 日三诊：患者月经周期转规律，末次月经为 2022 年 10 月 1 日，经量中等，经色红，无痛经，无血块，面色转润，无腰酸，白带无异味，漏尿缓解，胃纳一般，大便畅，夜寐安，舌红苔薄白，脉细。上方去女贞子、墨旱莲、龟甲、炒椿皮、茵陈、火麻仁，加香附 10g，川牛膝 15g，丹参 15g，鸡血藤 20g，黄芪 15g，7 剂，水煎，日 1 剂，早晚分服。

按语：《素问·上古天真论》曰："女子……六七，三阳脉衰于上，面皆焦，发始白。"此言预示着女子六七之年，肾亏于下，阴亏阳衰，阴虚生内热，热扰冲任，冲脉不固，故患者月经先期、经量偏少；虚热煎熬，则经色红；《景岳全书》云："白带……精之余也。"虚与湿热夹杂而下，故带下异味；腰为肾之府，肾开窍于二阴，肾气不足则见腰酸、漏尿、大便欠畅；"三阳脉衰于上"则面色萎黄、黄褐斑明显；舌红苔薄腻乃肾阴亏虚兼有湿邪之象。故治宜滋阴清热、补肾调经，方予归芍地黄汤合二至丸加减。本方在六味地黄汤的基础上加归、芍，以增补肝肾真阴，滋养气血荣卫。故余在治疗时特将熟地黄易生地黄，滋阴的同时可清血分虚热，佐龟甲滋阴潜阳，可谓一举两得，同时合二至丸及杜仲、槲寄生、菟丝子以助补益肝肾之药力。此外，佐入炒椿皮、绵茵陈清热化浊，桑螵蛸固精止遗，红花活血以调经，火麻仁润下。二诊时，患者月经来潮，上述症状均较前好转，此乃方证相应，故治以原方。中药调理 1 个月后，患者月经转调，面色转润，症状均已不显，故原方巩固之。上方去女贞子、墨旱莲、龟甲、炒椿皮、茵陈、火麻仁，加香附、川牛膝、丹参、鸡血藤以活血调经，引血下行；加黄芪益气固表，升阳举陷。气血阴阳盛衰，当顺其规律而治，然月经以血为本，治疗时也应顾护气血。

案例 4

王某，女，16 岁，学生。2022 年 7 月 14 日初诊。

主诉：月经先期半年余。

现病史：患者于半年前月经初潮开始出现月经先期，平素月经约 20 天一行，色红，经量稍少，无痛经，无血块，无腰酸腰痛，末次月经为 2022 年 7 月 13 日，前次月经为 2022 年 6 月 25 日，既往体质健康。孕产史：未婚，无性生活史。刻下症：患者学业压力较大，偶感头晕乏力，无恶心呕吐，形体偏瘦，胃纳尚可，大便欠畅，夜寐安。舌淡红，苔中略薄腻，脉细弦。

西医诊断：月经频发。

中医诊断：月经先期。

辨证：肝郁气滞，脾肾不足证。

治法：疏肝理气，补肾健脾。

处方：逍遥散加减。

当归 10g、炒白芍 10g、柴胡 6g、生白术 10g、生甘草 5g、制香附 10g、川牛膝 15g、槲寄生 15g、太子参 30g、熟地黄 12g、火麻仁 10g。7 剂，水煎，日 1 剂，早晚分服。

7 月 21 日二诊：患者复诊，诉大便通畅，余症同前，上方去熟地黄、火麻仁。7剂，水煎，日1剂，早晚分服。

8月11日三诊：患者末次月经为2022年8月10日，月经来潮1日，经色、经量尚可，痛经略见，无血块，头晕乏力较前略有改善，精神转佳，诉近期偶有咳嗽，纳可，大便偏稀，夜寐安，舌淡红，苔薄净，脉细弦。初诊方生白术改为炒白术10g，去参、地、火麻仁，加茯苓10g，艾叶9g，延胡索10g，小茴香10g，盐杜仲15g，桑叶9g，菊花10g。7剂，水煎，日1剂，早晚分服。嘱忌食生冷、油腻、辛辣刺激之品。

以上方巩固1月余，月经转调。

按语：患者系碧华之年，天癸初至，肝脾肾诸脏成而未全，肾气满而未充，封藏失职，冲任不固，故月经先期；肾精不充，则经量偏少；肝失疏泄，气机不畅，脾胃化生不足，卫外失荣，肠腑不运，则见头晕乏力、形体偏瘦、大便欠畅等症；舌淡红、苔中略薄腻乃脾虚湿蕴之象。故治宜疏肝理气、补肾健脾，方予逍遥散加减。方中参、地为君，佐以术、芍、牛膝、槲寄生以滋先天肾气，补后天脾胃；当归养血活血；柴胡、香附疏肝理气，使经血藏泻有度；火麻仁润肠通便。患者治疗1个月，经血再至，以上症状均较前有所好转，略见痛经，偶有咳嗽，故继续治以健脾补肾，兼以温经止痛，在上方基础之上，去参、地、火麻仁，加艾叶、延胡索、小茴香以温经散寒止痛，炒白术、茯苓健脾止泻，杜仲补益肝肾，桑叶、菊花疏风宣肺。青春期少女正当生长发育旺盛之期，调经重在固护肾气，疏理肝气，时时健运脾胃以滋后天之本。

第二节 月经后期

月经后期指月经周期延长 7 天以上，甚至 3 ～ 5 个月一行，持续出现 3 个月经周期以上者，亦称"至期不来"，其名称和治疗方法首见于《金匮要略·妇人杂病脉证并治》。

西医学认为，下丘脑—垂体—卵巢轴彼此之间正负反馈的功能异常是本病发生的主要机制。妇科多种疾病可致使本病发生，诸如多囊卵巢综合征、卵巢早衰、高催乳素血症等，其主要的病理表现为卵泡发育不够成熟、卵子排出时间延长或不排出卵子等。此外，人体内的一些内分泌腺体，如甲状腺、胰腺等异常也会致使经期延后。一旦确诊，应积极治疗，避免进一步引发不孕、卵巢早衰等。在临床上常规治疗方法是使用激素，相应地配合二甲双胍、溴隐亭等药物。

唐容川在《血证论》中云："故行经也，必天癸之水，至于胞中，而后冲任之血应之，亦至胞中，于是月事乃下。"可见肾—天癸—冲任—胞宫生殖轴在月经的生成运行中起着至关重要的作用。中医学认为本类病证的病因病机复杂，以虚为主，虚实夹杂。虚者，多为肝肾精血不足或劳倦伤脾，气血化源不足，致冲任亏损，血海不能如期满溢；实者，经脉不通，冲任受阻，气血运行不畅，因而月经后期甚则闭经。月经后期与肝脾肾三脏功能失调，痰湿、瘀血阻滞冲任密切相关。临证时余常以"阴阳学说"为基础，擅用"调周法"治疗本病。行经期养血活血，祛瘀生新；经后期滋阴补肾，以阴助阳；经间期滋阴补肾，活血通络；经前期温补肾阳，扶阳助阴，益气养血，使得阴阳周期性变化如常，经血得以按时而下。

验案举隅

案例1

章某，女，36岁，职员。2019年1月6日初诊。

主诉：月经延后3个月。

现病史：患者平素月经后期，月经周期45～60天，初潮年龄13岁，量少，4天净，色红，无血块，无痛经，末次月经为2018年10月3日，色、质、量如常。孕产史：已婚，1-0-2-1，育有1女，2008年药流1次，2012年人流1次。刻下症：平素脾气急躁、多思多虑，伴有腰膝酸软，大小便正常，纳可，多梦易醒，舌淡红，苔薄白，脉弦沉。辅助检查：自测尿妊娠试验阴性，卵泡刺激素38.61mIU/mL，黄体生成素19.7mIU/mL，雌二醇51pg/mL，睾酮0.39ng/mL，抗米勒管激素0.91ng/mL。阴道B超检查：子宫内膜过薄，双层内膜厚3.8mm。

西医诊断：月经不规则、卵巢功能减退。

中医诊断：月经后期。

辨证：肝郁肾虚证。

治法：疏肝解郁，补肾健脾。

处方：紫锁逍遥散加减。

炒白芍 10g，柴胡 6g，炒白术 10g，茯苓 10g，炙甘草 5g，陈皮 6g，炒杜仲 15g，槲寄生 15g，锁阳 10g，知母 10g，紫石英 20g（先煎），淮小麦 30g，珍珠母 30g（先煎），首乌藤 15g。7 剂，水煎，日 1 剂，早晚分服。

口服河车粉 6g，每日 1 次。

1 月 13 日二诊：于上方基础上加黄体酮胶囊 2 粒，口服，每日 2 次，服用 7 天。

1 月 27 日三诊：患者月经至，因经水少，遂以前方继服。

3 月 10 日四诊：患者月经未至，烦躁、腰酸、多梦易醒皆有所减轻，纳可，二便调，舌淡红，苔薄白，脉细。阴道 B 超检查：双层内膜厚 5.9mm。予前方去炒杜仲、槲寄生、淮小麦、首乌藤，加当归 10g，党参 10g，丹参 15g，鸡血藤 20g。方药加减配合黄体酮胶囊（2 粒，口服，每日 2 次，服用 7 日），河车粉（6g，口服，每日 1 次）。

服用半个月，3 月 25 日患者月经至。

4 月 21 日五诊：患者自述前段时间有蛋清状白带，4 月 18 日月经至，经量适中，腰酸，小便略黄，大便偏干，纳寐皆可，舌红苔微黄，脉细滑。此值经间，治宜滋阴补肾，活血通络，故予归芍六味汤加减。

当归 10g，炒白芍 10g，生地黄 10g，山药 10g，山茱萸 6g，茯苓 10g，泽泻 10g，女贞子 15g，墨旱莲 15g，炒杜仲 15g，槲寄生 15g。

配合河车粉 6g，口服，每日 1 次，服用半个月。

后坚持于我处随诊半年，每月月经均顺利来潮。2019 年 10 月 9 日复查性激素：卵泡刺激素 9.21mIU/mL，黄体生成素 6.45mIU/mL，雌二醇 81.90pg/mL，睾酮 0.25ng/mL。复查抗米勒管激素 2.1ng/mL。

按语：患者长期月经后期甚则闭经，烦躁多虑，多梦易醒，脉弦，为肝气郁结，气机不畅之证，症见腰酸，腰为肾之府，且脉沉，病位在肾，故辨证为肝郁肾虚。方用紫锁逍遥散，肝主疏泄、主升发，喜条达而恶抑郁，故方中以柴胡疏肝解郁；白芍柔肝敛阴；木郁则土衰，肝病易传脾，故以炒白术、茯苓、炙甘草、陈皮健脾益气，非但实土以御木乘，且使营血生化有源；紫石英、炒杜仲、槲寄生、锁阳、河车粉补肝肾，益精血；知母滋阴润燥，平衡阴阳；淮小麦、珍珠母、首乌藤除烦安神。四诊加当归、丹参、鸡血藤活血补血，党参益气健脾。五诊主方改为归芍六味汤，滋肝肾、补阴血、清虚热。诸药合用，辨证施治，填精生血，肾精化肾气，促使天癸充盈，肝气畅达，则血海蓄溢有时；脾胃健旺则精血化生有源，气血充盈，可以后天养先天之虚，延缓肾气衰退的进程。

案例 2

徐某，女，27 岁，职员。2019 年 10 月 20 日初诊。

主诉：月经延后 2 年余。

现病史：患者平素月经不规则，35 ～ 40 天一行，色暗红，量中，有少许血块，无痛经，6～7天净。末次月经为2019年10月10日，色、质、量如常。孕产史：已婚，0-0-0-0，2018年生化妊娠1次。症见平素乏力气短，大便稀溏，1日2～3次，纳眠可，舌淡苔薄白，脉沉细。

2019年10月13日做辅助检查，性激素全套：雌二醇33pg/mL，黄体酮0.63ng/mL，泌乳素17.67g/mL，促卵泡生成激素10.3mIU/mL，睾酮0.62ng/mL，黄体生成素18.34mIU/mL。2019年10月20日检查结果示抗米勒管激素8.1ng/mL。胰岛素释放试验：空腹胰岛素10.76μIU/mL，半小时胰岛素84.14μIU/mL，1小时胰岛素133.62μIU/mL，2小时胰岛素26.43μIU/mL，3小时胰岛素21.68μIU/mL。糖耐量试验：空腹血糖5.37mmoL/L，半小时血糖9.7mmoL/L，1小时血糖8.55mmoL/L，2小时血糖6.23mmoL/L，3小时血糖6.58mmoL/L。

西医诊断：月经不规则、多囊卵巢综合征、胰岛素抵抗。

中医诊断：月经后期。

辨证：脾肾亏虚证。

治法：补肾健脾调经。

处方：自拟固脾毓麟汤。

党参15g，炒白术15g，茯苓15g，炙甘草5g，陈皮6g，蒲公英30g，炒杜仲15g，槲寄生15g，续断15g，莲子10g，山药15g，紫石英20g，锁阳10g。7剂，水煎，日1剂，早晚分服。

西药予盐酸二甲双胍肠溶片250mg，口服，每日2次，调节糖脂代谢。嘱控制饮食，加强锻炼。

10月29日二诊：患者诉大便成形，乏力感减轻。拟上方改炒白术、茯苓各10g，去莲子。继服7剂。

11月9日三诊：因月经未至，查绒毛膜促性腺激素上升，因本次妊娠黄体酮偏低，入院保胎治疗且保胎成功出院。

按语：患者平素体虚，肾阳不足，冲任不充，血海不能按时满溢而经迟；阳气虚衰，脾阳不振，则大便溏泄；脾气失充，冲任脉虚，难以受孕。应以补肾健脾调经为治疗大法。固脾毓麟汤由明代张景岳的毓麟珠化裁而成，此方秉承了张景岳重视脾肾、命门学说的思想，以肾气虚损、冲任虚衰，不能摄精成孕为立足点，肾气虚中又侧重肾阳虚衰，同时兼顾后天之本脾，先后天之不足导致肾气、肾阳及脾气亏虚且不能受孕。方中党参、炒白术、茯苓益气健脾；莲子、山药、陈皮健脾止泻；蒲公英入胃经，固护胃气，脾胃为后天之本、气血生化之源，滋养先天之肾；炒杜仲、槲寄生、续断滋补肝肾；紫石英、锁阳补肾阳，肾藏精，主生殖，肾气旺则胎孕乃成；炙甘草调和诸药。

案例3

周某，女，20岁，学生。2020年4月22日初诊。

主诉：月经不规则8年，停经3个月。

现病史：患者自12岁月经初潮，近8年月经不规律，2～3个月一行，4～5天净，量少，色淡红，无血块。患者去年服用屈螺酮炔雌醇片、达芙通、黄体酮胶囊等西药，未见好转，药停经闭。末次月经为2020年1月9日（服用黄体酮后经至）。孕产史：

未婚，否认性生活史。症见平素易感乏力，面色淡白，偶感头晕，二便调，纳眠可，舌淡红，苔薄白，脉弦细。

2020年4月1日辅助检查：腹部超声检查结果：子宫后位，宫体大小为47mm×36mm×42mm，宫壁回声欠均，宫腔居中，双层内膜厚10mm，双侧卵巢大小正常，内部细小，无回声区偏多，附件未见明显异常包块。性激素检查结果：雌二醇44pg/mL，黄体酮0.54ng/mL，泌乳素8.55g/mL，促卵泡生成激素8.66mIU/mL，睾酮0.65ng/mL，黄体生成素25.63mIU/mL。

西医诊断：月经不规则、多囊卵巢综合征。

中医诊断：月经后期。

辨证：气血亏虚证。

治法：益气养血调经。

处方：八珍汤加减。

当归10g，炒白芍10g，川芎10g，党参15g，茯苓10g，炒白术10g，炙甘草6g，紫石英20g，锁阳10g，盐杜仲15g，桑寄生15g，知母10g，丹参15g，鸡血藤20g，皂角刺10g，路路通10g，续断15g。7剂，水煎，日1剂，早晚分服。

4月29日二诊：患者诉头晕乏力明显好转，大便溏，1日2～3次，拟上方去当归，改茯苓15g、炒白术15g，加莲子10g。7剂，水煎，日1剂，早晚分服。

5月7日三诊：患者诉今晨月经来潮，拟上方去知母、紫石英、锁阳、川芎，加川牛膝15g，制香附10g。7剂，水煎，日1剂，早晚分服。

下个周期月经如期而至，诸症消失。

按语：李时珍云："妇人，阴类也，以血为主，其血上应太阴，下应海潮，月有盈亏，潮有朝夕，月事一月一行，与之相符。"揭示了妇人以血为本之论，同时也强调了月经与阴血的关系非常密切。患者禀赋不足，营血亏虚，冲任不充，血海不能如期满溢，故见月经延后；血虚赤色不足，精微不充，故经量少、色淡；血虚不能上荣头面，故面色淡白、头晕；舌淡红、苔薄白、脉弦细为气血亏虚之象。中医认为气血同源，主张补气以养血，故以八珍汤为主方。方中参、术、苓、草、芍、归、芎之七物合之，使血得气助而生，气由血载而长，相辅相成，共生共化，可谓相得益彰。锁阳、紫石英补肾助阳，能改善下丘脑—垂体—卵巢轴的调节功能，从而促进初级卵泡向优势卵泡发育；知母、续断滋肾阴而填精血，益肝肾而安五脏，四药共奏滋补肝肾之功。盐杜仲、桑寄生补益肝肾；丹参、鸡血藤活血补血；皂角刺、路路通两药合用，加强活血通脉调经之力，可有效促进患者排卵。全方补后天以利先天，佐以补肾益气，进一步充养先天，方中既有补阳之药，又有滋阴之品，阴阳双补的同时，又有阳中求阴、阴中求阳之意。从而达到气血充足，阴阳既济，则任冲通盛，月事以时下，诸症除。

案例 4

孙某，女，29岁，职员。2017年6月7日初诊。

主诉：月经延期数年，停经2个月。

现病史：患者平素月经不规则，初潮年龄 14 岁，月经周期 60 ～ 80 天，量中，7 天净，色红，有血块，无痛经。末次月经为 2017 年 4 月 3 日，经色、质、量同前。孕产史：已婚，0-0-0-0，有生育需求。症见体型偏胖，腰膝酸软，乏力困倦，大便溏，小便调，入睡困难，纳可，舌淡胖，苔淡白，边齿痕，脉弦沉。

西医诊断：月经不规则。

中医诊断：月经后期。

辨证：肾虚痰凝证。

治法：补肾化痰祛瘀。

处方：苍附导痰汤加减。

苍术 10g，制香附 10g，陈皮 6g，茯苓 15g，炒甘草 5g，炒枳壳 6g，紫石英 20g，锁阳 10g，淮小麦 30g，远志 6g，丹参 15g，鸡血藤 20g，皂角刺 10g，路路通 10g，绞股蓝 15g。7 剂，水煎，日 1 剂，早晚分服。

配合西药二甲双胍肠溶片 0.25g，2 粒，口服，每日 1 次。另嘱患者控制体重。

6 月 18 日二诊：7 剂中药连服后月经来潮，量中等，乏力、腰酸减轻，睡眠情况有所好转，二便调，纳可，原方续进，去皂角刺、路路通，加川牛膝 15g。7 剂，水煎，日 1 剂，早晚分服。

患者坚持于我处治疗，用药随症加减近 9 个月。

2018 年 3 月 11 日复诊：患者月经来潮，量偏少，色红，经行 5 天。输卵管造影检查：双侧输卵管通畅。

继续加减治疗 6 个月，月经基本恢复正常，量色正常，且减肥成功，瘦了近 10kg。

2018 年 10 月 10 日复诊：人绒毛膜促性腺激素 900.8mIU/mL，黄体酮 16.52ng/mL。彩超检查结果：宫内类孕囊。确认妊娠，予黄体酮胶囊 2 粒，口服，每日 2 次。

2018 年 10 月 14 日门诊拟"胎动不安"收住入院保胎治疗，后出院。

按语：本例患者初次就诊时已停经 2 个月，且已婚而未孕，此乃肾阳虚衰，不能化生精血为癸水，则冲不盛，任不通，诸经之血不能汇集冲任，下注胞宫，故月经延后以致难以成孕。肾阳虚不能温运脾土，脾失运化，水湿内停，故聚而成痰。肾阳不足，胞脉虚寒，气血凝滞；肾阴亏损，虚热内生，血为热烁，皆可致肾虚血瘀，故余认为本病以肾虚为本，气血痰湿凝滞为标，治疗重在补肾导痰祛瘀。处方以《叶天士女科诊治秘方》中的苍附导痰丸为基础方，随症加减。方中取苍术燥湿醒脾；茯苓、陈皮、甘草化痰燥湿，和胃健脾；香附、枳壳理气散结解郁，以开胸胁之痰；紫石英性温味辛甘，填下焦，走肾及心包络，甘能补中，辛温能散风寒邪气，镇坠虚火使之归元，佐锁阳共奏温肾阳、补精血之功；淮小麦、远志养心安神；丹参、鸡血藤、皂角刺、路路通为活血化瘀通络之品，可以促进卵泡顺利排出，利于受孕；绞股蓝助减脂。全方共奏补肾健脾燥湿、行气化痰、活血调经之功。后期治疗进入周期的调整，促使化精血为经水，随诊治疗 1 年余，阴阳合，故有子。

第三节　月经先后无定期

　　月经周期时或提前、时或延后 7 天以上，交替不定且连续 3 个周期以上者，称为月经先后无定期。本病首见于《备急千金要方·月经不调》，其云："妇人月经一月再来或隔月不来。"《圣济总录·杂疗门》则称为"经水不定"，《景岳全书·妇人规》将本病称为"经乱"，《医宗金鉴·妇科心法要诀》称本病为"衍期"。西医学排卵障碍性异常子宫出血出现月经先后无定期征象者可参照本病治疗。

　　西医学认为青春期、育龄期、绝经期女性出现月经先后无定期的主要原因是神经、内分泌方面的问题，下丘脑－垂体－卵巢轴功能紊乱，卵巢储备功能减退，性激素水平不稳定，机体稳态失衡，导致月经周期不规则。但在青春期初潮 1 年以内或处于围绝经期，月经先后无定期，且不伴有其他证候者，一般不作病论。因此，诊断月经先后无定期首先要根据患者的月经史、婚育史、避孕措施等排除妊娠相关疾病，其次临床上部分患者长时间月经不潮，常被误诊为闭经，而经期出血量大亦会导致贫血的发生。根据妇科查体以及 B 超、血常规、性激素等辅助检查排除生殖道器质性病变和肝、肾、甲状腺、血液系统等疾病，详细询问患者出血的时间、量、色、质等确定其特异的出血模式，以明确诊断。西医基本治疗原则为调整月经周期，育龄期妇女还需要促进卵泡的发育与排出，绝经期妇女还需防止子宫内膜的癌变情况，首选药物为性激素或是刮宫术治疗，出血较多或是持续较长时间可辅助促凝血和抗纤溶药物预防贫血，激素药物治疗虽能较快见效，但停药后月经紊乱的情况临床上也多见。

中医认为月经周期的规律性是肾之封藏与肝之疏泄相互调节的结果，若封藏太过、疏泄不及则致月经错后；封藏不及、疏泄太过，则致月经提前。因此，月经先后无定期的基本病因病机在于肝肾二脏功能受损兼夹瘀血、湿热等内外因素导致冲任不调，气血紊乱，血海蓄溢失司，以致经血不能按时蓄溢，代谢失常。脾主统血，脾为后天气血生化之源，肾之功能损伤有时也会影响脾。由于机体内外复杂病因病机的互相影响，余临证所见常是两脏或三脏同病，夹杂病理产物扰乱气血运行，需辨证论治。除常见的肝郁型、肾虚型，还可见到脾肾阳虚型、肝郁肾虚型以及肾虚血瘀型等。因此，其治疗原则是以疏肝理气、补肾调经、健脾益气为主，夹湿热者清热利湿，血瘀者活血化瘀，肝肾并亏者肝肾同治，脾肾阳虚者温阳健脾，使冲任和调，气血充盛，血海蓄溢有常，胞宫得养，月经按时来潮。

当然，针对不同证型的患者也可中西医结合双重辨治，根据月经周期不同阶段的气血变化特点遣方用药来调整月经周期节律，对于卵泡发育不良，育龄期有怀孕需求者在调整周期的基础上加入促进卵泡生长和排出的药物，做到标本兼治，阴阳和调。

验案举隅

案例 1

李某，女，30 岁，工人。2021 年 8 月 9 日初诊。

主诉：月经紊乱 6 年。

现病史：患者平素月经不规律，有时半月一行，有时延后 26 天，周期延长最长达 2 个月，量少，5 天净，末次月经为 7 月 20 日，5 天净，量少，色淡，伴小腹隐痛，前次月经为 7 月 5 日，5 天净，量少，色淡，无血块，再前次月经为 5 月 24 日，量少，5 天净。孕产史：未婚，无性生活史。刻下症：平素易感腰膝酸冷，手脚冰凉，身体沉重，夜寐多梦，胸闷脘胀，大便溏薄，舌淡胖，苔薄白，边齿痕，脉弦细，尺脉沉。辅助检查：抗米勒管激素（AMH）13.89ng/mL。

西医诊断：多囊卵巢综合征、月经不规则。

中医诊断：月经先后无定期。

辨证：脾肾阳虚证。

治法：补肾健脾，益气祛湿，活血调经。

处方：参苓白术散加减。

当归 10g，炒白芍 10g，茯苓 15g，炒白术 15g，生甘草 5g，炒党参 15g，丹参 15g，鸡血藤 20g，盐杜仲 15g，槲寄生 15g，莲子 10g，薏苡仁 30g，知母 10g，炒白扁豆 12g，紫石英 20g，淫羊藿 15g，锁阳 10g，芡实 10g，升麻 10g。7 剂，水煎，日 1 剂，早晚分服。

9月5日二诊：患者诉8月25日月经来潮，量增多，色红，腰酸乏力、便秘等改善，舌淡胖，苔薄白，边齿痕，脉弦细，尺脉沉。予上方去紫石英，7剂，水煎，日1剂，早晚分服。

患者于门诊用药随症加减半年，诸症已除，月经如期而至。

按语：《诸病源候论》言："肾藏精，精者血之所成也。"肾水充足，则经血变化有源，固摄有常。本案患者肾精不足，精不化血，肾主封藏失职，加之脾虚，营血生化乏源，先天之精无以资助，气血不足，故血海蓄溢失常，经血无以下或下行迟缓，则见月经量少，经期延后或提前；腰为肾之府，肾阳虚则腰膝酸冷；脾气虚弱，健运失常，水湿停聚，气行不利，湿性重浊黏滞，则见身体沉重、舌淡胖；肾阳不足，脾失温煦，故见大便溏薄；心与肾为火水之脏，肾阳虚累积心阳不足，故见夜寐多梦、舌淡胖、苔薄白、边齿痕、脉弦细、尺脉沉。四诊合参，证属脾肾阳虚，治宜补肾健脾、益气祛湿、活血调经，用参苓白术散加减治疗。方中当归养血活血；白芍养血柔肝；人参改党参，党参补益力量虽弱于人参，但性味甘平，亦能益气生血；白术健脾益气，使后天营血生化有源；丹参、鸡血藤、紫石英镇心定惊，益血暖宫；莲子养心安神；薏苡仁、芡实、白扁豆、茯苓健脾祛湿；淫羊藿、锁阳、杜仲、桑寄生补肾益精血；升麻升举阳气，振奋肾阳，温煦机体，亦可引药入经，育阴以求阳；知母入肾滋阴；生甘草调和诸药。阴阳同补，脾肾同调，则胞宫血海蓄溢正常，经血下行通畅，肾水充足，天癸按时而至。全方共奏活血调经、补肾壮阳、健脾益气之功，诸症缓解，月经如期而至。

案例 2

曹某，女，39 岁，自由职业。2021 年 11 月 10 日初诊。

主诉：月经紊乱 1 年。

现病史：患者平素月经周期不规则，有时半月一行，有时三月两潮，量偏少，7～10 天净，偶有痛经，末次月经为 10 月 13 日，10 天净，色红，伴痛经，前次月经为 8 月 15 日，7 天净，量少，色红。孕产史：已婚，1-0-3-1。辅助检查：抗米勒管激素 0.73ng/mL；2021 年 10 月 4 日镜检白细胞 5～15/HP，白带清洁度Ⅱ度，过氧化氢浓度阳性（＋），白细胞酯酶阳性（＋）；2021 年 10 月 6 日查解脲脲原体阳性。刻下症：患者平素喜食肥甘厚味，大便黏腻不成形，口黏腻伴口臭，烦躁易怒，阴痒，带下量多色黄，舌红，苔黄腻，边齿痕，脉细滑。

西医诊断：卵巢储备功能减退、支原体感染。

中医诊断：月经先后无定期。

辨证：肝郁肾虚，湿热下注证。

治法：补肾疏肝，清热利湿。

处方：逍遥散加减。

当归 10g，炒白芍 10g，柴胡 6g，茯苓 10g，炒白术 10g，生甘草 5g，广藿香 10g，佩兰 10g，薏苡仁 10g，连翘 10g，丹参 15g，鸡血藤 20g，知母 10g，淫羊藿 10g，厚朴 10g，砂仁 6g，苍术 10g，青黛 10g。7 剂，水煎，日 1 剂，早晚分服。

11 月 30 日二诊：患者诉 11 月 18 日月经来潮，7 天净，量中，色红，痛经缓解，带下色黄、口臭等症状改善，舌红，苔薄黄，边齿痕，脉细滑。予上方去苍术、厚朴，7剂，水煎，日1剂，早晚分服。

2个月后随访，患者诉诸症缓解，月经如期而至。

按语：根据五行相生原则，水生木，肾为肝之母，子病及母，肝郁日久累及肾，导致肝肾同病，并且肝主疏泄，肾司开阖，二者失司，则血海蓄溢失司，故月经先后无定期、经期延长淋漓难尽、烦躁易怒；情绪不畅，肝气郁结，不通则痛，故见痛经；喜食肥甘厚味者必有痰湿，加之木郁横乘克脾，脾失健运，湿热内蕴，湿热上蒸，故见口黏伴口臭；湿热下注，引起阴道瘙痒、带下量多色黄；舌红、苔黄腻、脉滑、脉细亦为湿热之象。综合四诊，证属肝郁肾虚，湿热下注，治宜补肾疏肝、清热利湿，方用逍遥散加减治疗。方中当归养血活血；白芍养血柔肝；柴胡疏肝解郁，引药入肝经，气行则痛经缓解；藿香、佩兰、厚朴、苍术健脾祛湿；薏苡仁、白术、茯苓健脾益气；砂仁化湿开胃，行气宽中；青黛、连翘清热解毒；丹参、鸡血藤活血调经；淫羊藿补肾壮阳；知母入肾滋阴，阴阳同补，肾精充盛，血海蓄溢如常，气行则经血下行通畅，肝脾肾同调；生甘草调和诸药。全方对症下药，共奏补肾疏肝、活血调经、清热利湿之功。

案例3

李某，女，48岁，金融工作者。2021年10月18日初诊。

主诉：月经紊乱9个月。

现病史：患者平素月经不规则，有时一月未至，有时一月两潮，5～7天净，末次月经为10月1日，7天净，量少，色红，无血块，前次月经为8月9日，5天净，量少。孕产史：已婚，2-0-2-2，双胎妊娠，剖宫产，有两次流产史。刻下症：多梦，胃纳可，二便尚调，偶感潮热盗汗，头晕，腰酸乏力，口干，舌暗淡，苔黄腻，脉弦细。

2021年10月11日行辅助检查：抗米勒管激素0.04ng/mL；生化全套：丙氨酸氨基转氨酶44U/L，尿酸401μmoL/L，葡萄糖6.38mmoL/L，甘油三酯1.84mmoL/L；糖耐量试验：空腹血糖6.39mmoL/L，2小时血糖9.26mmoL/L，空腹胰岛素15.49μIU/mL，1小时胰岛素144.98μIU/mL，3小时胰岛素14.94μIU/mL。

西医诊断：月经不规则、糖耐量受损伴胰岛素抵抗。

中医诊断：月经先后无定期。

辨证：肝肾阴虚，兼有湿热证。

治法：滋补肝肾，清热利湿。

处方：逍遥散合甘麦大枣汤加减。

当归10g，炒白芍10g，柴胡6g，茯苓10g，炒白术10g，生甘草5g，广藿香10g，佩兰10g，苍术10g，薏苡仁30g，厚朴10g，浮小麦30g，砂仁6g，糯稻根25g，盐杜仲15g，槲寄生15g，稽豆衣12g，钩藤15g。

10月25日二诊：患者诉诸症改善，舌淡，苔薄黄，脉弦细。予上方续服，7剂，水煎，日1剂，早晚分服。

11月10日三诊：患者诉头晕、多梦等改善，11月5日月经来潮，量增多，7 天净，色红，腰膝关节疼痛，舌淡苔薄黄，脉弦细。予上方去广藿香、佩兰、苍术、厚朴、砂仁，加丹参 15g，蚕沙 10g，玉米须 15g。7 剂，水煎，日 1 剂，早晚分服。

患者于门诊用药随症加减 5 个月后，诸症改善，月经如期而至。

按语：患者双胎妊娠剖宫产后，气血亏损，以及家庭琐事、长期情绪不畅等多种原因耗损肝肾阴液，腰为肾之府，故出现腰酸；肝肾阴虚，阴不制阳，肝阳偏亢，虚风内动，上扰头目，扰乱心神，则见头晕、多梦；阴衰则阳盛，水不制火，逼迫津液外出，故见潮热盗汗；阴液亏损，阴损及阳，脾阳不足，湿热蕴结，湿为阴邪，湿性黏腻，湿热日久，困乏脾土，脾气受损，后天失养，进一步加重虚证。综合四诊，辨证为肝肾阴虚兼夹湿热证，用逍遥散合甘麦大枣汤加减治疗。方中当归养血活血；白芍养血柔肝；柴胡疏肝解郁，疏达肝气，气行则血行；茯苓、白术健脾益气，使后天气血生化有源，五药配合，气血同补。杜仲、槲寄生补肝肾壮阳，益精血；藿香、佩兰芳香化湿；苍术燥湿主升；厚朴行气主降为辅，一升一降，协同相助，化湿浊，健脾胃，功倍力加；重用薏苡仁性凉入脾，健脾渗湿，脾气健运，水湿自去；糯稻根养阴止汗健胃；砂仁化湿和胃；稽豆衣滋阴清热，平肝养血；浮小麦滋阴益气敛汗；钩藤平肝息风，镇惊安神；生甘草调和诸药。三诊时加入丹参活血通络，蚕沙祛湿止痛，玉米须出自《滇南本草》，利水祛湿，配合白术、茯苓等增强健脾利湿之功，先天肾精得盛，肝主疏泄功能如常。全方肝脾肾同调，阴阳并补，使气血渐复，则血海蓄溢恢复正常，月经恢复如常。

案例 4

李某，女，44 岁，快递员。2020 年 8 月 10 日初诊。

主诉：月经紊乱 5 个月。

现病史：患者平素月经不规则，有时月经周期延后，有时提前，15 ～ 80 天一行，6 ～ 7 天净，末次月经为 7 月 23 日，7 天净，色淡，量少，有血块，轻度痛经，前次月经为 7 月 2 日，6 天净，量少，质稀，舌暗，有血块，再前次月经为 5 月 15 日，7 天净，量少，色淡，夹血块。孕产史：已婚，2-0-0-2。刻下症：面色暗淡，腰酸，舌淡红，苔薄，边齿痕，脉弦细，尺脉沉。辅助检查：抗米勒管激素 0.76ng/mL。

西医诊断：月经不规则、卵巢储备功能减退。

中医诊断：月经先后无定期。

辨证：肾虚血瘀证。

治法：滋阴补肾，活血化瘀。

处方：滋肾活血方加减。

知母 10g，淫羊藿 15g，续断 15g，丹参 15g，鸡血藤 20g，当归 10g，川芎 10g，炒白芍 15g，党参 15g，茯苓 10g，炒白术 10g，生甘草 5g。7 剂，水煎，日 1 剂，早晚分服。

8 月 20 日二诊：腰酸缓解，食欲可，夜寐可，二便调，舌淡红，苔薄，边齿痕，脉弦细，尺脉沉。予上方加菟丝子 15g，7 剂，水煎，日 1 剂，早晚分服。

9月20日三诊：患者诉8月26日月经来潮，7天净，量可，色鲜红，血块减少，舌淡红，苔薄，脉弦细。上方续服，7剂，水煎，日1剂，早晚分服。

连续治疗3个月经周期后，月经已按期而至，诸症自除。

按语：《素问·上古天真论》言："六七，三阳脉衰于上，面皆焦，发始白；七七，任脉虚，太冲脉衰少，天癸竭，地道不通，故形坏而无子也。"女子年过四十之后，三阳经脉气血衰弱，面部憔悴无华，先天肾精逐渐亏损，肾虚封藏失职，冲任失调，血海蓄溢失司，故见月经经期不定；肾虚精不化血，阴血阳气亦虚，则经血色淡、量少、质清稀，面色晦暗；"气为血之帅，血为气之母"，血亏则气不荣，气虚无以生血，故见月经量少；气虚无力推动血行，导致血行迟滞，日久成瘀，故见血块。证属肾虚为本，兼夹血瘀，故用滋肾活血方加减治疗。方中知母入肾滋肾水，淫羊藿温肾阳，二药配伍，阴阳互补，相辅相成；续断补肝肾，强筋骨；丹参、鸡血藤活血化瘀调经；白芍养血柔肝；当归为血中气药，川芎为气中血药，二药相合补血行血，气充血行，瘀血自去；党参、白术健脾益气；茯苓健脾宁心；甘草益气和中，调和诸药。二诊时，加入菟丝子补益肝肾。全方补肾固本，气血同调，肾精充盛，冲任和调，血海蓄溢有常，则月经可按期而至。

第四节　月经过多

月经过多是指月经量较正常明显增多，或每次经行总量超过80mL，而周期、经期基本正常者，亦称为"经水过多"或"月水过多"，严重者可继发贫血、子宫内膜病变。最早在《金匮要略·妇人杂病脉证并治》温经汤方下即有"月水来过多"的记载。

西医学认为，器质性病变（如子宫肌瘤、子宫腺肌病、子宫内膜息肉等）、非器质性病变（如子宫内膜不完全脱落、下丘脑—垂体—性腺轴功能缺陷等）以及医源性因素（如宫内节育器等）可引起子宫内膜剥脱异常，从而造成月经过多。此外，使用治疗精神病的药物、内分泌制剂以及某些血液或肝脏疾病也可能导致本病的发生。西医上主要采用雌孕激素、诊断性刮宫术以及相关的病因治疗。

中医认为本病的病因复杂，主要以情志因素、饮食因素、生育因素以及自身体质因素为主。素体虚弱、饮食不节，可使中气不足，脾气不健，无以运化水谷，损伤肾气，久之脾肾两虚，气不摄血，经量增多。素体阳盛，若喜食辛辣之物，或肝郁化火，热扰冲任胞宫，迫血妄行，以致经量增多。若平日多有抑郁，则气滞而致血瘀，或经产妇产后血瘀在里，亦可阻塞血络，血溢脉外。若时常烦躁易怒，则肝郁化火，阳热内盛，热扰血海，造成月经过多。冲任不固，经血失于制约是本病的主要病机。因此，在治疗时以"急则治标，缓则治本"为原则，对患者进行分期分情况辨证论治。对于正处经期，经量多，经期长，血红蛋白低于110g/L 的患者，常选用凉血散瘀、收敛止血的方剂结合西药来紧急止血；在经期而未有贫血者，则固冲调经，通涩并用；若未在经期，则重在疏肝健脾补肾，调理气血，治本祛病。

验案举隅

案例 1

桑某，女，41 岁，教师。2021 年 10 月 27 日初诊。

主诉：月经量多 3 个月。

现病史：患者平素月经规律，24 天一行，6～7 天净，量多，色淡红，偶夹血块，有轻度痛经史。末次月经为 2021 年 10 月 20 日，8 天净，量多，夹小血块，痛经。孕产史：已婚，1-0-0-1，2010 年剖宫产生一子。2017 年于外院行乳腺纤维瘤切除术，术后恢复可。2021 年 8 月 8 日在本院行"宫腔镜镜下子宫内膜息肉摘除 + 宫颈息肉摘除术"。术后患者月经量增多，经期腰酸，经行小腹冷痛，平时手脚冰凉，动辄出汗。刻下症：面色苍白，胃纳减，夜寐欠安，难以入睡，便溏，舌淡，苔薄白，脉细，尺脉沉。

2021 年 10 月 24 日辅助检查：血常规检查：血红蛋白 101g/L，血小板体积分布宽度 8.9fL，平均血小板体积 8.5fL，红细胞分布宽度 10.1%。

西医诊断：月经过多、贫血。

中医诊断：月经过多。

辨证：脾肾两虚，气不摄血证。

治法：补肾健脾，益气止血。

处方：归脾汤加减。

党参15g，生黄芪15g，炒白术12g，炙甘草6g，远志6g，酸枣仁10g，当归12g，温山药20g，乌梅10g，棕榈炭10g，盐杜仲15g，槲寄生15g，仙鹤草30g，功劳叶15g，淮小麦30g。7剂，水煎，日1剂，早晚分服。

11月17日二诊：患者诉11月16日月经来潮，腰酸、腹痛较前改善，色鲜红，无血块，睡眠好转，动辄出汗减轻，手脚冰凉仍存，胃纳尚可，夜寐转安，二便调。舌淡红，苔薄白，脉细，尺脉沉。予上方去乌梅、棕榈炭、远志、酸枣仁、淮小麦，加升麻、艾叶、延胡索、小茴香。升麻益气升阳，艾叶、延胡索、小茴香暖宫温经。7剂，水煎，日1剂，早晚分服。

12月8日三诊：患者复诊，望面色较初诊时红润，诉上次月经6天净，经量减少，诸症好转，汗出减轻，偶感手脚冰凉，夜寐安，胃纳可，二便调，舌淡红，苔薄白，脉细。上方续服，7剂。

患者诉12月14日月经来潮，量中，色鲜红，无血块，诸症皆消。

按语：《医宗金鉴·妇科心法要诀》云："经水过多，清稀浅红，乃气虚不能摄血也。"患者年近六七，肾气不足，封藏失司，加之金刃所伤，脉络受损，脾虚气弱，化源不足，气血虚弱，冲任不固，经血失于制约，故见月经量多。舌淡、苔淡白、脉细、尺脉沉亦属脾肾亏虚，气血不足之证。病位在胞宫，辨为脾肾亏虚，气血不足证，治宜健脾补肾、益气止血，方予归脾汤加减。方中主以党参、炒白术、生黄芪补气健脾，固冲摄血；山药健脾补肾，益气滋阴；辅以盐杜仲、槲寄生、功劳叶补益肝肾；当归活血补血；乌梅收敛生津；佐以仙鹤草、棕榈炭收敛固涩以止血；淮小麦、远志、酸枣仁宁心安神；炙甘草调和诸药。诸药合用，益气健脾，固冲摄血，标本兼顾，以达止血调经之功。

案例 2

陈某，女，46 岁，公司职员。2022 年 5 月 24 日初诊。

主诉：月经量多半年余。

现病史：患者平素月经尚规律，23 ～ 25 天一行，7 天净，量多，色鲜红，夹大血块，有重度痛经史，痛不可忍，经行腰酸，末次月经为 2022 年 5 月 10 日，量、色、质如常，既往体质可，2016 年因肺恶性肿瘤行肺部分切除术。孕产史：1-0-1-1，2002 年顺产生一子，2010 年药流 1 次。刻下症：反复口腔溃疡，口臭，手足心热，胃纳差，夜寐安，二便尚调，舌红苔少，脉细数。2022 年 5 月 24 日行辅助检查，血常规：血红蛋白 96g/L；腹部 B 超检查：子宫腺肌病。

西医诊断：子宫腺肌病、贫血、肺恶性肿瘤。

中医诊断：月经过多。

辨证：肝肾不足，瘀热互结证。

治法：清热化瘀止痛，补益肝肾。

处方：清热调血汤合失笑散加减。

牡丹皮 10g，川芎 10g，炒白芍 30g，制香附 20g，延胡索 9g，生蒲黄 10g（包煎），五灵脂 10g（包煎），炙甘草 5g，青皮 10g，大血藤 20g，白花蛇舌草 15g，川牛膝 15g，盐杜仲 15g，槲寄生 15g。7 剂，水煎服，每日 1 剂。

7月5日二诊：患者诉 6 月 20 日月经来潮，量较前减少，8 天净，血块多，痛经尚可忍受，经行腰酸，口腔溃疡复发次数减少，口臭，夜晚手足心热仍存，近来感烦躁易怒。胃纳尚可，食后感胃脘胀满，夜寐不安，难以入睡，二便尚调。舌红，苔薄黄腻，边齿痕，脉细弦数。

处方：丹皮逍遥散加减。

牡丹皮 10g，柴胡 6g，炒白术 10g，炒白芍 10g，茯苓 10g，当归 10g，生甘草 5g，三棱 10g，莪术 10g，大血藤 20g，白花蛇舌草 15g，薏苡仁 30g，生山楂 10g，太子参 30g，续断 15g，猫爪草 10g，淮小麦 30g，远志 6g。7 剂，每日 1 剂，水煎服。

7月22日三诊：患者 7 月 16 日月经来潮，6 天净，量中，夹血块，痛经尚有，经行腰酸，诉口腔溃疡已 2 个月不复发，口臭减轻，手足心热尚存，胃纳可，夜寐安，二便调，舌红，苔薄黄，脉细，尺脉沉。

处方：二至丸加减。

女贞子 15g，墨旱莲 15g，炙龟甲 10g，忍冬藤 15g，白花蛇舌草 15g，牡丹皮 10g，香附炭 10g，血余炭 10g，盐杜仲 15g，槲寄生 15g，薏苡仁 30g，太子参 30g。7 剂，水煎服，每日 1 剂。

患者现月经规律，量中，痛经好转，诸症缓解，面色红黄隐隐，明润含蓄。

9月28日复查血常规，均正常。

按语：《竹林女科证治》云："经多不问形肥形瘦，皆属于热。"患者年近"七七"，任脉虚，太冲脉衰少，天癸竭，故阴虚生热。女子以肝为先天，肝主疏泄，肾主闭藏，肝肾不足，开阖闭藏失职，冲任失调，血海蓄溢失常，血热泛溢胞宫，故见经行腰酸、月经量多。血热瘀滞冲任，经行不畅，故有血块。"不通则痛"，故经行腹痛。虚火上炎，灼伤胃络，故见口疮、口臭。舌红苔少、脉细数为阴虚血热之象。辨证为肝肾不足，瘀热互结，方予清热调血汤合失笑散加减。方中牡丹皮、蛇舌草清血分之热；川芎、香附、延胡索、青皮行气止痛；炒白芍养血和营；生蒲黄、五灵脂、大血藤活血祛瘀，散结止痛；川牛膝、杜仲、槲寄生补肝肾；炙甘草调和诸药。患者火热症状稍缓解后，方予丹皮逍遥散佐以白花蛇舌草疏肝解郁，兼以清热；三棱、莪术破血逐瘀；薏苡仁、山楂、太子参健脾开胃；续断补益肝肾；淮小麦、远志宁心安神；猫爪草利肺化痰散结。根据"止血不留瘀，祛瘀不伤正"的原则，最后予二至丸加减，佐以龟甲滋肾阴；忍冬藤、白花蛇舌草、牡丹皮清热凉血解毒；香附炭、血余炭收敛止血；杜仲、槲寄生补肝肾，强筋骨；薏苡仁、太子参健脾生津。诸药配合，既能清热行气止痛，又能活血祛瘀补肝肾，共奏调和阴阳之功。

案例 3

周某，女，43 岁，公司职员。2022 年 9 月 3 日初诊。

主诉：月经量多 3 年。

现病史：平素月经尚规律，22 ～ 23 天一行，5 ～ 6 天净，量多，色鲜红，夹血块，有中度痛经史，经前乳房胀痛，末次月经为 2022 年 8 月 9 日，量多，夹大血块。既往体健。孕产史：已婚，1-0-0-1，2008 年顺产。现避孕。刻下症：自述偶感胁肋胀痛，经常烦躁易怒，焦虑叹气，饭后胃胀，嗳气多，胃纳可，夜寐安，便秘，舌红，苔薄白，边齿痕，脉弦数。

2022 年 8 月 11 日行辅助检查，血常规检查：血红蛋白 92g/L，血细胞比容 31.3%，平均红细胞体积 78.6fL，平均红细胞血红蛋白含量 23.1pg，平均红细胞血红蛋白浓度 294g/L，红细胞分布宽度 17.4%。雌二醇 741pmoL/L。

西医诊断：月经过多。

中医诊断：月经过多。

辨证：肝郁气滞，气火上逆证。

治法：清热疏肝，降逆和胃，调经止血。

处方：丹栀逍遥散合失笑散加减。

牡丹皮 10g，栀子 10g，柴胡 6g，炒白术 10g，炒白芍 10g，茯苓 10g，当归 10g，生甘草 5g，薏苡仁 30g，生蒲黄 10g，五灵脂 10g，大血藤 20g，白花蛇舌草 15g，马齿苋 12g，制香附 10g，川牛膝 15g，青皮 10g，太子参 30g，生黄芪 15g。14 剂，每日 1

剂，水煎服。

10月7日二诊：患者本次月经10月1日来潮，量较前月减少，平素心情较为舒畅，饭后胃胀满不舒好转，偶嗳气，胁肋胀痛好转，本次经前无乳房胀痛，胃纳可，夜寐安，二便调。舌偏红，苔薄白，边齿痕，脉细弦，尺脉沉。上方续服7剂。

10月15日复查血常规指标均正常。

后随访患者，11月月经情况良好。

按语：在治疗肝郁气滞，气火上逆型月经过多时，治宜清热疏肝、降逆和胃、调经止血，给予丹栀逍遥散随症加减。方中牡丹皮始载于《神农本草经》，列为中品，味苦、甘，性微寒，具有清热凉血、活血化瘀的功效。《本草纲目》首提牡丹皮还具有"补血"的作用，云其"和血生血凉血"。栀子，其性寒味苦，归心、肺、三焦经，具有泻火除烦、清热利尿、凉血解毒之功效。二药相须为用，以清肝泻火，凉血止血。加上大血藤、白花蛇舌草、马齿苋，此方清热药效更甚。柴胡疏肝解郁；当归、白芍养血柔肝；炒白术、茯苓健脾和胃；制香附、川牛膝行气活血止痛；青皮理气化滞；失笑散之生蒲黄、五灵脂二味活血化瘀，散结止痛；太子参、生黄芪、薏苡仁健脾益气生津；生甘草调和诸药。诸药合之，共奏清热疏肝、降逆和胃、调经止血之功。

案例4

杜某，女，48岁，自由职业。2022年10月24日初诊。

主诉：经行量多如涌5月余。

现病史：患者平素月经尚规律，30～35 天一行，8 天净，量多如涌，第 2～4 日每日需用 5 片卫生巾，色鲜红，质稠夹黏液，无血块，轻度痛经，末次月经为 2022 年 10 月 10 日，经色、质、量如常。既往体健。孕产史：已婚，1-0-0-1，2000 年顺产一子。现避孕。刻下症：时感腰酸，白带色黄量多，阴道瘙痒，纳谷不多，夜寐尚安，便溏且排便不爽，便后肛门灼热，小便正常，舌红，苔薄黄腻，边齿痕，脉细数。2022 年 10 月 19 日行辅助检查，腹部 B 超检查结果：双层子宫内膜厚 6mm，宫腔内无回声区，右侧附件囊性包块 12mm×8mm，建议复查。抗米勒管激素 1.02ng/mL；白带常规：清洁度Ⅲ度，白细胞酯酶（++），pH 值 5.2。

西医诊断：功能失调性子宫出血、阴道炎。

中医诊断：月经过多。

辨证：肾阴不足，湿热蕴结证。

治法：滋肾清热，醒脾祛湿，固摄冲任。

处方：三妙大血藤汤合二至丸加减。

黄柏 10g，苍术 10g，大血藤 20g，败酱草 10g，薏苡仁 30g，益母草 10g，香附炭 10g，牡丹皮 10g，炒椿皮 10g，乌贼骨 10g，白花蛇舌草 15g，马齿苋 12g，温山药 20g，炙龟甲 15g，女贞子 10g，墨旱莲 10g。7 剂，水煎服，每日 1 剂。

11 月 17 日复诊：患者自述 11 月 12 日月经来潮，量较前月减少，前 3 日每日 3 片卫生巾即可，色鲜红，质稠未见黏液，现未净。腰酸缓解，带下量少，色清，胃纳尚可，夜寐安，二便调，舌红，苔薄黄，边齿痕，脉细数。予上方去炒椿皮、乌贼骨、败酱草，加杜仲 10g，槲寄生 10g，生黄芪 10g。7 剂，水煎服，每日 1 剂。嘱经净后续服。

按语：《素问·太阴阳明论》云："伤于湿者，下先受之。"湿邪为病，多伤人体下部，胞宫、冲任皆居下焦。水湿壅滞而化热，湿热邪气侵犯胞宫冲任，扰动血海，迫血妄行，故经水失约，量多难自止。脾运不健，湿热下注，故大便黏腻不爽、白带色黄、阴道瘙痒。又因患者年近"七七"，任脉虚，太冲脉衰少，天癸竭，肾阴亏虚，故见腰酸。舌红、苔薄黄腻、边齿痕，脉细数，均为肾阴不足，湿热蕴结之证。方中黄柏滋肾清热，苍术醒脾舒筋，大血藤、败酱草、牡丹皮、白花蛇舌草、马齿苋清热利湿解毒，薏苡仁利水渗湿，益母草活血调经，香附炭行气止血，炒椿皮、乌贼骨清热燥湿，固冲止带，收敛止血。佐以山药脾肾双补，炙龟甲、女贞子、墨旱莲滋补肾阴，固女子之本。诸药合用，标本兼治，共奏滋肾清热、醒脾祛湿、固摄冲任之功。

第五节　月经过少

月经周期正常，月经量明显少于平时正常经量的 1/2，或少于 20mL，或行经时间不足 2 天，甚或点滴即净者，称为"月经过少"，又称"经水涩少""经水少""经量过少"。本病一般周期尚正常，但有时也与周期异常并见，如先期伴量少，后期伴量少，后者往往为闭经的前驱症状。西医学多将其作为宫腔粘连、多囊卵巢综合征、卵巢早衰等多种疾病的伴随症状，通常采用激素治疗以增加子宫内膜厚度，从而达到增加月经量的目的。

本病发病机理有虚有实，虚者多因精亏血少，冲任血海亏虚，经血乏源；实者多因瘀血内停，或痰湿内生，痰瘀阻滞冲任血海，血行不畅发为月经过少。临床以肾虚、血虚、血瘀、痰湿为多见。

肾、脾、肝三脏与月经的发生联系密切，是临证思路的总纲、辨证论治的着眼点。肾、脾、肝三脏失调是引起月经过少的根源，故治疗应重在补肾，贵在扶脾，兼以疏肝。《素问·上古天真论》云："女子……二七而天癸至，任脉通，太冲脉盛，月事以时下……七七，任脉虚，太冲脉衰少，天癸竭，地道不通。"肾为先天之本，藏先天之精，肾气不断充盈，化生天癸，依后天之精濡养，助肾阴癸水成熟，遂经汛如候。《傅青主女科》云："经水出诸肾。"可见中医学均认为月经同肾气的关系十分紧密，月经的物质来源于肾，故重在补肾。《景岳全书》中提到"调经之要，贵在补脾胃以资血之源"。《古今医鉴》云："经水过少，属冲任之脉血虚，有因脾肾虚损。"女子以血为本，经、孕、产、育，常耗血动血伤血，故引发月经少的重要因素责之血虚。脾胃乃后天之本，主精血化生，脾气健运，水谷精微得以运化，气血充足则月经所至，若脾胃虚弱，脾失健运，化源不足，血海不盈，致月经量少，故贵在扶脾。叶天士《临证指南医案》云："女子以肝为先天。"《普济方·妇人诸疾门》云："妇人室女以肝气为用……肝即受病，经候衍期，或多或少，或闭断不通。"肝藏血、主疏泄和司血海，肝之条达，血运畅通，血海如期满溢，月经按时而至，经量、色、质正常，反之肝气不舒，气血不畅，可致月经失调，遂兼以疏肝。

故余在临证时以补肾健脾、疏肝理气、活血调经为基本治则，同时参考子宫内膜的消长周期变化用药，经来宜疏宜导，经净宜补宜通，经前宜温宜补。临证时还需根据月经色、质，有无腹痛，结合全身症状及舌脉，以辨明病变脏腑的虚实程度，随症调整药味和药量，从而取得满意疗效。

验案举隅

案例 1

叶某，女，25 岁，公司职员。2022 年 8 月 9 日初诊。

主诉：月经量减少 1 年。

现病史：患者既往月经规则，34 天一行，5～6 日净，量少，色暗红，夹血块，末次月经为 2022 年 7 月 30 日。既往体质一般。孕产史：未婚，有性生活史，0-0-0-0。工具避孕。刻下症：面色萎黄，甲床色白，无恶寒发热，无自汗盗汗，偶有头晕不适，纳可，二便调。舌淡红，边齿痕，苔白，脉沉细。2022 年 8 月 9 日行辅助检查，血常规：血红蛋白 103g/L。外院测性激素、抗米勒管激素未见异常。

西医诊断：月经过少、轻度贫血。

中医诊断：月经过少。

辨证：脾虚血亏证。

治法：温阳健脾，补气养血。

方药：当归芍药散加减。

当归 10g，炒白芍 10g，川芎 10g，炒白术 10g，茯苓 10g，炙甘草 6g，鸡血藤 20g，知母 10g，大枣 6 枚，生晒参 6g，杜仲 15g，槲寄生 15g，淫羊藿 15g，瓜蒌皮 10g，广藿香 10g。7 剂，水煎，日 1 剂，早晚分服。

8 月 23 日二诊：月经未潮，自述近期无头晕不适，纳眠可，二便调，舌淡红，边齿痕，苔白，脉沉。予前方去炒白芍，加柴胡 6g，香附 10g，川牛膝 15g。14 剂，水煎，日 1 剂，早晚分服。

9 月 12 日三诊，自述 2022 年 9 月 3 日月经来潮，5 天净，量较前增多，夹小血块，舌淡红，齿痕减轻，苔薄白，脉沉。血常规检查：血红蛋白 112g/L。予前方去香附、川牛膝、藿香、瓜蒌皮，加菟丝子 15g，山茱萸 10g，山药 10g。7 剂，水煎，日 1 剂，早晚分服。

患者后续治疗 3 月余，月经量逐渐增多，后电话随访，月经量已恢复正常。

按语：月经过少，中医亦称月经过少病，经量明显减少或点滴即净；或经期缩短不足两天。《金匮要略》称"经水不利"，《丹溪心法》《证治准绳》皆谓"经水涩少"，《妇人良方》又有"月水不利"之称。本例患者属于前者，初次就诊时月经量减少 1 年。月经量持续减少，血红蛋白降低，面色萎黄，甲床色白，为脾虚血亏；苔白、边齿痕、脉沉为阳虚水泛之证；月经色暗夹血块，为血瘀之证。《女科经纶》云："妇人经水与乳，俱由脾胃所生。"

脾虚不能运化水谷精微，则经血化生乏源；痰饮失运，水湿凝聚，湿邪伤阳，脾喜燥恶湿，进一步加重脾虚之证，如此则血虚更甚，经量日渐减少。方用当归芍药散加减。方中当归、川芎、鸡血藤补血行血；炒白术、茯苓健脾利湿；炒白芍疏肝养血；大枣健脾养血；知母滋阴润燥，缓解温阳之药燥热之性；生晒参补气养血；杜仲、槲寄生、淫羊藿补肾健脾温阳，阳气运则水湿行；瓜蒌皮、广藿香行气利湿；炙甘草调和诸药。二诊时患者脉象已有明显缓解，且无头晕之症，去白芍，经前期防其收敛之性，加柴胡、香附、川牛膝以疏肝补肾，助经血来潮。三诊时月经量增多，舌脉之象提示脾虚水湿之证明显好转，续服前方，经后期去香附、川牛膝避免动血太过，苔恢复薄白，则去藿香、瓜蒌皮，加菟丝子、山茱萸、山药以健脾补肾，滋阴养血，储备血海以备下一次月经来潮。在月经病治疗中，余尤为重视月经与脏腑（肝、脾、肾）之间的关系，其中脾胃在产生月经过程中发挥了重要作用，不可忽视。

案例 2

王某，女，33 岁，自由职业。2022 年 7 月 25 日初诊。

主诉： 月经量减少半年。

现病史： 患者既往月经 28 天一行，2 天净，量少，色暗红，夹小血块，末次月经为 2022 年 6 月 27 日。孕产史：已婚，1-0-0-1，未避孕。刻下症：面颊略潮红，无恶寒发热，无自汗盗汗，无头晕不适，纳眠可，小便可，大便干，不通畅。舌红，边齿痕，苔少，脉细数。辅助检查：完善抗米勒管激素、甲状腺功能全套、血清泌乳素测定。

西医诊断：月经过少。

中医诊断：月经过少。

辨证：阴虚火旺证。

治法：滋阴降火。

方药：知柏逍遥散加减。

当归10g，炒白芍10g，柴胡6g，生白术10g，生甘草5g，熟地黄15g，火麻仁10g，太子参30g，知母10g，淫羊藿10g，丹参15g，鸡血藤20g，盐杜仲15g，槲寄生15g，淮小麦30g，珍珠母30g，百合10g。7剂，水煎，日1剂，早晚分服。

8月3日二诊：患者诉末次月经为2022年7月26日，量色同前，纳眠可，小便可，大便通畅。舌偏红，苔薄，边齿痕，脉细数。前方去淮小麦、珍珠母，加陈皮6g，皂角刺10g，路路通10g，7剂，水煎，日1剂，早晚分服。2022年7月25日行辅助检查，抗米勒管激素2.1ng/mL，甲状腺功能全套、血清泌乳素测定无殊。

上方随症加减治疗1个月。

9月3日三诊：患者诉末次月经为2022年8月24日，月经量较前增加，色红，5天净，纳眠可，小便可，大便通畅。舌偏红，苔薄白，边齿痕，脉稍数。初诊方去火麻仁、淫羊藿，加菟丝子15g，枸杞子15g，7剂，水煎，日1剂，早晚分服。

患者继续调理1个月，热象已无，月经量、色、时间基本恢复正常，巩固 3 个周期之后电话随访，月经正常。

按语：月经过少，中医亦称月经过少病，经量明显减少或点滴即净；或经期缩短不足两天。本例患者属于后者，初诊时诉月经量少半年，经期缩短、量少为血虚；面颊潮红、舌红、苔少、脉细数为阴虚火旺之证。《素问·调经论》云："阳虚则外寒，阴虚则内热。"根据阴阳平衡，阴虚不能制阳，则阳相对亢盛而出现热象，《古今医诗》云："阴虚火旺血短少。"故方用知柏逍遥散加减。方中柴胡、炒白芍、百合滋阴疏肝；熟地黄、太子参、珍珠母、淮小麦、生甘草滋阴除热，意在"壮水之主以制阳光"；淫羊藿、盐杜仲、槲寄生温补阳气，寓意"阳中求阴"，阴得阳升而泉源不竭；白术补气健脾；知母、火麻仁通便润燥；当归、鸡血藤、丹参补血活血。二诊患者内热之象较前缓解，脾虚之象略显，睡眠改善，前方去淮小麦、珍珠母，加陈皮以健脾行气利湿、皂角刺、路路通活络通经。如此加减治疗 1 个月后，患者经量及经期明显改善，大便通畅，热象明显缓解，减润肠通便之火麻仁，补肾壮阳之淫羊藿，加菟丝子、枸杞子平补肝肾。全方用药体现了治疗月经病时对阴阳平衡、阴中有阳、阳中有阴的运用，供大家参详。

案例 3

张某，女，30 岁，职员。2022 年 6 月 30 日初诊。

主诉：人流术后月经量减少 4 个月。

现病史：患者既往月经规律，4 个月前人流术后经量减少，末次月经为 2022 年 6 月 24 日。月经 30 天一行，6 天净，经量较前减少 1/2，色暗，夹小血块。孕产史：已婚，0-0-1-0，目前避孕。刻下症：面色暗，无恶寒发热，无汗出等不适，纳可，偶有胃胀、反酸，二便调，眠浅易惊醒，梦魇连连。舌红，苔薄腻，边齿痕，脉细弦，尺脉沉。阴道彩超检查：子宫内膜欠均质（子宫内膜厚 2.1mm，局部连续性欠佳）。

西医诊断：月经过少、子宫内膜粘连。

中医诊断：月经过少。

辨证：气虚血瘀，肝郁肾虚证。

治法：益气化瘀，疏肝补肾。

处方：八珍汤加味。

当归 10g，生地黄 10g，炒白芍 10g，川芎 10g，党参 15g，炒白术 10g，茯苓 10g，炙甘草 6g，丹参 15g，鸡血藤 20g，浙贝母 10g，海螵蛸 9g，佛手 10g，知母 10g，淫羊藿 10g，淮小麦 30g，青龙齿 10g，蒲公英 30g。7 剂，水煎，日 1 剂，早晚分服。

配合紫河车粉，口服，每日 6g。

7 月 10 日二诊：患者自述大便较前更畅，日 1 次，梦魇减少，胃纳佳，自觉精气神较前转佳，未诉其他不适，月经未潮，舌偏红，苔薄腻，边齿痕，脉沉细略弦。效不更方，继续予以前方 14 剂，水煎，日 1 剂，早晚分服。

8 月 5 日三诊：患者末次月经为 2022 年 7 月 23 日，月经量明显增加，6 天净，色红，无血块，纳眠可，二便调。舌淡红，苔薄白，边齿痕，脉沉细。阴道彩超检查：子宫内膜欠均质（子宫内膜厚 5mm，局部回声欠均匀）。前方去浙贝母、海螵蛸，加鸡内金 10g、生山楂 10g。7 剂，水煎，日 1 剂，早晚分服。

经治 3 个月，患者月经恢复正常。

按语：子宫内膜粘连所致月经过少属于人工流产术后常见并发症，表现为流产后 3～6 个月月经减少。本案患者人工流产后经量减少 4 个月，余以为此病属于本虚标实之证。患者素体正气不足，难以促使内膜正常修复和生长，又为金刃损伤，损伤胞宫脉络，导致瘀血丛生，阻滞胞脉，气血无法顺利到达子宫，内膜失去濡养，后续修复更为缓慢。患者初诊时面色暗，月经色暗，量少，有血块，又频频为梦魇所扰，结合脉细弦、尺脉沉，可辨证为气虚血瘀，肝郁肾虚证，遂治宜益气化瘀、疏肝补肾。生地黄、淫羊藿、知母补益肝肾；当归、川芎、鸡血藤、丹参合用，补血活血，补而不滞；炒白芍、海螵蛸具收敛之性，以防动血太过而伤血，化瘀且不伤血；党参、白术、茯苓、炙甘草、佛手益气健脾；海螵蛸、浙贝母、蒲公英合用，亦可顾护胃气；淮小麦、青龙齿安神助眠。二诊、三诊后患者脉象、经量提示血海渐充，胞脉畅通；彩超提示子宫内膜增厚，证明前方疗效甚佳，去浙贝母、海螵蛸，加鸡内金、生山楂助脾胃健运，如此用药则胞脉通畅，血海充盈，月事则如期来潮。

案例 4

田某，女，35 岁，职员。2022 年 8 月 2 日初诊。

主诉：月经紊乱 3 年。

现病史：患者诉生产之后月经紊乱3年，30～60日一行，经量偏少，一般7天净。近2个月服西药后月经按时来潮（具体药物不详），经量较前增多，前3天经量少且经色黑，后3天经量逐渐正常，无痛经，末次月经为2022年7月15日，前次月经为2022年6月17日。既往体质一般。孕产史：2-0-3-2，有多次滑胎史，2015年、2019年各顺产1子，节育环避孕。刻下症：面色欠润，感头晕，记忆力差，精神不济，腰酸明显，胃纳尚可，二便尚调，夜寐安，舌淡红，苔薄，边齿痕，脉沉细。身高160cm，体重64kg。辅助检查：抗米勒管激素3ng/mL，2小时胰岛素64.75μIU/mL，3小时胰岛素23.11μIU/mL，2小时血糖8.2mmol/L。

西医诊断：月经不规则、胰岛素抵抗、糖耐量异常。

中医诊断：月经过少。

辨证：肾精亏虚证。

治法：益气养血，补肾调经。

处方：八珍汤加减。

当归10g，炒白芍10g，川芎5g，生晒参6g，炒白术10g，茯苓10g，炙甘草6g，柴胡6g，丹参15g，鸡血藤20g，盐杜仲15g，槲寄生15g，薏苡仁30g，生黄芪15g，枸杞子15g，桑椹子15g。7剂，水煎，日1剂，早晚分服。

予盐酸二甲双胍片调节糖脂代谢。

外治穴位埋针治疗（取穴：三阴交、肾俞、脾俞、足三里）。

并嘱运动减重，控制饮食。

8月9日二诊：月经未来潮，头晕缓解，记忆力差，精神略振，腰酸减，胃纳尚可，二便尚调，睡寐安。舌淡红，苔薄，边齿痕，脉沉细。继续予益气养血、补肾调经治疗，上方去柴胡，加知母 10g，淫羊藿 15g。7 剂，水煎，日 1 剂，早晚分服。

8 月 17 日三诊：患者自述 8 月 15 日月经来潮，诸症得缓，经量增多，有小血块，经色先暗后红，舌淡红，苔薄白，边齿痕，脉细滑，上方去知母、淫羊藿、枸杞子、桑椹子，加香附 10g，川牛膝 15g，红花 6g。7 剂，水煎，日 1 剂，早晚分服。

继续守方加减治疗 2 个月之后，患者减重 5kg。后续电话随访诉月经转调，嘱继续减重至标准体重。

按语：患者系先天禀赋不足，肾气不充，加之孕产频多，耗伤气血，又年逾五七，肾气渐虚，天癸至而不盛，血海不满，冲任失调，故经行量少、经色淡暗；精亏血少，脑髓失养，故头晕、记忆力差；肾气不充，外府失荣，则腰酸；舌淡苔薄、边齿痕、脉沉细均为肾虚之征。故当治以益气养血、补肾调经，方予八珍汤加减。余将方中八珍汤中之地黄易杜仲、槲寄生、桑椹子、枸杞子等补而不腻之品大补气血；产后多虚多瘀，故予丹参、鸡血藤行气活血散瘀；黄芪健脾益气固表；柴胡调转气机；薏苡仁健脾渗湿。二诊时，患者症状均有改善，此乃肾气渐充之佳兆，故继续原法主之，在上方基础之上去柴胡，加知母、淫羊藿益精血、补肝肾。三诊时，患者月经来潮，遂去知母、淫羊藿、枸杞子、桑椹子类滋补之品，加香附、川牛膝、红花引血下行兼以活血散瘀。育龄期妇女调理月经，要考虑其产后气血损伤等生理因素，《经效产宝》指出"若产育过多，复自乳子，血气已伤"，故临床治疗此类妇女重在调理气血，勿忘活血。

第六节　经期延长

经期延长是指月经周期基本正常，经期超过 7 天以上，甚或淋漓半月方净者，又称为"经事延长"。本病始见于《诸病源候论》，称之为"月水不断"。

西医学认为，当机体受到内、外部各种因素诸如精神紧张、情绪变化、环境改变、营养不良、贫血等影响时，均可通过中枢神经系统引起下丘脑—垂体—卵巢轴功能调节异常，导致子宫内膜不规则脱落或修复迟缓，而致经期延长。西医常用激素等药物治疗，必要的时候可以行诊断性刮宫术。

中医学把经期延长的病机责之于虚、瘀、热，认为冲任气虚不能制约经血，或因外邪客胞，或因血热妄行。虚则经血失统，瘀则经血离经，热则经血妄行。治疗以固冲止血调经为法，重在缩短经期，以经期服药为主，然不可过用固涩，以免止血留瘀。急性期以摄血止血、活血祛瘀、清热利湿为主，平时宜健脾、养肝、补肾。余认为此病应中西医病证结合，不拘泥于中医四诊合参，可借助于西医现代诊疗技术，如血常规、B 超、性激素检查等，了解有无器质性病变导致的经期延长，有无贫血、凝血功能障碍等。非经期临证时可根据辨证论治结果对患者体质进行综合调理，常见证型有湿热证、血热证、气虚证等。行经期依据气血之盈亏及阴阳之消长的关系对患者进行调理，行经期前半周期以促进经血排出为主，后半周期以补虚止血调经为主，使经血得收。

验案举隅

案例 1

屠某，女，30 岁，职员。2021 年 12 月 5 日初诊。

主诉：月经淋漓不尽近 2 年。

现病史：患者于 2020 年 2 月 2 日剖宫产 1 孩后出现月经淋漓不尽，平时月经提前 3～4 天，10 余天净，色鲜红，无血块，无痛经，末次月经为 2021 年 11 月 17 日，色、质、量如常。孕产史：已婚，1-0-0-1，工具避孕。2021 年 10 月 24 日查子宫彩超提示子宫切口憩室形成，故来我处门诊就诊。刻下症：腰酸，胃纳尚可，入睡困难，二便正常，舌红，苔少，脉细。

西医诊断：月经不规则、子宫憩室。

中医诊断：经期延长。

辨证：肾阴虚夹湿热证。

治法：补肾滋阴，清热利湿，凉血止血。

处方：归芍地黄汤加味。

当归 10g，炒白芍 10g，生地黄 10g，山药 10g，山茱萸 6g，茯苓 10g，牡丹皮 6g，泽泻 10g，女贞子 15g，墨旱莲 15g，龟甲 9g（先煎），忍冬藤 15g，白花蛇舌草 15g，淮小麦 30g，珍珠母 30g（先煎）。7 剂，水煎，日 1 剂，早晚分服。

12月12日二诊：患者诉乳房胀痛，月经将至，睡眠好转，予上方去淮小麦、珍珠母，加制香附10g，川牛膝15g。7剂，水煎，日1剂，早晚分服。

12月20日三诊：患者诉12月13日月经来潮，此次月经7日干净，经期延长明显好转，守效方继服。

按语：患者因剖宫产疤痕憩室术中金刃损伤胞宫，加之产后肾气亏耗，统摄无权，子宫切口愈合不良，经久形成假腔，经血蓄积于假腔内，不能及时排出形成瘀血，与湿热之邪相合而成瘀热湿同病，使新血不守，不得归经，导致经漏不止，久之阴血耗伤，故见舌红、苔少、脉细等阴虚之象，治疗多予补肾阴为主。归芍地黄汤出自秦景明的《症因脉治》，该方乃六味地黄汤之加味方，方中生地黄、山茱萸、山药滋补肝肾之阴；茯苓、牡丹皮、泽泻清热利湿。六味相配，补中有泻，开阖得宜。再配当归、白芍养血益阴，使阴血充足，则肝肾阴亏诸证自可恢复，阴血充而敛降浮阳，邪热清而止血消瘀；加入女贞子、墨旱莲、龟甲、忍冬藤、白花蛇舌草止血不留瘀，清热不伤正；淮小麦、珍珠母镇静安神。诸药合用，屡见奇功。

案例2

许某，女，49岁，家庭妇女。2020年11月11日初诊。

主诉：反复月经延长1年。

现病史：患者平素月经尚规律，31天一行，7～15天净，量偏多，色暗红，夹血块，轻度痛经，末次月经为2020年11月5

日。孕产史：已婚，1-0-3-1，2010 年剖宫产 1 女。刻下症：腰酸，潮热盗汗，心烦不宁，脾气尚好，寐纳尚可，大便干，日 1 次，小便可。舌淡红，少苔，脉弦细数。卵泡刺激素 38.55mIU/mL，黄体生成素 17.36mIU/mL。

西医诊断：月经不规则、更年期综合征。

中医诊断：月经延长。

辨证：肝肾阴虚血热证。

治法：补益肝肾，滋阴凉血。

处方：二至丸加减。

女贞子 15g，墨旱莲 15g，龟甲 9g（先煎），香附炭 10g，地榆炭 10g，忍冬藤 20g，牡丹皮 10g，地锦草 15g，蒲公英 30g，炒杜仲 15g，桑寄生 15g，炒党参 15g，薏苡仁 30g。7 剂，水煎，日 1 剂，早晚分服。

患者连服上方 1 个月，自述腰酸、潮热盗汗等症状较前好转，2020 年 12 月 7 日月经来潮，经期缩短至 8 天，复开中药 7 剂。

按语："七七"天癸渐竭，冲任二脉虚衰，加之多产伤肾，肾气不足，女子以肝为先天，肝主疏泄，肾主闭藏，肝肾不足，开阖闭藏失职，冲任失调，血海蓄溢失常，故见月经延长；腰为肾之府，肾主骨，肾气亏虚，故见腰酸；肾阴不足，阴不维阳，虚阳上越，故见潮热盗汗；肾气亏虚，冲任失养，血海不盈，营血不能上奉，滋养于心，以致心烦不宁；阴虚内热耗伤津液，故见大便干结；舌淡红、少苔、脉弦细数为阴虚之舌脉。辨证为肝肾阴虚血热，治宜补益肝肾、滋阴凉血。方予二至丸加减。女贞子、墨旱莲、龟甲滋补肝肾，忍冬藤、牡丹皮、地锦草、蒲公英清热凉血止血，香附炭、地榆炭收敛止血，炒杜仲、桑寄生补肝肾强腰膝，薏苡仁健脾，炒党参养血生津。全方共奏补益肝肾、滋阴清热、凉血止血之效。

案例 3

王某，女，26 岁，职员。2022 年 10 月 15 日初诊。

主诉：经期延长 3 个月。

现病史：2022 年 4 月患者怀孕 2 个月胎停行人流术，术后心情低落，近 3 个月来行经时间延长，色鲜红，8～9 天净，故来我处门诊就诊。患者平素月经尚规则，36 天一行，量中，6 天净，有血块，轻度痛经，末次月经为 2022 年 10 月 13 日，现未净。孕产史：已婚，0-0-1-0。刻下症：腰膝酸软，胃口一般，夜寐尚可，大便干结，排便困难，小便调，舌红，苔薄黄，脉细弦，尺脉沉。

西医诊断：月经不规则。

中医诊断：经期延长。

辨证：肝郁血热证。

治法：疏肝解郁，凉血调经。

处方：丹栀逍遥散加减。

牡丹皮 10g，柴胡 6g，生白术 10g，炒白芍 10g，生甘草 5g，栀子 10g，忍冬藤 15g，白花蛇舌草 15g，墨旱莲 15g，香附炭 10g，地榆炭 10g，炒杜仲 15g，桑寄生 15g，生地黄 15g，火麻仁

10g。7剂，水煎，日1剂，早晚分服。

10月22日二诊：患者诉此次月经7天净，大便转软，日1次，予上方去墨旱莲、香附炭、地榆炭，加知母10g，淫羊藿10g，锁阳10g。7剂，水煎，日1剂，早晚分服。

按语：《妇科玉尺》云："经来十数日不止者，血热也。"女子以肝为先天，临床多见肝郁化火。患者产后肝气郁结，肝失疏泄，子病犯母，肝肾俱损，则会出现月经不调。女子以肝为先天，肝郁日久化火，热扰血海，迫血妄行，以致经来数十日不止，可伴见经血色红；阴血亏虚日久，故见大便干结；舌红、苔薄黄、脉细弦尺脉沉为肝郁血热之象。治宜疏肝解郁、凉血调经，处方以丹栀逍遥散为基础方进行加减。方中牡丹皮入肝胆血分，清泄其火邪；栀子入营分，能引心肺之热下行；柴胡清肝疏肝解郁以治标；炒白芍养血柔肝；生白术、甘草培脾和中，养血调经治其本；忍冬藤、白花蛇舌草、墨旱莲凉血止血；香附炭、地榆炭固冲止血；炒杜仲、桑寄生补益肝肾；生地黄、火麻仁凉血润肠。诸药合用，通调气机，使肝气得疏，气血调畅，则经病可愈。此方切中病因，谨守病机，补泄兼施，标本同治。

案例4

王某，女，30岁，职员。2022年9月22日初诊。

主诉：反复经期延长1年。

现病史：近1年来患者工作繁忙，每月行经时间延长，色鲜红，7天月经干净后3～4天又见少量阴道出血，2～3天后可自行停止，平素月经尚规律，36 天一行，量中，色淡红，7 天净，无血块，轻度痛经，末次月经为 2022 年 9 月 9 日至 9 月 16 日，9 月 18 日阴道又见少量出血。孕产史：未婚，否认性生活史。刻下症：乏力，胃口一般，入睡难，二便调，舌淡红，苔薄，边齿痕，脉细，尺脉沉。

西医诊断：异常子宫出血。

中医诊断：经期延长。

辨证：心脾气虚证。

治法：补气摄血，固冲调经。

处方：归脾汤加减。

党参 15g，炒白术 10g，茯苓 10g，炙甘草 5g，陈皮 6g，生黄芪 15g，绞股蓝 15g，忍冬藤 15g，白花蛇舌草 15g，淮小麦 30g，酸枣仁 12g，远志 6g，炒杜仲 15g，桑寄生 15g。7 剂，水煎，日 1 剂，早晚分服。

9 月 29 日二诊：患者诉服中药后，9 月 24 日出血停止，睡眠好转，予上方去淮小麦、酸枣仁、远志，加功劳叶 12g，仙鹤草 30g，续服 7 剂。

10 月 6 日三诊：患者月经将近，诉乏力感好转，予上方去仙鹤草，续服 7 剂。

10 月 13 日四诊：患者正值月经第一天，轻度痛经，予上方去功劳叶、绞股蓝，加制香附 10g，川牛膝 15g，丹参 15g，鸡血藤 20g，艾叶 9g，小茴香 10g。7 剂，水煎，日 1 剂，早晚分服。

10 月 20 日五诊：患者诉昨日月经干净，予上方去制香附、川牛膝、丹参、鸡血藤、艾叶、小茴香，加仙鹤草 30g，香附炭 10g，地榆炭 10g，牡丹皮 10g，墨旱莲 15g，龟甲 10g（先煎）。7 剂，水煎，日 1 剂，早晚分服。

10 月 27 日六诊：患者诉经净后未再出血，守效方续服。

按语：《诸病源候论·妇人杂病诸候》有"月水不断"的记载，指出该病是由劳伤经脉，冲任之气虚损，不能制约经血所致。该患者劳伤耗气，冲任不固，经血失于制约，故经行过期不净；气虚火衰不能化血为赤，故经色淡；中气不足，阳气不布，故感乏力；气虚不能生血，心失所养，故见入睡难；舌淡红、苔薄、边齿痕、脉细、尺脉沉为气虚之舌脉。故选方用归脾汤加减，经前以补气健脾，养心安神为主。方中党参、炒白术、茯苓、炙甘草、陈皮、绞股蓝健脾益气以资气血化生之源；黄芪补中益气；忍冬藤、白花蛇舌草清热凉血；淮小麦、酸枣仁、远志养心安神；炒杜仲、桑寄生补益肝肾。经期以行气下血为原则，予制香附、川牛膝引血下行，丹参、鸡血藤养血活血，艾叶、小茴香温经止痛。叶利群老师擅用止血之品，然止血药都有收敛之性，过早使用止血之品，易止血而留瘀，有"闭门留寇"之弊，故关键要把握好运用的时机，即在月经将净时予以止血之品，故经净时以补气收敛止血为主，予仙鹤草、香附炭、地榆炭、牡丹皮、墨旱莲、龟甲凉血收敛止血。如此用药，止血而不留瘀。全方药力专攻，既能固冲摄血，又能益气健脾，临床使用疗效显著。

第七节　经间期出血

两次月经中间，出现周期性少量阴道出血者，称为经间期出血。经间期出血大多出现在月经周期的第 10 ～ 16 天，即月经干净后 5 ～ 7 天，一般出血量较少，呈褐色，部分为淡红色，患者常在问诊时自述在两次月经周期之间见到褐色分泌物，多数在 1 ～ 7 天内出血自行停止。中医古籍中并未对经间期出血有专门记载，仅在月经先期、赤带等疾病描述中提及相关症状。西医学的围排卵期出血，属异常子宫出血的范畴，可参照本病辨证治疗。

西医学认为雌激素相对或绝对不足以致子宫内膜脱落是导致围排卵期出血的主要原因，其他器质性病变如子宫内膜息肉、宫颈息肉以及凝血功能异常均可导致出血，通过病史和 B 超、性激素等相关检查可区分器质性和功能性病变，以进行针对性治疗。治疗原则以止血、调整月经周期为主，育龄期妇女有怀孕需求者需促进卵泡发育与排出，器质性病变者需考虑手术治疗，临床上常用雌激素、孕激素、口服复方避孕药、刮宫术等达到止血和调整月经周期的目的，但仍存在复发的情况。

中医学认为经间期出血的基本病机是先天禀赋不足、七情内伤、房劳多产、饮食不节等出现肾阴虚、血瘀、内生湿热等，使月经周期气血阴阳消长转化不协调，气血紊乱，冲任不固，血不循经。病位以肝、脾、肾三脏为主，有时累及心，由于多种病因病机相互错杂，多见以下几种情况①脾肾虚弱：长期忧思劳倦，饮食不节，脾胃虚弱，损伤脾胃，脾虚无力滋肾且无力固摄血液，而致出血；②肾虚肝郁化火：情志内伤，肝郁气结，日久化火，扰动血海，冲任不固，加之肝郁化火耗伤人体阴精，而致出血；③肾虚血瘀夹湿热：长期生活作息不规律，损耗肝肾阴精，肾阴精不足，肾主封藏失职，虚火偏旺，阴不制阳，虚火与阳气相搏，热扰冲任，损伤阴络，血溢脉外，日久成瘀，瘀血阻滞冲任，加之饮食不节，酿生湿热，以致经间期反复出血；④肝郁肾虚：素体阴虚，肾阴不足，阳气内动，引起内热，肝气郁结，横逆犯脾，脾失运化，蕴而生热，热扰冲任以致出血；⑤气阴两虚：先天禀赋不足或房劳多产等耗损精血，经间期精血亏虚，重阴不足，阴阳不相顺接，虚热内生，热扰冲任，精不足以化气，气虚无力摄血而致出血。

临床上经间期出血常与"漏下""赤带"等相混淆，因此，诊断本病应首先明确患者的月经周期，经期，出血的量、色、质并结合全身症状、舌脉以辨病性虚实，基本治疗原则为急则止血，缓则治其本，以平衡阴阳为主，促进经间期气血阴阳顺利转化。从脏腑论治经间期出血，女子以肝为先天，以血为本，肾为先天精血化生之本，脾为后天营血生化之源，从肝脾肾论治，滋肾疏肝健脾以治其本，止血为治标之举。肾阴虚者，滋肾养阴，肾阳虚者，温补肾阳，阴阳互根互用，滋阴的同时辅以温阳药以阳中求阴，温阳的同时加入滋阴药以阴中求阳。湿热者清热利湿，血瘀者活血化瘀，肝郁者疏肝解郁。病因祛除，五脏相合，气血阴阳转换协调，则出血自止。

验案举隅

案例 1

沙某，女，30 岁。2021 年 9 月 25 日初诊。

主诉：反复经净后阴道不规则出血 1 年。

现病史：患者平素月经规律，30 天一行，7 天净，量中，末次月经为 9 月 9 日，量少，色淡，质稀，夹血块，轻度痛经，9 月 20 日阴道少量出血，9 月 22 日血止，前次月经为 8 月 9 日至 8 月 16 日，8 月 23 日阴道少量出血，8 月 25 日血止。孕产史：未婚，否认性生活史。刻下症：面色晦暗，精神萎靡，食欲一般，长期忧思劳倦，舌淡红，苔薄，脉细，尺脉沉。

西医诊断：异常子宫出血。

中医诊断：经间期出血。

辨证：脾肾虚弱证。

治法：补脾益肾，固摄冲任。

处方：补脾益气汤加减。

党参 15g，炒白术 10g，茯苓 10g，炙甘草 5g，陈皮 6g，生黄芪 15g，仙鹤草 30g，地榆炭 10g，忍冬藤 15g，白花蛇舌草 15g，淫羊藿 15g，盐杜仲 15g，槲寄生 15g，香附炭 10g，牡丹皮 10g，墨旱莲 15g，炙龟甲 15g。7 剂，水煎，日 1 剂，早晚分服。

10 月 3 日二诊：患者诉稍感胸闷，余正常，舌淡红，苔薄，脉细。加瓜蒌皮 10g，7 剂，水煎，日 1 剂，早晚分服。

10 月 11 日三诊：患者诉正值月经第一天，量增多，无痛经，胸闷好转，夜寐可，精神可，余无不适，舌淡红，苔薄，脉细，予上方去仙鹤草、地榆炭、香附炭、牡丹皮、墨旱莲、炙龟甲、瓜蒌皮，加制香附 10g、川牛膝 15g、丹参 15g、鸡血藤 20g、艾叶 9g、小茴香 10g。7 剂，水煎，日 1 剂，早晚分服。

10 月 27 日四诊：患者诉经间期出血改善，守效方继服。

3 个月后随访，患者经间期出血已无。

按语：肾主封藏，为天癸之源，脾为后天气血生化之源，长期忧思劳倦，饮食不节，损伤脾胃，运化无力，气血生化乏源，故见经间期少量出血、色淡；阴损及阳，肾阳不足导致无以蒸腾肾阴，化生肾气，故见精神萎靡、面色晦暗；脾虚无以资肾，导致肾阴精不足以化生经血，血海蓄溢不足，故经量少；血海不固，脾弱失于固摄则反复发作；舌淡红、苔薄、脉细、尺脉沉为脾肾虚弱之象。治疗以收敛止血、补肾健脾为主，补脾益气汤具有养血益气、扶正固本之功。方以仙鹤草、香附炭、地榆炭收敛止血；白花蛇舌草、忍冬藤、牡丹皮凉血止血以治其标；党参、茯苓、白术、炙甘草、陈皮、生黄芪健脾益气，理气和胃，使营血生化有源，并资先天之精，促使血海蓄溢充足；墨旱莲重用可滋阴补肾；炙龟甲为血肉有情之品，滋阴养血；淫羊藿、盐杜仲、槲寄生补肾壮阳，阴阳同补，使阴得长，阳得升，阴阳转化顺利。二诊时，加瓜蒌皮利气宽胸。三诊时，患者正值月经期，以经血下行顺畅为主，加香附、川牛膝、丹参、鸡血藤引血下行，艾叶温经止血，小茴香散寒止痛。全方共奏滋肾健脾、固冲止血之功。

案例 2

汪某，女，25 岁，银行职员。2022 年 8 月 30 日初诊。

主诉：经净后阴道不规则出血 2 个月。

现病史：患者平素月经延后，35～40 天一行，6～7 天净，末次月经为 8 月 10 日，6 天净，有痛经，无血块，8 月 23 日有暗红色少量出血，8 月 25 日血自止，前次月经为 7 月 6 日，7 天净，7 月 21 日白带夹血丝，7 月 23 日血止。既往有多囊卵巢综合征病史。孕产史：未婚，无性生活史。刻下症：睡眠可，烦躁易怒明显，腰酸，舌淡红，苔薄黄，边齿痕，脉弦细，尺脉沉。

西医诊断：多囊卵巢综合征、排卵期出血。

中医诊断：经间期出血、月经后期。

辨证：肾虚肝郁化火证。

治法：滋肾疏肝，固冲止血。

处方：丹栀逍遥散加减。

牡丹皮 10g，栀子 10g，柴胡 6g，炒白术 10g，茯苓 10g，生甘草 5g，炙浙龟甲 15g，墨旱莲 15g，血余炭 10g，盐杜仲 15g，槲寄生 15g，太子参 30g，淮小麦 30g，仙鹤草 30g。7 剂，水煎，日 1 剂，早晚分服。

9 月 13 日二诊：患者诉小腹微胀，月经将至，其余症状改善，舌淡红，苔薄黄，脉弦细，以逍遥散合消瘰散加减。上方去牡丹皮、栀子、炙龟甲、墨旱莲、淮小麦、血余炭、仙鹤草，加当归 10g、白芍 10g、忍冬藤 15g、白花蛇舌草 15g、薏苡仁 30g、佛手 10g、浙贝母 10g、蒲公英 10g、生牡蛎 10g。7 剂，水煎，日 1 剂，早晚分服。

9 月 27 日三诊：患者诉 9 月 15 日月经来潮，6 天净，仅 9 月 26 日白带夹血丝，余正常，守效方继服。

2 个月后随访，患者经间期已无出血。

按语：《胎产指南》云："女子之性，执拗偏急，忿怒妒忌，以伤肝气。肝为血海，冲任之系，冲任失守，血气妄行也。"患者因情志原因导致肝气郁结，肝郁日久化火，下扰胞宫胞脉，扰动血海，冲任不固，肝郁气滞导致气血活动异常，影响经间期阴阳转化状态，故经间期易出血、色暗红；气滞不通则痛，故见痛经；肝肾同源，精血同源，肝主疏泄与肾主封藏，两者相互配合调节女子月事，且肝血与肾精之间相互资生相互转化，肾阴不足，血海不充，经血不足以下行，故月经延后；肝火上扰心神，故见夜寐不安；苔薄黄，边齿痕，脉弦细为肝郁肾虚之征。处方选用丹栀逍遥散加减，经间期不规则出血首要止血，方中重用仙鹤草，辅以血余炭收敛止血化瘀；太子参补气健脾摄血；白术、茯苓、甘草实土以御木乘，使脾胃气血生化充足，可滋先天肾精，使冲任得养；柴胡疏肝解郁，使肝气得以条达；牡丹皮清血中伏火；栀子清肝热，泻火除烦，引热下行；墨旱莲滋阴养血；龟甲、杜仲、槲寄生补肾益精，滋养肝阴，同时防止活血太过导致子宫下泄太过；重用淮小麦养心益肾，改善睡眠质量，与太子参同用，则脾肾皆可同补。二诊加白芍、当归养血柔肝兼活血，佛手疏肝解郁，薏苡仁健脾祛湿益气，忍冬藤、白花蛇舌草、蒲公英清热解毒、疏风通络，浙贝母、生牡蛎化痰散结，全方共奏滋肾疏肝、固冲止血之效。

案例3

虞某，女，23岁，学生。2022年9月20日初诊。

主诉：反复经净后阴道不规则出血8年。

现病史：患者平素熬夜甚多，过食肥甘厚味，素日月经规律，30天一行，4～6天净，量中，色红，有血块，无痛经，末次月经为9月1日，5天净，9月17日阴道有少量出血，9月20日血止，色红，质黏，前次月经为8月1日，8月15日阴道有少量出血，8月17日血止，量少，质黏。孕产史：未婚，无性生活史。刻下症：面部痤疮，夜寐不安，睡后易醒，腰酸，易口干，便秘，舌淡红，苔白腻，脉细涩，尺脉沉。

西医诊断：异常子宫出血。

中医诊断：经间期出血。

辨证：肾虚血瘀湿热证。

治法：滋肾养阴，活血化瘀，清热利湿，固冲止血。

处方：补肾地黄汤合二至丸加减。

知母10g，黄柏10g，生地黄10g，温山药15g，山茱萸10g，牡丹皮10g，泽泻10g，茯苓10g，女贞子15g，墨旱莲15g，炙龟甲15g，地榆炭10g，淮小麦30g，珍珠母10g，桑白皮15g，制玉竹15g，盐杜仲15g，太子参30g。7剂，水煎，日1剂，早晚分服。

10月1日二诊：患者诉月经即将来潮，面部痤疮、睡眠、腰酸、口干改善，便秘仍存，舌淡红，苔白，脉弦细，此乃经前肝郁肾虚之证。治当疏肝理气，补肾活血，予逍遥散加减。

当归10g、炒白芍10g、柴胡6g、生白术10g、生甘草5g、丹参15g、鸡血藤20g、砂仁6g、薏苡仁30g、太子参30g、知母10g、淫羊藿15g、盐杜仲15g、槲寄生15g、火麻仁10g。7剂，水煎，日1剂，早晚分服。

同时嘱患者注意休息，调畅情志，调节饮食。

10月16日三诊：患者诉10月2日月经来潮，6天净，量可，血块较前减少，睡眠、腰酸、口干改善，经间期出血好转，守效方继服。

连续治疗3个月经周期后，患者自述诸症改善，经间期出血已无。

按语：《傅青主女科》云："经水出诸肾。"患者生活作息不规律，长期损耗肝肾精气，以致肾阴精不足，肾主封藏失职，虚火偏旺，阴不制阳，虚火与阳气相搏，热扰冲任，损伤阴络，故经间期出血、色红、质黏；虚火扰心，则夜寐不安、睡后易醒；腰为肾之府，肾虚则见腰酸；虚热上炎发于肌肤，皮肤油脂分泌旺盛导致面部痤疮频发；肥甘厚味损伤脾胃，脾失运化，水湿内生，酿生湿热，离经之血徘徊在外，日久成瘀，瘀血阻滞冲任，导致经间期反复出血，并有血块；虚火灼津，则出现口干；舌淡红、苔白腻、脉细涩均为肾虚血瘀湿热之征。处方选用补肾地黄汤合二至丸加减。方以地榆炭凉血止血；生地黄滋阴清热，养阴生津并能通便；黄柏清热燥湿，退虚火；知母入肾降火滋阴；山茱萸补养肝肾；温山药、太子参双补脾肾，益气养阴，二者配合既能补肾益精，又能补脾以助后天生化之源，使血海有所蓄溢，冲任协调；凡补肾精之法，必泻其"浊"，方可存其"清"，方药纯靠补益容易滋腻，故加之泽泻利湿泄浊，改善大便情况，并制约生地之滋腻；瘀血不去，新血不生，牡丹皮清热凉血泻火，活血化瘀使瘀血排出，同时制约山茱萸之温涩；茯苓健脾益气，能增强太子参、温山药补脾而助健运之功；桑白皮、制玉竹清热养阴润燥，两者配合可改善患者面部痤疮问题；淮小麦补脾养心，珍珠母安神定惊，二者配合以改善睡眠；女贞子、墨旱莲补肾养肝；杜仲、龟甲补肾强筋骨。全方肝肾脾同补，标本兼顾，补中有清。二诊患者正值经前期，证属肝郁肾虚，治当疏肝理气，补肾活血，处方选用逍遥散加减。方中当归养血活血；白芍养血柔肝；柴胡疏肝解郁；白术、薏苡仁健脾祛湿益气；砂仁健脾和胃；太子参滋阴补气；知母入肾滋阴；杜仲、槲寄生、淫羊藿补肾阳，益精血，阴阳同调；丹参、鸡血藤活血通经；火麻仁润肠通便；生甘草调和诸药。诸药合用，肝郁得疏，肾虚得补，脾气得充，共奏疏肝解郁、养血健脾之功，脏腑和调，血有所归，诸症改善。

案例4

王某，女，23岁，学生。2021年9月19日初诊。

主诉：反复经净后阴道不规则出血1年。

现病史：患者自述近 1 年因学业问题常感忧思焦虑，素日月经规则，28 天一行，6 天净，量中，有血块，有痛经史，末次月经为 9 月 5 日，6 天净，9 月 15 日阴道有少量出血，9 月 17 日血止，前次月经为 8 月 19 日，6 天净，量中，色红，夹血块，有痛经，8 月 30 日有少量出血，9 月 1 日血止。孕产史：未婚，无性生活史。刻下症：阴道炎反复，带下色黄，便秘，小便可，舌红，苔薄黄，边齿痕，脉弦细。

西医诊断：排卵期出血。

中医诊断：经间期出血。

辨证：肝郁肾虚湿热证。

治法：滋肾疏肝，清热利湿。

处方：逍遥散合二至丸加减。

牡丹皮 10g，柴胡 6g，炒白术 10g，炒白芍 10g，当归 10g，生甘草 5g，女贞子 15g，墨旱莲 15g，地榆炭 10g，炒椿皮 15g，绵茵陈 15g，太子参 30g，盐杜仲 15g，槲寄生 15g，火麻仁 10g。7 剂，水煎，日 1 剂，早晚分服。

10 月 20 日二诊：患者诉 10 月 3 日月经至，6 天净，量中，血块、痛经较前好转，黄带、二便改善，舌淡红，苔薄黄，边齿痕，脉弦细，尺脉沉，予上方去牡丹皮、太子参、地榆炭，加淮小麦 30g。7 剂，水煎，日 1 剂，早晚分服，嘱患者注意休息，调畅情志，调节饮食。

按语：患者素体阴虚，经间期重阴转阳氤氲之时，肾阴不足，阳气内动，引起内热，肾失封藏，加之长期忧思焦虑，肝气郁结，则肝失疏泄，冲任不固，血海蓄溢与胞宫藏泄失职，导致经间期出血；肝郁气滞，横逆犯脾，脾统摄无权，水湿停滞，流注下焦，蕴而生热。《素问病机气宜保命集·妇人胎产论》云："妇人童幼天癸未行之间，皆属少阴；天癸既行，皆从厥阴论之；天癸已绝，乃属太阴经也。"足厥阴肝经行于少腹两侧，肝气不利，气机失调，湿热蕴结胞宫，故见痛经；湿热与血相搏结，燔灼血液，日久成瘀，故见血块、经血深红；湿热下注，脾失运化，任带失约，则见黄带；湿热燔灼津液，肠中津液缺乏，故大便难解；因患者素来体虚，先天之本亏损，导致机体抵抗力不足，故而每在机体阴阳交替转换之际，湿热之邪常趁机而发，导致阴道炎反复、带下色黄；舌红，苔薄黄，边齿痕，脉弦细均为肝郁肾虚兼湿热之象，处方选用逍遥散合二至丸加减。方中地榆炭、椿皮收敛止血；绵茵陈清热利湿；当归甘辛苦温，养血和血；白芍酸苦微寒，养血柔肝，缓急止痛；柴胡疏肝解郁，条达肝气；白芍、柴胡二者相合，气机舒畅，冲任和调，痛经改善。牡丹皮清肝泻火，活血化瘀；白术健脾祛湿；女贞子、墨旱莲补肾养肝；杜仲、槲寄生补肾益精；重用太子参健脾益气生津；火麻仁润肠通便；甘草调和诸药。全方补泻兼施，肝郁得疏，脾弱得复，气血兼顾，湿热得去，脾气统摄有权，肾精充盛，血海蓄溢有常，冲任和调，诸症自除。

案例 5

梁某，女，32 岁，教师。2021 年 10 月 16 日初诊。

主诉：阴道不规则出血 1 个月。

现病史：患者诉平日工作压力大，平素月经规律，30 天一行，7 天净，10 月 6 日阴道有出血，量少，1 天后血止，末次月经为 10 月 11 日，量中，色淡，无血块，偶有轻度痛经，前次月经为 9 月 11 日，量中，色红，无血块，无痛经。孕产史：已婚，1-0-2-1。刻下症：精神萎靡，口干，咽痛，便秘，失眠，懒言，腰酸，乏力，食欲一般，舌淡红，苔白，脉沉细。

西医诊断：排卵期出血。

中医诊断：经间期出血。

辨证：气阴两虚证。

治法：益气滋阴。

处方：异功散合二至丸加减。

党参 15g，生白术 10g，炙甘草 5g，陈皮 6g，仙鹤草 30g，墨旱莲 15g，地榆炭 10g，薏苡仁 30g，生地黄 15g，火麻仁 10g，盐杜仲 15g，槲寄生 15g，淮小麦 30g，酸枣仁 12g，远志 6g。7 剂，水煎，日 1 剂，早晚分服。

11 月 20 日二诊：患者自述 2021 年 11 月 11 日月经来潮，量色质正常，排卵期出血情况改善，复开中药 7 剂。

患者连服上方 2 个月后，诸症皆改善，继续门诊调理。

按语：患者因生活工作压力过大，劳心耗神，耗伤肾阴，经间期乃重阴转阳的关键时期，经间期精血亏虚，重阴不足，阴阳不相顺接，虚热内生，热扰冲任，迫血外出，导致经间期出血，热邪燔灼津液，故见口干、咽痛；肠中津液不足，故便干；《证治准绳·杂病》曰："盖心为君火，包络为相火……若乏所承，则君火过而不正，变为烦热，相火妄动，既热且动。"肾阴不足，不能上济，导致心火偏亢，扰乱心神，故夜寐不安；肾主骨，腰为肾之府，肾虚无法濡养骨骼肌肉，故见腰酸；长时间过度劳累，肾精气亏耗，脏气耗损，功能减退，肾为先天之本，脾为后天气血生化之源，先天与后天相互资生，肾精气不足，无法资养脾气，故脾气亦虚，气虚无力推动肠道蠕动，故便秘；舌淡红，苔白，脉细涩均为气阴两虚证。方中党参性味甘平，补中益气；白术甘温苦燥，与党参相须，健脾益气之力更强；薏苡仁性凉味甘，既能补脾健脾，又能清热；重用淮小麦益气养阴，生津除热；仙鹤草、地榆炭收敛止血；生地黄清热凉血止血；酸枣仁、远志养心安神；陈皮益气健脾，兼能理气和胃，改善食欲；炙甘草益气和中；墨旱莲滋补肝肾，凉血止血；杜仲、槲寄生补肝肾，强筋骨；火麻仁润肠通便。全方重在滋阴益气，阴精得充，气化有源，津液得复，则虚热可除，冲任协调。

第八节 崩漏

崩漏是指月经的周期、经期、经量发生严重紊乱的病证，其病势急骤，暴下如注，出血量多者为"崩"；病势缓，出血量少，淋漓不绝者为"漏"。因二者常相互转化，且病因病机基本相同，故概称为崩漏。具有病程长、病情重、易反复的特点，常继发贫血、感染、不孕乃至休克等，可于女性各个年龄阶段发病，严重影响患者身心健康和正常生活。崩漏相当于西医学中的排卵障碍性异常子宫出血，西医多采用激素、抗纤维蛋白溶解药和前列腺素合成酶抑制剂等药物治疗该病，以期达到止血、调周目的。

崩漏的病因在历代文献中多有论述，不外乎先天禀赋不足或有余、情志内伤、房劳多产、少食过食嗜食偏食、外感六淫之邪、痰浊水饮和瘀血等。关于崩漏之病机最早可追溯于《黄帝内经》，后世医家不断发展，至明清时期基本完善。《素问·阴阳别论》中首次将病机概括为"阴虚阳搏"，认为阳盛阴虚，阴阳失衡，阴不制阳，发生"崩"，即阴血不足于内，阳盛于外，搏动不足之阴血可导致血热妄行。宋代以前医家大多认为崩漏是由于冲任不固、阴阳失调、气血虚衰等不能制约经血所致。宋代以后，脏腑功能失调是崩漏病机阐述的重点。近代医家总结出脏腑气血损伤，血海蓄溢功能不能正常发挥，冲任二脉无以制约经血，致使经血非时而下是发生崩漏的主要机理。

余在翻阅诸多古籍的基础上，并结合前人诸多理论与自身临床经验，私以为崩漏病因病机的关键在于血瘀，瘀阻胞宫、血不循经发为此病，而血瘀常由血热、气虚、气滞导致。素体阳盛，扰动体内肝火；或月经前后不节于房事、手术外伤，复外感热邪，热邪经子门入里；或过食嗜食辛辣燥热炙煿之品；或素体阴虚，崩漏出血失血更伤阴血津液，阴虚血少生内热。热盛煎熬阴液营血，血黏迟滞，血涩不能正常循行，导致血瘀。先天禀赋不足，素体气虚；或女子经带胎产伤津耗气；或劳倦忧思过度，饮食不节，损伤脾气；房劳多产、外伤手术损伤元气。"气为血之帅"，血液运行依赖气的推动和温煦，气虚行血失常，血行缓慢，或气虚摄血失常，血液离经不循常道，溢出脉外，离经之血亦为瘀血，导致血瘀。女子七情所伤、因病因情抑郁或多事烦扰，肝失疏泄条达，肝气郁结于内，气滞血行受阻，导致血瘀。

血热、气虚、气滞与血瘀看似各不相同，实际上互相胶结，形成热结血瘀、气虚血瘀、气滞血瘀三种血瘀证型。三者均可以生热，血与热结，瘀血更重，导致恶性循环。崩漏出血，血亏脉涩，血液循行不畅可以致使血瘀，瘀血阻滞胞宫胞脉，血不归经，新血不生又可加重崩漏出血。因此瘀血不仅仅是崩漏的病理产物，还是发生崩漏的致病因素。

崩漏辨证当依据患者出血的时间、量、色、质、味及伴随出现的突出症状特点，结合舌脉，准确辨证。临证中应根据不同年龄妇女的不同生理特点调整月经周期，青春期少女主要补益冲任，以求肾气充盛，冲任气血充沛，建立规律月经周期；育龄期患者，调周使肾气平均，恢复卵巢排卵和生殖内分泌功能；围绝经期妇女以减少出血、平衡肾阴肾阳、延缓衰老为目的。通过多年临床总结，余将崩漏分期论治，分为出血期和血止后期2个时期，出血期又分为热结血瘀、气滞血瘀及气虚血瘀3种不同的血瘀证型，每种证型采取不同的化瘀之法。

验案举隅

案例 1

郑某，女，21 岁，学生。2022 年 8 月 9 日初诊。

主诉：阴道不规则出血半月余。

现病史：患者自述 20 天前出现阴道点滴出血，量少，色暗红，至 2022 年 8 月 8 日净，既往月经 30 天一行，7 天净，色红，量中，偶有血块，无痛经。2019 年 6 月高考后，因月经后期外院诊断多囊卵巢综合征，需口服药物（地屈黄体酮）方转经，末次月经为 2022 年 7 月 1 日，5 天净，量中，色红，偶有痛经，无血块，前次月经为 2022 年 2 月 27 日。孕产史：未婚，否认性生活史。刻下症：面色萎黄，神疲乏力，舌淡红，苔白腻，脉弦细，尺脉沉。2021 年 5 月 3 日本院查抗米勒管激素 10.45ng/mL。2022 年 8 月 9 日腹部彩超检查：子宫附件未见明显异常（子宫内膜厚 4mm）。

西医诊断：异常子宫出血、多囊卵巢综合征。

中医诊断：崩漏、月经后期。

辨证：肝郁脾虚证。

治法：疏肝行气，健脾安冲。

方药：自拟贞龟汤加减。

炙龟甲 10g，女贞子 15g，牡丹皮 10g，柴胡 6g，炒白术 10g，炒白芍 10g，茯苓 10g，生甘草 5g，仙鹤草 30g，血余炭 10g，薏苡仁 30g，生黄芪 15g，墨旱莲 15g，炒党参 15g。7 剂，水煎，日1剂，早晚分服。

8月17日二诊：患者诉无阴道出血，未诉其他不适。纳眠可，二便调，舌淡红，苔薄略腻，脉弦细，尺脉沉。前方加盐杜仲15g、槲寄生15g、生山楂10g。7剂，水煎，日1剂，早晚分服。

9月6日三诊：患者诉2022年9月1日月经自行来潮，未服用地屈黄体酮片，5天净，色偏暗，小血块，下腹轻度不适，纳眠可，二便调。

后随症加减用药，月经基本恢复正常，建议3个正常月经周期后停药，电话随访，未出现异常出血情况。

按语：异常子宫出血，属于中医"崩漏"范畴，《血证论》云："崩漏者，非经期而下血之谓也。"本案患者既往月经不规律，靠药物转经，提示先天肾精不足，马蒔《黄帝内经素问注证发微》云："天癸者，阴精也。"初诊时患者面色萎黄，神疲乏力，舌淡红，苔薄腻，脉弦细，尺脉沉，提示肝郁脾虚，血海不足，肝郁则气血不通，血不循经则溢于脉外；脾虚失于运化，水谷不能化为精微，则血海渐亏；"脾统摄元真之气"脾虚则统摄失权，血溢脉外，故见崩漏。此病治疗重在辨证，不可盲目见血止血，应根据患者舌脉症辨其病位、病证。本案患者病位在肝脾，兼有血亏之证。方用柴胡、白芍、茯苓、生甘草意在"抑木扶土"避免肝木进一步损伤脾土；"气能生血"，炒党参、生黄芪、炒白术益气生血，升阳固本；龟甲、女贞子、墨旱莲养阴止血，"于补阴之中，行止崩之法"共奏充盈血海之效；仙鹤草、血余炭，收敛止血；

佐以牡丹皮活血清热，助止血而不滞，补血而不燥；薏苡仁健脾利湿清热。二诊时，考虑患者此时应处黄体期，循月经阴阳转化，加盐杜仲、槲寄生补肾温阳，维持黄体功能；生山楂防诸药滋腻碍胃损伤脾胃。三诊患者经至，初见成效，虽然患者出血时间不长，但仍需遵循"塞流、澄源、复旧"之法，需建立3个正常周期，方可达疗愈之功。

案例2

林某，女，16岁，学生。2022年7月27日初诊。

主诉：阴道异常出血1月余。

现病史：患者于10周岁月经初潮至今月经周期尚规律，平均28～35天一行，经期延长，一般10余天净，经色淡红，量尚可。诉末次月经2022年6月24日后淋漓不尽1月余，7月9日至7月19日口服地屈黄体酮止血，服药期间出血量减少，停药后次日月经量转多，现月经仍来潮中，经色淡红，无痛经，无血块。既往体质一般。孕产史：未婚，无性生活史。刻下症：面色㿠白，神疲乏力，略有头晕，无恶心呕吐，腰酸明显，形体偏瘦，胃纳尚可，二便尚调，寐安。舌淡白，苔薄白，边齿痕，脉细弱。2022年7月27日血常规检查示血红蛋白87g/L。经腹部彩超检查：子宫内膜厚5mm，子宫附件未见明显异常。嘱完善甲状腺功能全套、抗米勒管激素、血清泌乳素检查。

西医诊断：异常子宫出血、中度贫血。

中医诊断：崩漏。

辨证：脾肾亏虚证。

治法：健脾补肾，止血调经。

处方：自拟固脾毓麟汤加减。

党参20g，茯苓10g，炒白术10g，生甘草5g，陈皮5g，龟甲10g，血余炭10g，地榆炭10g，牡丹皮10g，忍冬藤15g，白花蛇舌草15g，杜仲15g，槲寄生15g。7剂，水煎，日1剂，早晚分服。

并予葡萄糖酸亚铁糖浆10mL，口服，每日3次；维生素C片1粒，口服，每日3次，纠正贫血。达英-35（炔雌醇环丙孕酮片）1片，口服，每日1次以止血调经。

8月3日二诊：患者复诊，诉月经已止，面色如前，乏力略有好转，头晕未见，无恶心呕吐，腰酸减，纳便尚可，寐安。舌淡白，苔薄白，边齿痕，脉细弱。甲功、抗米勒管激素、催乳素均无异常。上方去血余炭、地榆炭，加黄芪15g、生地黄15g。7剂，水煎，日1剂，早晚分服。

8月10日三诊：患者复诊，病史如前，月经未至，面色稍润，乏力明显减少，无头晕恶心，腰酸未见，寐安，纳便可。舌淡白，苔薄白，脉细。患者整体情况较前明显好转，继续予补肾健脾之法守方治疗，上方去忍冬藤、白花蛇舌草，加槲寄生15g、墨旱莲15g、女贞子15g。7剂，水煎，日1剂，早晚分服。

继续守方调理2个月经周期后月经正常。

按语：《兰室秘藏》云："妇人血崩，是肾水阴虚，不能镇守包络相火，故血走而崩也。"青春期少女本先天禀赋不充，天癸初至，肾气虚弱，脾胃不足，气血化生乏源，不能濡养，冲任不固，约摄不及，而见月经淋漓不尽；中气不足，清阳不升，脾阳不振，则见面色㿠白、神疲乏力、头晕等症；腰为肾之府，肾虚则外府不荣，故见腰酸；形瘦、经色淡、舌淡白、苔薄白、边齿痕均乃脾胃虚弱、气血不荣止之象。故治以健脾补肾、止血调经，方予自拟固脾毓麟汤加减。方中重用党参为君，合术、苓、草、陈以健脾益气，摄血固脱；杜仲、槲寄生补肝肾，强腰膝；血余炭、地榆炭收敛止血，取"涩可固脱"之意；龟甲补肾滋阴，养血止血；牡丹皮、忍冬藤、白花蛇舌草清热凉血止血。二诊，患者月经已止，乏力、头晕均较前好转，故继续原法治疗，上方去血余炭、地榆炭收涩之品，加入黄芪以益气固表、升阳举陷，生地滋肾水、补肾阴。三诊，患者诸症均有所好转，故着重治本，以健脾补肾为主要治法，上方去忍冬藤、白花蛇舌草，加二至丸及槲寄生以补肾培源。治疗青春期小儿之崩漏病，本着"急则治标，缓则治本"的原则，月经崩漏之际，当以止血为先，待血止后即固本善后，调补脾肾为要，方能使经血得调。

第九节　闭经

闭经是临床常见且复杂的妇科病证，表现为无月经或月经停止。根据既往有无月经来潮，可分为原发性闭经和继发性闭经两类。原发性闭经是指年龄超过 14 岁，尚无第二性征发育及月经，或年龄超过 16 岁，虽有第二性征发育但无月经来潮。继发性闭经是指月经来潮后停止 3 个周期或 6 个月以上。本病首见于《黄帝内经》，古称"经闭""不月""月事不来""经水不通"等。

西医学认为，本病发生的主要机制为下丘脑—垂体—卵巢轴的神经内分泌调节或（和）靶器官对性激素的反应异常，根据部位分为下丘脑性闭经、垂体性闭经、卵巢性闭经、子宫性闭经以及下生殖道发育异常性闭经。多囊卵巢综合征、高泌乳素血症、宫腔粘连、先天性性腺发育不全等多种疾病均可导致本病的发生。临床上西医主要采用性激素补充疗法。

中医学认为，闭经的病因病机可概括为实与虚两个方面。实者主要为寒凝、血瘀、痰湿，壅滞经脉不畅；虚者多为精亏血少，冲任气血不足，经血乏源。病位可及五脏，以肾、脾、肝为主。治疗上，本病以"通"为大法，虚者补而通之，实者泻而通之，虚实夹杂者攻补兼施。审证求因，补虚泻实，皆以恢复月经周期为要。同时提倡结合现代医学检查如 B 超、性激素检查、卵巢功能检测等方法寻找病位之所在，病因之所何。临证时辨病辨证相结合，四诊合参，施药以补肾为主，辅以疏肝、健脾、活血、养血之品，使得气血双补，阴阳调和，血海满溢，按时来潮。

验案举隅

案例 1

薛某，29 岁，职员。2019 年 7 月 10 日初诊。

主诉：停经 3 个月。

现病史：患者平素月经不规律，40～60 天一行，甚则数月不行，色淡红，量中，有少许血块，无痛经，10 天净。末次月经为 2019 年 4 月 7 日，量少，数天点滴不尽。孕产史：已婚，0-0-2-0，2017 年 6 月及 2018 年 3 月分别 2 次生化妊娠。有生育需求，无避孕。刻下症：平素乏力气短，大便稀溏 1 日 2～3 次，小便清长，起夜 1～2 次，纳眠可，舌淡苔薄白，脉沉细。2019 年 7 月 10 日做性激素全套检查：卵泡刺激素 9.40mIU/mL，黄体生成素 17.28mIU/mL，雌二醇 30.1pg/mL，黄体酮 0.61ng/mL，泌乳素 16.12g/mL，睾酮 0.53ng/mL。抗米勒管激素 9.73ng/mL。本院检查提示糖耐量异常，胰岛素抵抗。

西医诊断：多囊卵巢综合征。

中医诊断：闭经。

辨证：脾肾亏虚证。

治法：补肾健脾，益气养血调经。

方药：大补元煎合参苓白术散加减。

党参 15g，山药 20g，熟地 10g，炒杜仲 15g，当归 10g，山茱萸 10g，炒白术 15g，茯苓 15g，陈皮 6g，炙甘草 5g，莲子 10g，蒲公英 30g，槲寄生 15g，续断 15g，紫石英 20g，锁阳 10g。14 剂，日 1 剂，水煎服。

7 月 27 日二诊：患者诉近几天见透明蛋清样白带，服药以来乏力气短好转，纳眠可，二便调，舌淡苔薄白，脉沉细。予上方续服。

8月15日三诊：患者因月经未至，查人绒毛膜促性腺激素上升，因本次妊娠黄体酮偏低，入院保胎治疗且保胎成功出院。

按语：患者平素体虚，肾阳不足，冲任不充，血海不能按时满溢而经迟；阳气虚衰，脾阳不振，则大便溏泄；肾气亏虚，膀胱失于温煦，气化不利，则小便清长；脾肾失充，冲任脉虚，故难以受孕。党参、炒白术、茯苓益气健脾，莲子、山药、陈皮健脾止泻，蒲公英固护胃气，当归补血活血，杜仲、槲寄生、续断、山茱萸滋补肝肾，紫石英、锁阳补肾阳，熟地滋肾阴，肾藏精，主生殖，肾气旺则胎孕乃成，炙甘草调和诸药。患者以补脾肾之法调理数次，再来复诊时证实妊娠。

案例 2

陈某，女，27岁，公务员。2022年2月9日初诊。

主诉：月经不规则3年，停经近3个月。

现病史：平素月经不规则，需服药方经转，7～10天净，量中，色鲜红，偶夹血块，无明显痛经，末次月经为2021年11月10日。既往体健。孕产史：已婚，0-0-0-0，备孕中。刻下症：晨起易浮肿，感身体沉重，易疲倦，嗜睡，面部痤疮，体型较肥胖，胃纳不佳，夜寐安，便溏，小便正常。舌淡红，苔白腻，边齿痕，脉细濡，尺脉沉。抗米勒管激素10.45ng/mL，腹部B超检查示双侧卵巢多囊改变。

西医诊断：多囊卵巢综合征。

中医诊断：闭经。

辨证：脾虚痰湿证。

治法：健脾祛湿化痰，活血调经。

处方：补中益气汤加减。

太子参 30g，生黄芪 10g，炒白术 10g，柴胡 6g，升麻 10g，陈皮 10g，当归 10g，茯苓 10g，生甘草 5g，桑白皮 15g，制玉竹 12g，丹参 10g，鸡血藤 20g，盐杜仲 15g，槲寄生 15g，薏苡仁 30g。14 剂，水煎服，日 1 剂。

3 月 1 日二诊：患者 2 月 20 日月经来潮，量中，色鲜红，无血块，无痛经。晨起浮肿大大减轻，身体沉重感、疲倦感好转，体重减轻 6 斤，痤疮减少，胃纳尚可，夜寐欠安，多梦，便秘，小便正常。舌淡红，苔白腻，边齿痕，脉细濡，尺脉沉。予上方去炒白术，加生地黄 15g、钩藤 15g、生白术 10g、火麻仁 10g。7 剂，水煎服，日 1 剂。

后原方加减续服 3 个月，门诊每周就诊。

7 月 8 日三诊：患者诉 3～6 月月经来潮，周期约 35 天，量中，并可见透明蛋清状白带，其余诸证皆消。舌淡红，苔薄白，脉细，尺脉沉。嘱每月监测卵泡，适当运动，清淡饮食。

8 月 2 日因月经未转，至外院查人绒毛膜促性腺激素 6661.34IU/L，确认"妊娠"。

8 月 20 日因黄体酮偏低，至我院进行保胎治疗。出院后情况稳定，门诊定期复查随访。

按语：太子参能清补却又无刚燥之弊，黄芪补益中土，温养脾胃，凡中气不振，脾土虚弱，清气下陷者，为最宜，因而该方以太子参、黄芪为君，具补脾益气之功。柴胡从左而升气，升麻从右而提气，两者合用，具升举脾胃之气之功，以助君药之效。白术健脾祛湿，为后天培土圣药；茯苓能开胃腑，调脏气；陈皮理气和胃，燥湿化痰，补而不滞；当归辛香而润，香则走脾，润则补血，故适用于脾弱妇人；桑白皮、制玉竹、薏苡仁利水祛湿；丹参、鸡血藤活血调经；杜仲、槲寄生补肝肾；生甘草调和诸药。诸药合用，气虚得补，气陷能升，脾胃运化顺畅，痰湿自去，并辅以补肝肾、活血药，全方补脾化痰，利水通经之功显矣。

案例 3

周某，女，20 岁，学生。2020 年 4 月 22 日初诊。

主诉：停经 3 月余。

患者自 12 岁月经初潮，近 8 年月经不规律，2～3 个月一行，4～5 天净，量少，色暗，无块。服用过屈螺酮炔雌醇片、地屈孕酮片、黄体酮胶囊等西药，未见好转。服黄体酮胶囊后，末次月经为 2020 年 1 月 9 日。孕产史：未婚，否认性生活史。刻下症：平素急躁易怒，易疲倦，偶感腰酸，二便调，纳眠可，舌淡红，苔薄白，脉弦。腹部 B 超检查：子宫后位，宫体大小 47×36×42，宫壁回声欠均，宫腔居中，双层内膜厚 10mm，多普勒血流未见明显异常。双侧卵巢大小正常，内部细小无回声区偏多，附件未见明显异常包块。性激素全套检查：雌二醇 44.0pg/mL，孕酮 0.54ng/mL，催乳素 8.55g/mL，卵泡刺激素 8.66mIU/mL，睾酮 0.65ng/mL，黄体生成素 25.63mIU/mL。

西医诊断：多囊卵巢综合征。

中医诊断：闭经。

辨证：肝郁肾虚证。

治法：疏肝温肾，益气补血。

中药：加味紫锁逍遥散。

当归 10g，炒白芍 10g，柴胡 6g，茯苓 10g，炒白术 10g，生甘草 5g，知母 10g，紫石英 20g，锁阳 10g，丹参 15g，鸡血藤 20g，太子参 15g，皂角刺 10g，路路通 10g，续断 15g。7 剂，水煎，日 1 剂，早晚分服。

连续治疗 3 周，5 月 7 日月经来潮，守效方继续巩固之。

按语：患者平素情志不舒，肝失疏泄，气郁化火，火灼肝之阴血，肝阴损伤则不能滋养肾水，肾精亏虚，精不化气，肾气不足，精血匮乏，冲任亏虚，血海不能按时满溢或满溢不多，遂致月经后期、量少，甚至闭经或冲任虚衰。方中炒白术、茯苓补气健脾；当归、白芍养血柔肝；柴胡疏肝解郁；丹参、鸡血藤、皂角刺、路路通活血通络调经；太子参益气养阴；锁阳、紫石英补肾助阳，能改善下丘脑—垂体—卵巢轴的调节功能，从而促进初级卵泡向优势卵泡发育；知母、续断滋肾阴而填精血，益肝肾而安五脏；甘草调和诸药。全方使用温肾健脾益气之药合滋养肝肾精血之药，补后天以利先天，佐以补肾益气，进一步充养先天，方中既有补阳之药，又有滋阴之品，阴阳双补的同时，又有阳中求阴、阴中求阳之意。从而使气血充足，阴阳即济，则任冲通盛，月事以时下，诸症除。本案患者仅经一个半月的治疗即已转经，下个周期月经又如期而至，诸症消失。

案例 4

汪某，女，28 岁，公司职员。2020 年 8 月 16 日初诊。

主诉：人流术后月经停闭半年。

现病史：平素月经规则，27 ～ 30 天一行，7 天净，量中，色暗红，无血块，无痛经，末次月经为 2022 年 2 月 12 日。孕产史：已婚，无生育需求，1-0-2-1。刻下症：患者自述 7 月 15 日有极少量阴道褐色分泌物，2 日点滴而尽，偶感腹部刺痛，易感疲倦乏力，四肢不温，胃纳可，夜寐安，二便尚调。舌暗有瘀点，苔薄白，脉细涩，尺脉沉。腹部 B 超检查示宫腔积液，宫腔内中等回声区，宫颈内口偏窄（粘连不能完全排出），右侧卵巢囊性结构。

西医诊断：人流术后闭经。

中医诊断：闭经。

辨证：气虚血瘀证。

治法：补肾益气，活血调经。

处方：自拟补肾调经方。

盐杜仲 15g，槲寄生 15g，丹参 15g，鸡血藤 20g，制香附 10g，川牛膝 15g，知母 10g，淫羊藿 15g，桃仁 10g，红花 6g，党参 15g，炒白术 10g，茯苓 10g，炙甘草 5g，生黄芪 10g。7 剂，水煎服，日 1 剂。

9 月 20 日二诊：患者服上方药物加减 3 周后，于 9 月 11 日月经自然来潮，量偏多，8 天净，色鲜红，夹较多血块，无痛经。自述小腹刺痛、疲倦乏力、四肢不温等症状均好转，但因最近工作繁忙，时感烦躁。胃纳可，夜寐安，二便尚调。舌暗红，苔薄白，脉细弦，尺脉沉。循证加减，予上方去生黄芪、盐杜仲、槲寄生、制香附，佐以当归 12g、川芎 10g、赤芍 12g、柴胡 6g、炒枳壳 10g、太子参 30g、大血藤 20g。7 剂，水煎服，日 1 剂。

患者诉 2022 年 9 月 27 日行 B 超检查，提示子宫未见明显异常，双膜内膜厚 3mm，右侧卵巢囊性结构。且患者 10 月起至今每月月经如期而至，量可，上述诸证皆消。

按语：患者平素体虚，又为金刃所伤胞宫，脉络受损，血溢脉外，离经成瘀。流产后元气受损，失血过多，气随血耗，气虚无力推动血行，血行不畅，故月经停闭。瘀血内阻，"不通则痛"，故小腹刺痛。气虚中阳不振，则疲倦乏力，四肢不温。舌暗有瘀点，苔薄白，脉细涩，尺脉沉亦是气虚血瘀的舌脉之征。本方中杜仲、槲寄生补肝肾，强腰膝；知母滋肾阴；淫羊藿壮肾阳，阴阳并调；丹参、鸡血藤入肝经血分而善活血通经，为妇科要药；香附、川牛膝行气解郁，祛瘀调经，且牛膝引药下行，下注胞宫；桃仁、红花活血化瘀，亦有止痛之效；党参、白术、黄芪益气补中，恢复元气；茯苓健脾安神，合白术增补气健脾之力；甘草调和诸药。诸药合用，补肾健脾，益气活血调经，调理冲任，充盈血海，故月经以时而下，诸证除。

第十节　痛经

　　妇女正值经期或经行前后，出现周期性小腹疼痛，或伴腰骶酸痛，甚至剧痛晕厥，称为痛经，亦称"经行腹痛"。西医将痛经分为原发性痛经和继发性痛经。原发性痛经又称功能性痛经，是指生殖器官无器质性病变者；继发性痛经是由于盆腔器质性疾病如子宫内膜异位症、子宫腺肌病、盆腔炎或子宫畸形等引起。西医常通过口服避孕药、止痛药、雌孕激素、手术等进行治疗。

　　痛经病位在子宫、冲任，以"不通则痛"或"不荣则痛"为主要病机，实者可由气滞血瘀、寒凝血瘀、湿热瘀阻导致子宫的气血运行不畅，"不通则痛"；虚者主要由于气血虚弱、肾气亏损致子宫失于濡养，"不荣而痛"。其之所以伴随月经周期而发，与经期及经期前后特殊生理状态有关。未行经期间，由于冲任气血平和，致病因素尚不足以引起冲任、子宫气血瘀滞或不足，故平时不发生疼痛。经期前后，血海由满盈而泄溢，气血由盛实而骤虚，子宫、冲任气血变化较平时急剧，易受致病因素干扰，加之体质因素的影响，导致子宫、冲任气血运行不畅或失于濡养，不通或不荣而痛。经净后子宫、冲任气血渐复则疼痛自止。但若病因未除，素体状况未获改善，则下次月经来潮，疼痛又复发矣。

　　《素问·阴阳应象大论》曰："治病必求于本。"余认为瘀滞是痛经的核心病机要素，是不同发病因素相互夹杂交错、共同作用所致。患者平素抑郁或怒气易伤肝，气郁不舒，血行失畅，瘀阻子宫、冲任；经期产后，感受寒邪，或过食寒凉生冷，寒客冲任阻碍气血运行，寒凝血瘀，阻滞胞宫；素体湿热内蕴，或经期、产后不慎感受湿热之邪，与血相搏，流注冲任，蕴结胞中，气血失畅，日久成瘀，不通则痛。此外，在"瘀"的基础上，多兼夹气血亏虚之证。脾胃素虚，化源匮乏，肾气虚损或大病久病、失血过多、经期产后致气血不足，子宫、冲任失养，气虚无以流通血气，血行不畅，最终发为痛经。

临证治疗上既要考虑到化瘀导滞，行气止痛，又要结合患者病史，月经周期，经量、色、质，伴随症状，舌、脉，综合分析，辨证求因，治病求本。对原发性痛经以行气活血、温经散寒止痛为主，对继发性痛经以破血行气、清热散结止痛为主，或补益脾胃，或补肾疏肝，或益气养血，再结合埋针治疗、艾灸、穴位贴敷等中医外治法，从而促使气血运行，标本兼顾。

验案举隅

案例 1

刘某，女，20 岁，学生。2022 年 7 月 2 日初诊。

主诉：经行腹痛 6 年。

现病史：患者平素喜食生冷之品，既往月经规律，14 岁月经初潮，30～33 天一行，6～7 天净，量中，色暗，夹血块，痛经重，难忍受，末次月经为 2022 年 6 月 10 日，色质量同前，下腹痛可忍受，得热缓解。孕产史：未婚，否认性生活史。刻下症：面色暗，纳眠可，二便调。舌淡，苔薄白，边齿痕，脉沉细。2022年6月17日腹部彩超检查：内膜厚度3mm，子宫双附件未见明显异常。

西医诊断：原发性痛经。

中医诊断：痛经。

辨证：寒凝血瘀证。

治法：温经散寒，化瘀止痛。

方药：少腹逐瘀汤合失笑散加减。

当归10g，川芎10g，炒白芍20g，炙甘草5g，制香附10g，延胡索12g，川牛膝15g，乌药10g，小茴香10g，艾叶9g，生蒲黄10g，五灵脂10g。14剂，水煎，日1剂，早晚分服。

同时予以艾炷灸、隔物灸（隔姜灸）治疗，经前连续治疗2天（取穴：肾俞、次髎、归来、关元、三阴交、阴陵泉）。

7月16日二诊：患者诉2022年7月11日月经来潮，经前2天至我院行理疗，下腹痛较前明显减轻，量色同前，夹小血块，纳眠可，小便调，大便偏稀。舌淡红，苔薄白，边齿痕，脉细。前方加麸炒白术15g、茯苓15g。7剂，水煎，日1剂，早晚分服。其余治疗同前。

7月24日三诊：患者未诉明显不适，纳眠可，二便调。舌淡苔薄白，边齿痕，脉细。前方去香附、川牛膝，改炒白术10g、茯苓10g，加杜仲、槲寄生各15g。7剂，水煎，日1剂，早晚分服。其余治疗同前。

患者继续调理近半年，痛经基本得解。

按语：原发性痛经，又称功能性痛经，《华佗神方》云："妇人行经时，腹痛如绞，谓之痛经。"中医名为痛经或经行腹痛，即行经前后出现下腹或腰骶部疼痛。本案患者自初潮时便出现经行腹痛之症，属于原发性痛经。患者平素喜食生冷之品，日久寒邪侵袭，凝滞经络，胞脉瘀阻，至经期而不畅，不通则痛。《傅青主女科》云："寒湿乃邪气也，妇人有冲任之脉……寒湿满二经而内乱，两相争而作疼痛。"本案患者出现痛经得热缓解、经色暗夹血块、面色暗、舌淡苔薄白、脉细沉之症，证属寒凝血瘀。方用当归、川芎、川牛膝补血活血；制香附、延胡索、生蒲黄、五灵脂行气活血止痛；乌药、小茴香、艾叶温经散寒止痛；炒白芍、炙甘草和中缓急。予以艾炷灸、隔物灸（隔姜灸）经前治疗，可促进调畅局部气血、温通经脉散寒。二诊时患者诉痛经明显缓解，继前方加麸炒白术、茯苓以健脾利湿止泻。三诊时患者无特殊不适，经间期去香附、川牛膝，加杜仲、槲寄生滋补肝肾。临床上对于原发性痛经的治疗旨在祛其外邪，固其本脏，以控制、减缓病情为目的。

案例 2

张某，女，38 岁，职员。2022 年 5 月 19 日初诊。

主诉：经行腹痛 20 年余。

现病史：患者诉经行腹痛 20 年余，平素月经规律，28 天一行，4 天净，经行第 3 日下腹广泛刺痛，胀痛、冷痛不显，疼痛一般持续 1 小时，伴腰酸，夹有血块，经色暗，末次月经为 2022 年 5 月 3 日。既往体质一般，有子宫平滑肌瘤、卵巢巧克力样囊肿史。孕产史：已婚已育，1-0-0-1，避孕套避孕。刻下症：面色欠华，畏寒怕冷，腰酸明显，形体偏瘦，皮肤干燥，二便无殊，胃纳一般，夜寐安。舌暗红苔白，质干，脉细弦，尺脉沉。经阴道彩超检查：子宫肌瘤，子宫内膜欠均质，左侧卵巢类实性结构（液稠囊肿不排除），右侧卵巢囊性结构（液稠），左侧附件囊性结构。盆腔 MRI 平扫＋增强检查：两侧附件区囊实性占位，巧克力囊肿，子宫右侧肌壁间子宫肌瘤。

西医诊断：继发性痛经、卵巢囊肿、子宫平滑肌瘤。

中医诊断：痛经。

辨证：瘀血内阻，肾阳亏虚证。

治法：活血化瘀，补肾调经。

处方：自拟内异方加减。

当归 10g，炒白芍 10g，柴胡 6g，茯苓 10g，炒白术 10g，生甘草 5g，三棱 10g，莪术 10g，生山楂 10g，大血藤 20g，白花蛇舌草 15g，盐杜仲 15g，槲寄生 15g，巴戟天 12g，月季花 10g，水红花子 10g，煅自然铜 10g。7 剂，水煎，日 1 剂，早晚分服。

予外治贴敷疗法（取穴：关元、气海）及埋针治疗（取穴：三阴交、血海、足三里、肾俞）。

5 月 31 日二诊：患者月经未至，病情如前，腰酸减，二便无殊，胃纳一般，睡寐安，舌暗红苔转薄，脉细弦，尺脉沉。患者月经即将来潮，故治以温经散寒、化瘀止痛，予少腹逐瘀汤加减。

当归 10g，川芎 10g，炒白芍 20g，炙甘草 5g，制香附 10g，延胡索 9g，青皮 10g，川牛膝 15g，乌药 10g，小茴香 10g，艾叶 9g，没药 6g，生蒲黄 10g，五灵脂 10g，大血藤 20g。7 剂，水煎，日 1 剂，早晚分服。

予外治贴敷疗法（取穴：关元、气海）及隔物灸法（取穴：关元、气海）。

6 月 8 日三诊：患者月经于 2022 年 6 月 2 日来潮，诉痛经明显好转，疼痛程度好转 3/4，持续时间明显缩短，腹胀、腰酸明显减轻，血块较多，5 天净，经色先暗后红，二便尚调，面色较前稍亮，胃纳转佳，夜寐安，舌质暗红稍减，苔薄白，脉细弦，尺脉沉。此时患者月经已结束，故治宜活血化瘀、调经止痛，予一诊方加薏苡仁 30g。7 剂，水煎，日 1 剂，早晚分服。予外治贴敷疗法（取穴：关元、气海）及隔物灸法（取穴：关元、气海）。

患者前后调理半年左右，经行腹痛得以转归。

按语：患者或因少时、经期贪食生冷，风冷寒湿客于冲任、胞宫，以致胞宫、冲任气血凝滞，见经行腹痛剧烈；寒凝则血滞，故经期血块较多、经色暗；寒邪盛于内，阳气阻遏，则见畏寒怕冷，面色欠华；瘀血阻滞，新血难以复生，血不荣卫，故皮肤干燥；瘀血凝滞腰府，局部气机不畅，再加自身肾阳不足，而致腰酸明显；舌暗红苔白质干，脉细弦，尺脉沉，乃寒凝血滞兼肾虚之象。故当治以活血化瘀、补肾调经，予自拟内异方加减。方中三棱、莪术联用破血行气、化瘀消癥，《医学衷中参西录》云："性非猛烈而建功甚速……治女子瘀血，虽坚如铁石亦能徐徐消除……此三棱、莪术独具之良能也。"生山楂、大血藤、白花蛇舌草、煅自然铜助三棱、莪术活血散瘀，月季花、水红花子活血疏肝调经，杜仲、槲寄生、巴戟天补肾阳、益肾精，柴胡条达肝气，归、芍合用养血合血，茯苓、白术健脾使气血生化有源，甘草调和诸药、补中缓急。二诊时，患者症状略有好转，月经即将来潮，故以通为要。方中小茴香、艾叶、延胡索、没药温经散寒止痛；生蒲黄、五灵脂活血通瘀、散结止痛，其中蒲黄生用，重在活血祛瘀，五灵脂用炒，重在止痛而不损胃气；当归、川芎配合芍药用于活血行气、散滞调经；香附、青皮、乌药温通理气；川牛膝引血下行；炙甘草调和诸药。全方气血兼顾、温通兼行。三诊时，患者诉月经已来潮，疼痛较前明显好转，排出较多血块，经色先暗后红，腰酸明显减轻，面色较前稍亮，纳寐均安。此乃旧血去，新血生，血脉通之表现。故续予一诊方加减调经血、化瘀痛。

案例 3

施某，女，25 岁，自由职业。2022 年 7 月 26 日初诊。

主诉：诉经行腹痛 1 年。

现病史：患者平素性情急躁，既往月经规律，28 ～ 30 天一行，5 ～ 7 天净，量中，色暗，夹大血块，下腹痛，末次月经为 2022 年 7 月 11 日。1 年前与人争执后出现经行腹痛，现偶尔需服止痛药缓解。孕产史：未婚，有性生活史，0-0-0-0，工具避孕。刻下症：面色暗，有痤疮，纳可，眠差易醒，二便调。舌淡白，苔白边齿痕，脉弦细，尺脉沉。B 超检查：子宫内膜厚度 5mm，子宫附件未见明显异常。

西医诊断：原发性痛经。

中医诊断：经行腹痛。

辨证：肝郁气滞，阳虚寒凝证。

治法：疏肝解郁，温阳散寒。

方药：逍遥散加减。

当归 10g，炒白芍 10g，柴胡 6g，茯苓 10g，炒白术 10g，生甘草 5g，淮小麦 30g，珍珠母 30g，巴戟天 12g，月季花 10g，桑白皮 15g，制玉竹 12g，盐杜仲 15g，槲寄生 15g，续断 15g，生晒参 6g。14 剂，水煎，日 1 剂，早晚分服。

同时予以艾炷灸、隔物灸（隔姜灸）治疗（取穴：肾俞、次髎、归来、关元、三阴交、地机）。

8 月 11 日二诊：患者诉 8 月 10 日月经来潮，色暗红，量可，夹小血块，下腹痛较前明显缓解。舌淡红，苔白边齿痕，脉弦细，尺脉沉。纳可，睡眠较前明显好转，二便调。前方去杜仲、槲寄生、续断、巴戟天、柴胡，加香附 10g、川牛膝 15g、艾叶 9g、延胡索 10g、小茴香 10g。7 剂，水煎，日 1 剂，早晚分服。

8 月 21 日三诊：患者未诉明显不适，面部痤疮较前减少，自觉心情较前愉悦。舌淡红，苔薄白，脉沉弦。续服初诊方，7 剂，水煎，日 1 剂，早晚分服。同时予以艾炷灸、隔物灸（隔姜灸）治疗（取穴：肾俞、次髎、归来、关元、三阴交、地机）。

随症加减调护数次，内外并治，3 个月后电话随访，患者经行腹痛显著缓解。

按语：肝藏血，主疏泄，喜条达，其体为血，其用为气。若肝气不疏，则血行不畅，不通则痛。患者素来性情急躁，因与人争执大怒后引发经行腹痛 1 年，经色暗，夹大血块，下腹痛，面色暗，舌淡白，苔白边齿痕，脉弦细，尺脉沉，为肝郁气滞，寒邪内积之象，治宜疏肝解郁，温阳散寒，方用逍遥散加减。方中当归养血活血；柴胡、炒白芍、月季花疏肝止痛；茯苓、炒白术健脾利湿，同时谨防滋腻碍胃；巴戟天、盐杜仲、槲寄生、续断补肾助阳散寒；桑白皮、制玉竹、生甘草清热解毒滋阴，以缓一众温阳药之燥性，防过燥伤阴；淮小麦益气养阴除热；珍珠母安神养肝；生晒参益气养阴安神。诸药共用以达补而不滞、补而不燥、寓消于补之功。佐温灸法，促进局部及经脉气血运行。经"温经散寒"治疗，患者二诊经行腹痛明显缓解。二诊时因经期遂去杜仲、槲寄生、续断、巴戟天诸类偏补之品，改柴胡为香附，加川牛膝、艾叶、延胡索、小茴香活血通络、温经散寒止痛。

案例 4

许某，女，31 岁，职员。2022 年 6 月 29 日初诊。

主诉：经行腹痛 1 年。

现病史：患者平素月经规则，30 日一行，经期前 3 天腹痛明显，以胀痛为主，痛剧则汗出，经量多，经色暗，夹有血块，5 天净，末次月经为 2022 年 6 月 27 日，前次月经为 2022 年 5 月 27 日至 6 月 3 日。既往体质一般，有子宫腺肌病病史。孕产史：已婚已育，1-0-1-1，节育环避孕。刻下症：面色暗沉易出油，月经来潮第 3 天，小腹部疼痛明显，痛剧出虚汗，伴恶心呕吐，时有头晕，无畏寒怕冷，平素易怒，二便尚调，胃纳尚可，夜寐安，舌红苔薄腻边齿痕，脉细弦，尺脉沉。B 超检查：子宫腺肌病可能，宫内环，环下移。

西医诊断：继发性痛经、子宫腺肌病。

中医诊断：痛经。

辨证：气滞血瘀证。

治法：理气活血，化瘀止痛。

处方：少腹逐瘀汤加减。

当归 10g，川芎 10g，炒白芍 20g，炙甘草 5g，制香附 10g，延胡索 12g，川牛膝 15g，乌药 10g，小茴香 10g，艾叶 9g，没药 6g，生蒲黄 10g，五灵脂 10g。5 剂，水煎，日 1 剂，早晚分服。

予埋针治疗（取穴：三阴交、血海、足三里、肾俞）。

7 月 5 日二诊：患者经净。服药后小腹疼痛略有缓解，经量较多，经色暗，恶心呕吐减轻，面色欠华，头晕缓解，二便尚调，胃纳尚佳，夜寐安，舌红苔转薄边齿痕，脉细弦，尺脉沉。辨证为脾肾亏虚，瘀热互结，治宜健脾补肾、活血清热，方予自拟内异方加减。

泽兰 10g，三棱 10g，莪术 10g，生山楂 15g，石见穿 15g，大血藤 20g，盐杜仲 15g，槲寄生 15g，续断 10g，锁阳 10g，白花蛇舌草 15g，薏苡仁 30g，太子参 30g，炒白术 15g，茯苓 15g，巴戟天 12g，月季花 12g。7 剂，水煎，日 1 剂，早晚分服。

7 月 12 日三诊：患者复诊，目前病情稳定，月经尚未来潮，面色略润，头晕已和，二便尚调，纳可，寐安，舌淡红苔薄白边齿痕，脉细弦，尺脉沉。治以一诊方，加莲子10g。7剂，水煎，日1剂，早晚分服。

按语：患者平素动辄易怒，郁怒伤肝，肝郁气滞，气滞血瘀，则见瘀阻胞宫、冲任。经期气血下注冲任，胞宫气血壅滞，经血不利，不通则痛，故经期小腹胀痛、经色暗、夹血块；郁久化热，血热妄动，则见经量多；气血逆乱，清阳不升，浊阴不降，故头晕，甚见恶心呕吐；舌红苔薄腻边齿痕，脉细弦，尺脉沉为气滞血瘀、脾虚湿蕴之象。初诊正值患者经期，当治以理气活血、化瘀止痛。方中生蒲黄、五灵脂善于活血祛瘀、散结止痛；川芎、芍药、延胡索、没药助君行气活血、散瘀止痛；小茴香、艾叶理气散寒，使血温得行；乌药、香附加强行气之力；川牛膝引血下行；当归补血活血、祛瘀生新；炙甘草缓和药性。二诊，患者诉服药后经期痛经略有好转，头晕、恶心、呕吐等上逆之症均有缓解，现经净，故治以健脾补肾、活血清热。方中参、术、苓以健脾，杜仲、槲寄生、续断、锁阳、巴戟天以补肾，此乃治本之意，莪术、三棱、生山楂、石见穿破血行气、消癥化瘀，瘀血消则痛经可止，此系治标之功，大血藤、白花蛇舌草、泽兰活血清热，现代研究表明这些清热药物具有抑制内膜增厚的功效，薏苡仁淡渗利湿，月季花活血调经。三诊，患者病情好转，面色略润，头晕已和，故继续原法原方予之，如此调理2个月经周期后，患者痛经基本好转。子宫腺肌病目前临床尚无根治之有效西药，中药在减轻症状中具有良好的优势。青壮年气血盛，肾气未衰，在经期当攻伐为主，瘀血去则血脉通。经后勿忘脾肾，新血化生有源，如此方合月经藏泻之规律。

第十一节　月经前后诸证

凡于行经期前后或正值经期，周期性反复出现乳房胀痛、泄泻、肢体浮肿、头痛、身痛、吐衄、口舌糜烂、疹块瘙痒、情志异常或发热等一系列症状者，称为月经前后诸证。上述症状可单独出现，也可二三症同见，多在月经前 1 ~ 2 周出现，月经来潮后症状即减轻或消失。按其不同表现可诊为经行乳房胀痛、经行情志异常、经行头痛、经行身痛、经行眩晕、经行泄泻、经行浮肿、经行发热、经行口糜、经行风疹块等。

本病在西医学中称为经前期综合征，是指女性在月经前周期性发生的影响妇女日常生活和工作、涉及躯体精神及行为的症候群，月经来潮后可自然消失。西医学对本病的病因解释尚无明确定论，可能与体内卵巢激素水平、脑神经递质、精神社会因素、前列腺素、催乳素等密切相关。临床治疗药物主要有抗抑郁药及抗焦虑药等。

中医学认为月经前后诸证的发生与经前脏腑功能失调有关，因经前或经期阴血下注冲任，血海充盈，而全身阴血相对不足，脏腑功能易出现不平衡状态。临床根据症状的不同，病机亦有所不同。如经行腰痛，多由体弱，肝肾不足，精血亏少，经期精血亏虚，冲任不足，子宫失养，不荣则痛；经行乳胀，多为肝失调畅，肝气郁滞，经行阴血下注冲任，冲脉气盛血实，乳络气血壅阻，不通则痛；经行发热，由于气血不和或气火内郁，经行时冲脉气盛，气火交织，阴阳失调，以致经行发热；经行泄泻，主因是肝脾不和，肝太过易为"实"，肝木实易乘脾土，脾运化失司出现水湿内停，清阳不升，下走大肠而发为泄泻。临证时应对各经行前后诸证进行辨证，针对其不同的证型，合理选择用药。同时，治疗此类病证时适时配合心理治疗，方可达到事半功倍的治疗效果。

验案举隅

一、经行头痛

案例 1

王某，女，37 岁，自由职业。2020 年 10 月 21 日初诊。

主诉：反复经行头痛 9 年。

现病史：患者 9 年前孕后开始出现头痛，每于行经前数天开始头痛，呈持续性胀痛，以颠顶及前额为主，休息后稍有缓解，月经第 3 天痛势递减，经净渐止。发作时伴头晕目眩，烦躁易怒，腰酸，入睡困难，胃纳尚可。平素月经规则，30 天一行，色红，量中，夹血块，无痛经，5 天净，末次月经为 2020 年 10 月 11 日。

孕产史：已婚，1-0-0-1，平产。刻下症：舌暗红，边有瘀斑，苔薄黄，脉弦细数。

西医诊断：头痛。

中医诊断：经行头痛。

辨证：肝郁化火夹瘀证。

治法：疏肝降火，行气活血。

处方：散偏汤加减。

当归 10g，炒白芍 10g，柴胡 6g，茯苓 10g，炒白术 10g，生甘草 5g，丹参 15g，鸡血藤 20g，忍冬藤 15g，白花蛇舌草 15g，白蒺藜 10g，白芷 10g，淮小麦 30g，珍珠母 20g，炒杜仲 15g，桑寄生 15g。7 剂，水煎，日 1 剂，早晚分服。

10 月 28 日二诊：患者诉头痛稍减轻，但仍发作，上方加川芎 10g、蔓荆子 10g，疏风通络，利窍止痛，续服 7 剂。

11 月 4 日三诊：患者头痛明显好转，睡眠改善，上方去淮小麦、珍珠母，续服 14 剂。

按语：《灵枢·本神》曰："肝气虚则恐，实则怒。"肝气郁结，情志不畅，则易导致肝郁而化火生怒。经期本就经血亏损，营阴不足，无法潜阳，肝阳上亢，蒙蔽清窍，致经行头痛。患者素体肝阳偏亢，足厥阴肝经与督脉上会于颠，而冲脉附于肝，经行冲气偏旺，故肝火易随冲气上逆，风阳上扰清窍，而致经行颠顶疼痛；肝火内炽，则头晕目眩、烦躁易怒；气郁血行不畅，故见月经夹血块、舌有瘀斑。舌质红，苔薄黄，脉弦细数，为肝郁化火，肝热炽盛之象。治疗宜从肝入手，疏肝解郁，调理气血，清热止痛，方用散偏汤，该方出自清代医家陈士铎《辨证录》，擅治气滞血瘀型头痛。方中柴胡疏肝解郁，条达肝气；当归、白芍补血活血，养肝柔肝；茯苓、白术、甘草健脾益气，使气血生化有源；忍冬藤、白花蛇舌草清热凉血；丹参、鸡血藤活血化瘀，血行则气畅；白蒺藜入肝经，《植物名实图考》曰："蒺藜，用以开郁，凡胁上，乳间横滞气，疼痛难忍者，炒香入气药，服之极效。"其可疏肝解郁，且味苦能降泄，故可平抑上逆之肝阳，用治头痛、眩晕有效；白芷辛能祛风止痛，上行头目，入阳明，擅治头痛及眉棱骨痛；淮小麦、珍珠母重镇安神；炒杜仲、桑寄生补肝肾，强腰膝。诸药合用，标本兼治，疏肝降火，气血调和。

案例 2

裘某，女，35 岁，职员。2022 年 9 月 22 日初诊。

主诉：经前头痛半年。

现病史：患者半年前无明显诱因下出现经前颠顶头痛，伴头晕，呈阵发性，甚则干呕，平素月经规则，28 天一行，色红，量少，无血块，轻度痛经，4～5 天净，末次月经为 2022 年 8 月 27 日。孕产史：已婚，1-0-1-1。刻下症：神疲乏力，面色淡白，腰酸，眠浅易醒，胃纳一般，二便调，舌淡红，苔薄白，脉细。

西医诊断：头痛。

中医诊断：经行头痛。

辨证：血虚证。

治法：调补气血止痛。

处方：八珍汤加减。

当归 10g，熟地黄 10g，炒白芍 10g，川芎 10g，党参 15g，茯苓 10g，炒白术 10g，炙甘草 6g，藁本 10g，炒蒺藜 10g，白芷 10g，盐杜仲 15g，桑寄生 15g，制香附 10g，川牛膝 15g，淮小麦 30g，珍珠母 30g（先煎）。7 剂，水煎，日 1 剂，早晚分服。

9 月 30 日二诊：患者正值月经第 4 天，无明显头痛头晕，拟上方去川芎。7 剂，水煎，日 1 剂，早晚分服。

按语：患者经行时经血下注冲任，阴血亏虚，血不上荣于脑致脑失所养，不荣则痛，故见头痛、头晕；气血不达四肢，故见神疲乏力；血虚不能养心，故眠浅易醒；舌淡红，苔薄白，脉细为血虚之脉象。选用八珍汤加减。方中党参、熟地黄为君药，党参气血双补，熟地黄性味甘温，归肝、肾经，为滋补肝肾之要药。肝藏血，主疏泄，可以调节血量的输注，使经血不至于过多下行，肾藏精，精生血，肾精充足，血的生成亦有了保障，脾统血，主气血生化之源，为后天之本，以白术补气健脾，茯苓健脾渗湿，如此，血生成有本，运行可循常道。当归补血和血，为补血圣药；川芎补血活血以行血，使补而不滞，且川芎能上行头目，更利于缓解头痛；炙甘草益气和中，调和诸药；经行阴血不足，肝失所养，肝气横逆，以白芍养血敛阴，柔肝止痛；蒺藜平肝疏肝以抑肝阳，白芷疏风止痛，二药常配伍使用；藁本始载于《神农本草经》，言其"味辛，温。主妇人疝瘕，阴中寒肿痛，腹中急，除风头痛，长肌肤，悦颜色"，除太阳颠顶头痛；淮小麦、珍珠母重镇安神以养心；此患者月经将至，佐制香附、川牛膝引血下行，加盐杜仲、桑寄生以补益肝肾，缓解腰痛。全方补而不滞，使气血通畅，则头痛自止。

二、经行发热

孙某，女，40 岁，职员。2021 年 12 月 19 日初诊。

主诉：经行腹痛伴发热十余年。

现病史：患者平素月经尚规则，35 天一行，量中，色暗红，偶有血块，中度痛经，7～8 天净。末次月经为 2021 年 12 月 10 日，色质量如常。孕产史：已婚，1-0-1-1。刻下症：每逢月经来潮前 1～2 天发热，伴腰膝酸软，乏力，偶伴有乳房疼痛，二便调，胃纳可，夜寐安，舌暗红，有瘀点，苔薄白，脉弦数，尺脉沉。彩超检查提示子宫腺肌病，余无殊。

西医诊断：子宫腺肌病。

中医诊断：癥瘕、经行发热。

辨证：肾虚血瘀夹热证。

治法：补肾化瘀，除热止痛。

处方：自拟内异方。

红花 6g，三棱 10g，莪术 10g，生山楂 10g，白花蛇舌草 15g，石见穿 15g，北柴胡 6g，黄芪 15g，大血藤 20g，桑寄生 15g，续断 15g，炒薏苡仁 30g，浮小麦 30g，醋香附 10g，忍冬藤 15g。7 剂，水煎，日 1 剂，早晚分服。

2022 年 1 月 16 日二诊：此次经行未见腹痛，发热明显减轻，诸症已除。

按语：患者既往流产损伤胞宫胞脉，形成血瘀，瘀血内阻，不通则痛，故而见经行腹痛。肾为先天之本，天癸赖以滋养，同时肾系胞宫，胞宫受损累及肾气以致肾气渐亏。瘀血内留，积瘀化热，经行之际，气血下注冲任，气血更加壅阻，瘀热内盛，营卫失调，故而发热。此乃肾虚血瘀夹热证，治宜补肾化瘀，除热止痛。方中以红花、三棱、莪术、生山楂行气活血逐瘀，瘀血消而经痛止；肾系胞宫，以桑寄生、续断补益肾气；白花蛇舌草、石见穿、忍冬藤清热凉血；大血藤清热活血以散瘀热；女子以肝为先天，故方中加入柴胡、醋香附疏肝理气，此类芳香流动之品宣散气机，畅通经脉气血运行；黄芪益气升阳，清中有补；薏苡仁淡渗利湿；浮小麦入心经，《名医别录》中记载其能"除热，止燥渴、咽干，利小便，养肝气"。诸药合用，瘀热皆除，诸症自消。

三、经行乳房胀痛

案例 1

朱某，女，31 岁，职员。2021 年 3 月 17 日初诊。

主诉：经前乳胀 10 年余。

现病史：患者平素月经尚规则，20 天一行，6～7 天净，量偏少，色红，无血块，无痛经，月经来潮前伴有乳房胀痛，末次月经为 2021 年 3 月 7 日。孕产史：已婚，1-0-2-1。刻下症：头晕耳鸣，腰酸，心烦，急躁易怒，嗜睡，小便调，大便干，2～3 日一行。舌红，苔薄白，脉弦沉。

西医诊断：乳腺增生。

中医诊断：经行乳房胀痛。

辨证：肝气郁结，肾虚血亏证。

治法：疏肝解郁，补肾养血。

处方：逍遥散加减。

当归10g，炒白芍10g，柴胡6g，生白术10g，生甘草5g，炒党参15g，生地黄15g，火麻仁10g，知母10g，淫羊藿10g，炒杜仲15g，桑寄生15g，续断15g，陈皮6g，炒麦芽15g。7剂，水煎，日1剂，早晚分服。

患者守上方连续服用2个月，诉次月月经来潮前乳房胀痛明显好转。

按语：《医学正传》云："月经全借肾水施化，肾水既乏，则经血日以干涸。"患者多产伤肾，肾气不足，冲任不固，故月经先期；肾虚精血不充，冲任血海不充，因而经行量少、头晕耳鸣；腰酸，腰为肾之府，且脉沉，故病位在肾；肾气亏虚，冲任失养，血海不盈，营血不能上奉，滋养于心，以致心烦不宁；急躁易怒，经前乳房胀痛，脉弦，为肝气郁结，气机不畅；脾为后天之本，气血生化乏源，故见月经量少、嗜睡等脾气虚弱，气血不足之象。方用逍遥散加减，方中以柴胡疏肝解郁，木郁则土衰，肝病易传脾，加之气血不足责之于脾，故以炒白术、甘草、党参、陈皮、炒麦芽健脾益气，非但实土以御木乘，且使营血生化有源。知母、淫羊藿一者滋阴润燥，一者补肾阳，双补阴阳；生地黄、火麻仁滋阴增液，润肠通便；当归补血和血；炒白芍养血敛阴；炒杜仲、桑寄生、续断补肝肾，益精血。诸药合用，填精生血，肾精化肾气，促使天癸充盈，肝气畅达，则血海蓄溢有时，脾胃健旺则精血化生有源，气血充盈，可以后天养先天之虚，延缓肾气衰退的进程，故诸症得除。

案例 2

朱某，女，31 岁，职员。2022 年 10 月 19 日初诊。

主诉：经行乳房胀痛 5 年。

现病史：2022 年 7 月患者于外院行乳腺导管手术，病理示良性。患者平素月经规则，28 天一行，7 天净，量偏少，色红，夹血块，无痛经，伴有乳房胀痛，末次月经为 2022 年 10 月 11 日。孕产史：已婚，1-0-1-1。刻下症：平素多思多虑，眠浅易醒，偶感小腹刺痛，胃纳可，二便调，舌红，苔薄，边齿痕，脉弦细，尺脉沉。2022 年 9 月 27 日乳腺 B 超检查：双侧乳腺结节（BI-RADS：3 类），右侧乳腺囊肿（BI-RADS：2 类），左侧乳腺局部导管扩张伴低回声（BI-RADS：3 类）。

西医诊断：乳房结节。

中医诊断：经行乳房胀痛。

辨证：肝郁痰凝证。

治法：疏肝解郁，化痰散结。

处方：自拟乳癖消方。

当归 10g，炒白芍 20g，柴胡 6g，炒白术 10g，生甘草 5g，预知子 15g，青皮 10g，浙贝母 10g，生牡蛎 30g（先煎），荔枝核 10g，丹参 15g，鸡血藤 20g，太子参 30g，淮小麦 30g，珍珠母

30g（先煎），知母 10g，淫羊藿 10g。7 剂，水煎，日 1 剂，早晚分服。

10 月 26 日二诊：患者诉诸症好转，大便干结，拟上方炒白术改生白术，7 剂，水煎，日 1 剂，早晚分服。

患者守上方连续服用，11 月 15 日月经来潮，诉乳房胀痛明显好转。

按语：女子以肝为先天，肝主疏泄，肝气宜宣畅而条达，宜升发而疏散。患者平素多思多虑，情志不遂，肝郁气滞，气血凝结于乳络，经脉阻塞不通，不通则痛，肝气郁久化热，热灼津液为痰，气滞、痰凝、血瘀，即可形成乳房包块。自拟乳癖消方以逍遥散为基础方，逍遥散出自《太平惠民和剂局方》，本方乃疏肝健脾，养血调经之名方，取其中当归、白芍、柴胡、白术、甘草，在乳癖病的治疗上应用较多。辅以预知子、青皮疏肝解郁，调经止痛；丹参、鸡血藤养血活血，祛瘀止痛；浙贝母、荔枝核消痰软坚；牡蛎平肝潜阳，软坚散结；淮小麦、珍珠母重镇安神；太子参健脾补气；知母、淫羊藿平衡阴阳。诸药共同起到疏肝解郁、活血止痛、化痰散结之功。

四、经行泄泻

案例 1

陈某，女，27 岁，职员。2022 年 10 月 11 日初诊。

主诉：经行泄泻半年余。

现病史：患者半年前因与同事吵架后于行经期间出现腹痛不

适欲作泄泻，之后每于月经行经期发生泄泻，质稀，每日 2～3 次，平素月经规则，28 天一行，量偏多，夹血块，7 天净，末次月经为 2022 年 10 月 10 日，现月经未净。孕产史：已婚，0-0-0-0。刻下症：情志不遂，鼻周泛黄，倦怠乏力，眠差，舌淡红，苔薄黄稍腻，脉弦细。

西医诊断：腹泻。

中医诊断：经行泄泻。

辨证：肝郁脾虚证。

治法：疏肝理脾止泻。

处方：逍遥散合参苓白术散加减。

当归 10g，柴胡 6g，炒白术 15g，炒白芍 10g，茯苓 15g，生甘草 5g，淮小麦 30g，酸枣仁 12g，忍冬藤 15g，白花蛇舌草 15g，制香附 10g，川牛膝 15g，莲子 10g，生晒参 6g。7 剂，水煎，日 1 剂，早晚分服。

10 月 18 日二诊：患者诉服中药后，腹泻明显好转，大便成形，质软，予上方 7 剂续服。

按语：吴昆《医方考》云："泻责之脾，痛责之肝；肝责之实，脾责之虚。脾虚肝实，故令痛泻。"此验案系木郁乘土所致。经行泄泻的主因是肝脾不和，因肝脏体阴而用阳，为刚脏，内寄相火，亦因情志内伤而"怒则气上"，故肝太过易为"实"，肝木实易乘脾土，脾运化失司出现水湿内停，清阳不升，下走大肠而发为泄泻，其本在肝，其治在脾，其标在肠。故以疏肝理脾止泻为治则，选方逍遥散合参苓白术散加减，逍遥散虽然无收涩止泄之药，却有止泻作用，是因"木能疏土而脾滞以行"，脾气健运，谷物和水液各行其道，泄泻自除。加上淮小麦、酸枣仁养心安神，忍冬藤、白花蛇舌草清热解毒，制香附、川牛膝引血下行，莲子、生晒参健脾止泻，效果明显。

案例2

党某，女，33岁，公司职员。2022年11月30日初诊。

主诉：经行泄泻1年。

现病史：患者1年前无明显诱因下出现每月月经来潮第一天泄泻，1日4行，质稀，偶有腹痛，脾气躁，胃纳尚可，小便调，夜寐欠，睡后易醒。平素月经尚规则，26～27天一行，8天净，量多，色鲜红，偶有血块，无痛经，末次月经为2022年11月7日，量中，6天净。孕产史：已婚，2-0-2-2。刻下症：舌红，苔薄白，边齿痕，脉细弦，尺脉沉。

西医诊断：经期前综合征。

中医诊断：经行泄泻。

辨证：肝郁脾虚证。

治法：疏肝健脾，清热止泻。

处方：参苓白术散合逍遥散加减。

太子参30g，茯苓15g，炒白术15g，生甘草5g，牡丹皮10g，柴胡6g，炒白芍10g，淮小麦30g，珍珠母30g（先煎），忍冬藤10g，白花蛇舌草15g，莲子10g，薏苡仁30g，马齿苋12g，制香附10g，川牛膝15g。7剂，水煎，日1剂，早晚温服。

12月7日二诊：患者诉服药后月经于12月4日来潮，至今未净，本次行经未泄泻，大便每日一行，成形质软，睡眠较前有所好转。

按语：经行泄泻最早见于宋代《陈素庵妇科补解·调经门》，此病由脾虚所致，此验案患者腹痛伴腹泻日久，横逆犯脾，治宜疏肝健脾，清热止泻。方中逍遥散"木能疏土而脾滞以行"，则脾气健运，谷物和水液各行其道，泄泻自除。太子参补气，健脾养胃；白术、茯苓燥湿健脾；薏苡仁化湿；"泻不离脾"故加入莲子健脾涩肠以止久泄，同时莲子可养心安神助睡眠；淮小麦、珍珠母镇静安神；牡丹皮清热凉血；柴胡疏肝；马齿苋清利湿热；制香附、川牛膝可引血下行；忍冬藤起清热通痹之功；白花蛇舌草清热解毒。经行泄泻从肝脾论治以取良效。

五、经行乏力

叶某，女，39岁，职员。2022年10月27日初诊。

主诉：经行乏力3个月。

现病史：近3个月来患者工作繁忙，经期乏力明显，少气懒言，严重影响生活及工作，平素月经尚规则，27～28天一行，量偏少，夹血块，4～5天净，末次月经为2022年10月20日。孕产史：已婚，2-0-1-2。刻下症：腰膝酸软，胃口一般，夜寐尚可，二便调，舌淡红，苔淡白，脉细，尺脉沉。

西医诊断：乏力。

中医诊断：经行乏力。

辨证：气血不足证。

治法：气血双补。

处方：圣愈汤加减。

当归 10g，生地黄 10g，炒白芍 10g，川芎 10g，党参 15g，茯苓 10g，炒白术 10g，炙甘草 6g，生黄芪 15g，丹参 15g，鸡血藤 20g，知母 10g，淫羊藿 15g，盐杜仲 15g，桑寄生 15g，功劳叶 12g，仙鹤草 30g。7 剂，水煎，日 1 剂，早晚分服。

患者连服上述中药 1 个月，次月月经乏力感减轻，精神好转。

按语：患者近期劳倦过度，损伤脾胃，脾虚化源不足，气血亏虚，加之经期气血下注冲任，气血更虚，不达四肢及头面，故见少气懒言；冲任血海不盈，故月经量少；舌淡红，苔淡白，脉细，尺脉沉为气血不足之舌脉。圣愈汤源于《兰室秘藏》，由八珍汤加黄芪组成。方中党参、生地黄、黄芪为君，当归、白芍、白术、茯苓为臣，川芎为佐，甘草为使，诸药合用，共奏健脾益气、补血养血之功效。加丹参、鸡血藤养血活血；知母滋阴润燥，淫羊藿补肾助阳，两药合用阴阳双补；盐杜仲、桑寄生补肝肾，强腰膝；生黄芪补气升阳；仙鹤草始载于《滇南本草》，又称为"脱力草"，有补虚强壮之功，可用于治疗劳力过度所致的脱力劳伤；功劳叶滋阴补肾，保肝补气，三药合用增补气之功。全方共奏益气补血，补肾健脾之效，连服数剂后，虚劳等症皆消。

第十二节　绝经前后诸证

妇女在绝经期前后，出现月经紊乱、烘热汗出、烦躁易怒、头晕目眩、失眠心悸、腰膝酸软、手足心热、面目浮肿、尿频失禁等与绝经有关的症状，称"绝经前后诸证"，又称"经断前后诸证"。

西医学将本病称之为"围绝经期综合征""绝经综合征"，对本病的发病机制尚不十分清楚，主要由于卵巢激素、中枢神经传递和自主神经系统等失调综合作用引起，精神因素与本病的严重程度亦有动态关系。西医在治疗上以激素疗法为主，而激素治疗有一定副作用。中医药治疗疗效显著而不良反应少，有一定优势。

绝经前后，肾气渐衰，天癸将竭，冲任二脉逐渐亏虚，精血不足，脏腑失于濡养，易引起机体阴阳失衡，从而导致本病的发生，因此肾虚是本病的根本。绝经前后肾气渐衰，天癸渐竭是这一时期的特殊生理现象，但一些妇女通过脏腑间的相互调节，能顺利渡过这一时期，若妇女体质较弱，以及受素体状况、社会环境、心理等因素的影响，使脏腑功能失于调节，导致肝、脾、心与肾脏等多脏腑间的病理改变，从而出现本病复杂多样的临床表现。本病以肾虚为本，肾阴阳平衡失调，常影响心、肝、脾等脏腑，从而出现多脏腑功能失调的复杂证候，故治疗时应在平补肾中阴阳的基础上，注意根据辨证采用养血柔肝、疏肝解郁、交通心肾等。除药物治疗外，心理疏导、生活调摄等方面的辅助疗法也很重要。

验案举隅

案例 1

张某，女，48 岁，公务员。2021 年 8 月 6 日初诊。

主诉：失眠 1 余年，绝经已半年。

现病史：患者绝经已半年，末次月经为 2021 年 2 月。孕产史：已婚，2-0-0-2。刻下症：入睡困难，多梦易醒，平素性情抑郁，二便尚调。舌淡红，苔薄白，脉细弦。

西医诊断：围绝经期综合征。

中医诊断：绝经前后诸证、不寐。

辨证：肝郁气滞证。

治法：疏肝解郁，养血健脾。

方药：逍遥散加减。

柴胡 6g，当归 10g，炒白芍 6g，炒白术 10g，茯苓 10g，炒党参 15g，淮小麦 30g，酸枣仁 10g，首乌藤 15g，珍珠母 30g（先煎），远志 6g，炙甘草 5g。7 剂，水煎，日 1 剂，早晚分服。

8 月 13 日二诊：患者自述睡眠明显改善，情志舒畅，守效方续服 7 剂。

按语：七情内伤是女性更年期失眠的发病诱因，女子以肝为先天，肝藏血，主疏泄，调情志。《血证论·卧寐》曰："肝病不寐者……魂不入肝则不寐。"患者平素性情抑郁，情志不遂，肝气郁结，郁而化火，郁怒伤肝，致肝郁血虚，扰动心神，神志不宁而不寐。考虑患者48岁，处于绝经期前后，至今失眠日久，天癸气血渐衰，月经紊乱，身体及心理上同时出现变化，较常人更为敏感，易因社会、家庭因素引起情志不畅、思虑过度而造成肝郁气滞，魂不入肝，不得入眠，虽以肝郁为标，但不可忽视患者阴血亏虚之本质。方中柴胡疏肝解郁；当归、白芍与柴胡同用，补肝体而助肝用，使血和则肝和，血充则肝柔；肝木为病，易于传脾，脾胃虚弱，用白术、茯苓、炒党参健脾益气；淮小麦、首乌藤、珍珠母、远志宁心解郁，安神定志。另本方中配伍酸枣仁，因其味甘酸，除了养心补肝，宁心安神功效外，还具有敛阴生津，收敛止汗之功。《名医别录》曰酸枣仁"补中，益肝气……助阴气"，张仲景用之以补益肝血，养心安神，轻清虚热，以治虚烦不寐。

案例 2

陈某，女，51岁，职员。2022年11月6日初诊。

主诉：潮热盗汗1年余。

现病史：患者现已绝经1年余，末次月经为2021年10月。

孕产史：1-0-0-1，刻下症：夜间入睡则见汗出湿衣，手足心汗出为甚，醒来汗出辄止，兼见午后潮热，平素急躁多怒，时有腰膝酸软，纳食可，夜寐欠佳，舌红少津，脉细数。

西医诊断：围绝经期综合征。

中医诊断：绝经前后诸证、汗证。

辨证：肾阴亏虚证。

治法：滋肾降火，养阴敛汗。

方药：知柏地黄丸加味。

知母 10g，黄柏 6g，熟地黄 15g，茯苓 15g，泽泻 9g，牡丹皮 6g，山茱萸 10g，山药 15g，枸杞子 10g，煅牡蛎（先煎）30g，浮小麦 30g，稽豆衣 12g，糯稻根 25g，瘪桃干 15g，甘草 3g。7剂，水煎，日 1 剂，早晚分服。

服用 7 剂后汗即止。

按语：《医宗必读·汗》云："心之所藏，在内者为血，在外者为汗。汗者心之液也，而肾主五液，故汗证未有不由心肾虚而得者。"可见围绝经期女性汗出的核心病机为肾阴亏虚。患者 51 岁，处于围绝经期，肾阴虚衰，虚火内灼，逼津外泄，以致寐则汗出湿衣，辨证为肾阴亏虚，治以滋补肾阴，养阴敛汗，以知柏地黄丸为基础方加减。方中熟地黄、山药补肾阴，知母、黄柏滋阴清虚热，山茱萸补肾收敛固涩，茯苓、泽泻、牡丹皮降阴火，煅牡蛎镇静安神，枸杞子滋补肝肾，浮小麦、稽豆衣、糯稻根、瘪桃干固涩敛汗，甘草调和诸药。

案例 3

李某，女，44 岁，文员。2022 年 5 月 13 日初诊。

主诉：反复月经延长 4 月余。

现病史：患者平素月经规律，13 岁初潮，28～32 天一行，5 天净，量中，色红，夹血块，小腹胀痛，经前乳胀，上曼月乐环，末次月经为 2022 年 5 月 1 日，至今未净，量色质同前。前次月经为 2022 年 4 月 5 日，13 天净，量色质同前。孕产史：已婚，1-0-2-1。刻下症：易疲乏，无明显潮热汗出，无口苦口干，纳眠差，二便调，舌红苔薄白，脉弦细。

西医诊断：围绝经期综合征。

中医诊断：绝经前后诸证。

辨证：肾虚肝郁证。

治法：补益肝肾，凉血止血。

方药：贞龟汤加减。

女贞子 15g，墨旱莲 15g，龟甲 9g，香附炭 10g，地榆炭 10g，仙鹤草 30g，血余炭 10g，地锦草 15g，忍冬藤 20g，白花蛇舌草 15g，蒲公英 30g，牡丹皮 10g，生黄芪 15g，杜仲 15g，桑寄生 15g。7 剂，水煎，日 1 剂，早晚分服。

按上方调理 3 个月后症状明显改善，现继续于我处中药调理。

按语：围绝经期经期延长发生的病因病机复杂，多与肾虚肝郁有关。肾精不足、肾气虚封藏失职，冲任失调，血海蓄溢失常，月经则表现为经期延长、先期、后期等症状。围绝经期妇女情绪多变，妇人若情志不遂，则木失条达，肝失柔和，易致肝气横逆、气血郁结，则经水时断时续。患者就诊时正值出血期，予香附炭、地榆炭、仙鹤草、血余炭、地锦草凉血止血，防止经血损失太过，进一步伤精耗气，忍冬藤、白花蛇舌草、蒲公英、牡丹皮清热凉血，女贞子、墨旱莲、龟甲加强补益肝肾，滋阴止血之效，杜仲、桑寄生补益肝肾，生黄芪补中益气。

案例 4

许某，女，49 岁。2020 年 11 月 11 日初诊。

主诉：反复月经延长 1 年。

现病史：患者平素月经尚规则，31 天一行，7～15 天净，量偏多，色暗红，夹血块，轻度痛经，末次月经为 2020 年 11 月 5 日。孕产史：已婚，1-0-3-1，2010 年剖宫产 1 女。刻下症：腰酸，潮热盗汗，心烦不宁，脾气尚好，寐纳尚可，大便干，日 1 次，小便可。舌淡红，苔少，脉弦细数。卵泡刺激素 38.55mIU/mL，黄体生成素 17.36mIU/mL。

西医诊断：围绝经期综合征。

中医诊断：绝经前后诸证。

辨证：肝肾阴虚血热证。

治法：补益肝肾，滋阴凉血。

方药：二至丸加减。

女贞子 15g，墨旱莲 15g，龟甲 9g，香附炭 10g，地榆炭 10g，忍冬藤 20g，牡丹皮 10g，地锦草 15g，蒲公英 30g，炒杜仲 15g，桑寄生 15g，炒党参 15g，薏苡仁 30g。7 剂，水煎，日 1 剂，早晚分服。

服药 1 个月后，患者自述腰酸、潮热盗汗等症状较前好转，复开中药 7 剂。

按语："七七"天癸渐竭，冲任二脉虚衰，加之多产伤肾，肾气不足，女子以肝为先天，肝主疏泄，肾主闭藏，肝肾不足，开阖闭藏失职，冲任失调，血海蓄溢失常，故见月经延长；腰为肾之府，肾主骨，肾气亏虚，故见腰酸；肾阴不足，阴不维阳，虚阳上越，故见潮热盗汗；肾气亏虚，冲任失养，血海不盈，营血不能上奉，滋养于心，以致心烦不宁；阴虚内热，耗伤津液，故见大便干结；舌淡红，苔少，脉弦细数为阴虚之舌脉。辨证为肝肾阴虚血热，治宜补益肝肾、滋阴凉血，方予二至丸加减。方中女贞子、墨旱莲、龟甲滋补肝肾，忍冬藤、牡丹皮、地锦草、蒲公英清热凉血止血，香附炭、地榆炭收敛止血，炒杜仲、桑寄生补肝肾、强腰膝，薏苡仁健脾，炒党参养血生津。全方共奏补益肝肾，滋阴清热，凉血止血之效。

案例 5

张某，女，57 岁。2022 年 9 月 17 日初诊。

主诉：尿失禁加重 1 年。

现病史：患者绝经 5 年，偶感尿频，近 1 年来加重，每咳嗽、说话大声等则小便自动流出，每晚夜尿 5 次，夜寐欠佳，失眠易醒，舌淡胖，苔薄白，脉沉缓。

西医诊断：压力性尿失禁。

中医诊断：小便不禁。

证型：脾肾亏虚，膀胱失约证。

治法：补益脾肾，缩泉固尿。

处方：炒白术 10g，升麻 10g，生黄芪 15g，生晒参 6g，生甘草 5g，桑螵蛸 6g，乌药 10g，益智仁 10g，金樱子 15g，盐杜仲

15g，桑寄生 15g，淮小麦 30g，珍珠母 30g（先煎）。7 剂，水煎，日 1 剂，早晚分服。

9 月 24 日二诊：现夜尿 2 ～ 3 次，患者自述服药后尿失禁好转，失眠好转，偶尔夜醒，舌淡红，上方加百合 10g，续服 7 剂。

按语：本病主要的病机与脾肾不足，膀胱失约，气化无权，开阖失常有关。脾主升，脾胃为气机升降的枢纽，脾气不足，中气下陷，则致小便不禁自下而出；加之患者年岁渐老，脾胃损伤，气血生化乏源，久而气血亏虚，不能充养下焦，正如薛立斋曾论曰："膀胱不约为遗溺，小便不禁，常常出而不觉也……若小便频数，或劳而益甚，属脾气虚。"脾胃之气不足，则致二便失调。方中益智仁性温，味辛，归脾、肾经，有暖肾固精缩尿之功，常用于肾气虚寒之遗尿、尿有余沥、夜尿增多等症；桑螵蛸、乌药、金樱子、盐杜仲、桑寄生补肾固涩缩尿；气虚失摄，则小便不禁，故炒白术、升麻、生黄芪、生晒参以补气健脾固摄，升阳举陷；淮小麦、珍珠母除烦安眠；生甘草甘、平，调和诸药。诸药合用，肾虚得补，脾胃乃健，精足气固，则诸症随之而解。

第二章　带下病与女性生殖系统炎症

第一节　阴道炎

正常女性阴道内均有少量无色透明分泌物，此为"带下"，即白带，大多来自子宫颈腺体，部分由子宫内膜分泌或由阴道黏膜渗出。"带下"二字首见于《素问·骨空论》，"带下病"有狭义、广义之分，广义者泛指经、带、胎、产等腰带以下一切妇科病，狭义者专指妇女阴道内流出的黏腻或清稀液体的异常而言。本章主要讨论的是狭义带下疾病范畴。

西医学认为，白带可分为生理性和病理性两类。生理性白带可出现在排卵期雌激素升高时，表现为透明拉丝状，量多，无色无味的分泌物。病理性白带在诊断学中可表述为外阴及阴道炎症，主要表现为量、色、质的异常或伴有瘙痒及异味的症状，可分为细菌性、滴虫性、外阴阴道假丝酵母菌病三类。西药治疗外阴阴道炎主要采用抗生素，包括口服药物、外用药物和阴道栓等，可选择单药治疗或联合治疗，主要依赖各类抗生素直接作用于病原体，可快速缓解症状，但同时会抑制阴道正常菌群的生长，易复发。

中医学认为带下病的发生主要是因湿邪为患，任脉损伤，带脉失约是其核心病机。《傅青主女科》云："夫带下俱是湿症。"湿邪有内外之别，内湿主要与脏腑功能失调相关，其中脾肾两脏尤甚，脾胃虚损，阳气下陷，伏合阴火，则脾虚水湿不化，湿热相合下注，以致带下淋漓；肾者为下焦水脏，也是水液代谢的主要脏器，肾气不足，任带脉失于"藏""约"，则内湿带下。临床主要通过脏腑与气血、经络关系等方面结合治疗，在清热解毒祛湿的同时，从肝脾肾立意，健脾益气，养肝固肾，调和气血，祛邪与扶正兼顾，以治带下。

验案举隅

案例 1

张某，女，33 岁，职员。2022 年 7 月 15 日初诊。

主诉：反复带下量多伴异味 2 年余。

现病史：患者 2 年前出现白带量多，绵绵不断，伴有异味，当地医院诊断后为细菌性阴道炎，予甲硝唑栓治疗，当时症状有所好转。2 年来稍有不慎，则带下量多，色微黄，时有腥臭味，症状反复发作。患者平素月经尚规则，30～33 天一行，5～6 天净，色深红，量中，伴血块，无痛经，末次月经为 2022 年 7 月 7 日。孕产史：已婚，1-0-1-1。患者身高 164cm，体重 72.5kg。刻下症：脾气偶躁，倦怠易感疲劳，面色㿠白，平时胃纳可，二便尚调。舌淡红，苔白微腻，边有齿痕，脉细弦，尺脉沉。白带常规检查：清洁度Ⅲ度，滴虫（－），霉菌（－），白细胞酯酶（＋），唾液酸苷酶（－）。

西医诊断：阴道炎。

中医诊断：带下病。

辨证：脾虚湿盛证。

治法：补脾益气，疏肝解郁，化湿止带。

处方：完带汤加减。

炒白术10g，温山药15g，党参15g，炒白芍10g，柴胡6g，陈皮5g，生甘草5g，荆芥穗10g，炒椿皮15g，绵茵陈15g，薏苡仁30g，生黄芪15g，萆薢15g。7剂，水煎，日1剂，早晚温服。

7月22日二诊：患者诉白带量较前减少，异味明显缓解，舌脉同前，继续予上方7剂治疗。

后复诊患者带下量基本正常，诸症悉除，嘱继续巩固治疗。

按语:《傅青主女科》云："夫带下俱是湿症，而以'带'名者，因带脉不能约束，而有此病，故以名之……夫白带乃湿盛而火衰，肝郁而气弱，则脾土受伤，湿土之气下陷……治法宜大补脾胃之气，稍佐以疏肝之品，使风木不闭塞于地中。"脾虚则气血生化之源不足，不能上荣于面致面色㿠白；脾失健运，水湿内停，阻滞清气升荣致倦怠疲劳、形体肥胖；脾虚肝郁，湿浊下注，带脉不固致带下量多；舌边齿痕，脉细尺脉沉亦为脾虚湿盛之象。治宜补脾益气，疏肝解郁，化湿止带。方中以白术、山药为君，旨在补脾祛湿，使脾气健运，湿浊得消，同时山药也可固肾止带。臣以党参、黄芪补中益气，薏苡仁健脾渗湿，陈皮理气燥湿，白芍柔肝理脾，肝木条达则脾土自强。柴胡、荆芥穗辛散，得白术则升发脾胃清阳，配白芍则疏肝解郁。炒椿皮清热解毒，杀虫止带，茵陈渗湿清热，萆薢利湿祛浊，使以甘草和中。诸药相配，使脾气健旺，肝气条达，清阳得升，湿浊得化，则带下自止。

案例 2

张某，女，27 岁，自由职业。2022 年 9 月 6 日初诊。

主诉：反复带下量多伴瘙痒 1 年余。

现病史：患者 1 年前出现白带量多，质稀有异味，下阴瘙痒剧烈，曾予阴道外洗液冲洗，外院诊断为滴虫性阴道炎，多次塞药治疗，经常复发，下阴瘙痒严重时影响夫妻生活，平素月经规则，30 天一行，色红，量中，伴血块，轻度痛经，7 天净，末次月经为 2022 年 8 月 25 日。孕产史：已婚，有性生活史，0-0-0-0。刻下症：心烦，偶感腰酸，皮肤偶有瘙痒感，平时胃纳可，二便尚调，寐不佳，失眠。舌红，苔黄腻，边有齿痕，脉细弦，尺脉沉。白带常规检查：清洁度Ⅲ度，滴虫（＋），霉菌（－），白细胞酯酶（＋），唾液酸苷酶（＋）。

西医诊断：阴道炎。

中医诊断：带下病。

辨证：湿热下注证。

治法：清热利湿，杀虫止痒。

处方：逍遥散合二妙散加减。

当归 10g，炒白芍 10g，柴胡 6g，茯苓 10g，炒白术 10g，生甘草 5g，黄柏 10g，苍术 10g，炒椿皮 15g，绵茵陈 15g，薏苡仁 30g，蚕沙 10g（包煎），地肤子 10g，太子参 30g，盐杜仲 15g，槲寄生 15g。7 剂，水煎，日 1 剂，早晚温服。

9 月 13 日二诊：患者自述瘙痒较前明显好转，白带异味感较前减弱，腰酸、心烦等症状均较前改善，偶感乳房胀痛，舌脉同前，予上方去苍术，加青皮 10g。煎服法同前。

后复诊患者带下基本正常，乳房胀痛改善，嘱继续巩固治疗。

按语：《女科证治约旨》云："阴中有物，淋沥下降，绵绵不断，即所谓带下也。"本病属带下病中湿热下注型，因患者素体脾肾亏虚，致湿邪入侵，湿郁化热，流注下焦，日久生虫，虫毒侵袭外阴肌肤，致瘙痒不宁；湿热秽液下泄故见带下量多、质味异常；心烦为肝郁之征，久治不愈则心烦失眠更重；舌脉皆为肝经湿热之象。方以逍遥散合二妙散加减，方中黄柏苦以燥湿，寒以清热，取其长于清下焦湿热之功；苍术辛散苦燥，取其健脾燥湿之功效；地肤子祛风止痒，清热利湿，其水浸剂可抗皮肤真菌，功颇类于黄柏，力稍逊，常用于治疗阴痒带下；蚕沙性温，祛风除湿；炒椿皮清热解毒，收涩止带；茵陈渗湿清热，共奏杀虫止带之效；柴胡疏肝解郁；白芍养血敛阴；当归养血活血；白术、茯苓健脾燥湿补中，使气血运化有源；薏苡仁利水渗湿；太子参固本补气；腰酸则辅以盐杜仲、槲寄生共同补肝肾，强筋骨；甘草调和诸药。诸药合用，标本兼顾，在清热利湿、杀虫止痒的基础上调节肝、脾、肾三脏功能，脾肾健旺则易于祛湿排浊，患者体质改善则能从根本上遏制其再发。

案例 3

邓某，女，24 岁，职员。2022 年 6 月 7 日初诊。

主诉：经期前后白带增多半年。

现病史：患者半年前出现经期前后白带量增多，质常，在此期间终日淋漓，无异味。患者平素月经延后 1 周，35 ～ 37 天一行，色深红，量少，有血块，痛经，5 天净，末次月经为 2022 年 5 月 27 日。孕产史：未婚，有性生活史，0-0-0-0。刻下症：患者诉常感手脚冰冷，经行前小腹坠痛，脸颊两侧有少许斑，偶感烦躁，平时胃纳可，小便可，大便溏。舌淡暗，苔白微腻，边有齿痕，脉细弦，尺脉沉。白带常规检查：清洁度Ⅱ度，滴虫（－），霉菌（－），杆菌（－）。

西医诊断：非炎性白带增多。

中医诊断：非炎性带下病。

辨证：脾虚血瘀证。

治法：健脾祛瘀，固涩止带。

处方：完带汤加减。

太子参 30g，温山药 15g，柴胡 10g，苍术 12g，炒白术 12g，陈皮 6g，炒白芍 12g，荆芥穗 10g，薏苡仁 30g，生甘草 6g，红花 10g，菟丝子 15g，丹参 15g，鸡血藤 20g。7 剂，水煎，日 1 剂，早晚温服。

6月14日二诊：患者自述服药后带下量较前明显减少，大便溏改善，诉睡眠易醒，予上方加淮小麦30g、珍珠母30g，重镇安神。7剂，水煎服。

按语：非炎性带下过多病证多由内湿伤及任带二脉所致，使任脉不固，带脉失约。脾居中州而主运化水湿，脾气健运则清升浊降，湿去源清，自无带下之虞。反之，若脾失健运，反聚为湿，流注下焦，则为带下病。盖湿为阴邪，最易阻遏气机，致经脉不利，血行不畅，恐成湿瘀混杂为患，瘀阻胞脉，则经前小腹坠痛，故叶师在治疗中治带不忘祛瘀。方中山药与白术一平一温，发挥健脾益气，运化水湿之功。现代药理学研究表明，山药具有增强机体免疫力的作用，并能健胃补脾；白术水煎液具有调节水液代谢的作用，能够有效改善动物模型的脾虚状况，同时白术还具有显著的免疫调节作用。太子参健脾益气生津；苍术燥湿健脾；薏苡仁利水渗湿；陈皮理气健脾，预防补气太过而致壅滞，利水湿而不伤正气；白芍敛阴止汗，养血调经；荆芥穗祛风除湿，收敛止带；柴胡疏肝解郁，助脾气健运；配以菟丝子补益肝肾，兼以活血祛斑；红花、丹参、鸡血藤活血化瘀；甘草调和诸药。诸药合用则湿瘀皆除，疾病乃愈。

案例4

卢某，女，47岁，待业。2022年9月1日初诊。

主诉：反复白带异常3年余。

现病史：患者3年前出现白带色黄，质稠，反复治疗仍不愈。

1 周前体检发现宫颈接触性出血，平素月经提前，24～28 天一行，色暗红，量少，有血块，无痛经，5 天净，末次月经为 2022 年 8 月 22 日。孕产史：已婚，1-0-1-1，上环 10 余年。刻下症：烦躁易怒，感腰膝酸软，目干耳鸣，偶有心慌，胃纳尚可，小便黄，大便尚调，夜寐甚差，不易入睡且多梦。舌红，苔少，边有齿痕，脉细弦，尺脉沉。白带常规检查：清洁度Ⅲ度。

西医诊断：老年性阴道炎。

中医诊断：带下病。

辨证：肝肾阴虚证。

治法：补养肝肾，利湿止带。

处方：杞菊地黄汤加减。

枸杞子 15g，菊花 10g，山茱萸 10g，温山药 15g，炒椿皮 15g，绵茵陈 15g，太子参 30g，淮小麦 30g，远志 6g，百合 10g，夜交藤 15g，当归 10g，炒白芍 10g，柴胡 6g，茯苓 10g，炒白术 10g，生甘草 5g。7 剂，水煎，日 1 剂，早晚温服。

服药 7 剂后症状有所好转，舌脉同前，故续服上方巩固治疗。

按语：妇人年近"七七"，元阴亏虚，冲任不足，见腰膝酸软；水不涵木，则急躁易怒、目干耳鸣。《妇科易知录》云："任脉积湿，湿盛主热，因不能生精化血，故腐败而成黄带。"阴虚内热，湿热下注，则带下黄，迁延难愈；热灼血络，则见宫颈有接触性出血。根据患者症状，结合舌脉，辨证为肝肾不足，湿热下注。故当以滋养肝肾为主，佐以清利。方中山茱萸可补肝肾，现代药理学研究表明其有抗菌、调节免疫、抗氧化、强心等作用；

山药有补脾胃、生津、滋肾益精之功效；太子参健脾益肺；白术、茯苓健脾祛湿；柴胡疏肝解郁；当归、白芍养血调经；菊花入肝经，清肝热，平肝阳；枸杞子补肾益精，水旺则骨强，而目昏、腰疼膝痛无不愈矣；椿皮、茵陈清热止带；淮小麦、远志、百合、夜交藤养心安神；甘草调和诸药。诸药合用，肝气畅达，脾肾健旺，可延缓肾气衰退的进程，是故诸症皆有所好转。

第二节　盆腔炎性疾病

盆腔炎性疾病是指女性上生殖道的一组感染性疾病，主要包括子宫内膜炎、输卵管炎、输卵管卵巢脓肿等。中医学认为盆腔炎性疾病属于"腹痛""带下病"范畴。

西医学认为该病通常由沙眼衣原体、淋病奈瑟菌或其他性传播感染引起，多发生在性活跃的生育期妇女，若未能得到及时、彻底的治疗，可导致不孕、慢性盆腔痛及炎症反复发作等，从而严重影响妇女的生殖健康，且增加家庭与社会的经济负担。对于慢性盆腔炎急性发作或急性盆腔炎，西医多采取抗生素类西药治疗，对于药物治疗失败并且有生育要求或者较大的炎性囊肿及输卵管积脓破裂、子宫积脓穿孔等可采用手术治疗。

中医学认为该病属于虚实夹杂、本虚标实之证，与瘀、湿、虚、热、寒、毒等相关。一方面，妇女因经孕产乳生理因素导致气分偏盛，愤怒过度，思虑过度，造成肝失条达，气滞血瘀，使瘀血和湿毒、滞气相结，胞脉阻滞，冲任二脉受阻，不通则痛；另一方面，虽有邪实之阻滞，但病久可导致气血衰少，气血生化失常，胞宫空虚，湿毒相结，蕴结于胞脉，病久弥漫，无力祛邪，必损肝肾。因此，本病与肾、肝、脾有关，肾阴亏损，肾阳不足，加湿热瘀阻，虚实夹杂，病邪黏滞缠绵，难以祛除。叶师临床上常用活血化瘀、行气止痛、补血调经之法治疗本病，其认为长期使用抗生素，患者可能会出现耐药性或者二次感染等情况，容易加重患者的病情及患病时间。中药能有效改善炎症，缓解症状，提高自身免疫力，还可以改善盆腔的局部血液循环，并软化粘连，同时配合穴位艾灸、中药敷贴及中药灌肠，可促进炎症吸收，以达到良好的治疗效果。

验案举隅

案例 1

裘某，女，28 岁，职员。2020 年 1 月 4 日初诊。

主诉：少腹部隐痛 1 月余。

现病史：患者患慢性盆腔炎 3 年，现少腹部隐隐作痛 1 月余，伴带下量多、色黄、质稀、无异味，妇科检查提示双侧附件压痛阳性。患者平素月经规则，28 天一行，6 天净，量中，色红，无血块，无痛经，经前乳房胀痛，服芬吗通后末次月经为 2019 年 12 月 20 日。孕产史：已婚，0-0-1-0，2019 年 8 月 31 日孕 24 周自然流产，嘱避孕半年再怀。刻下症：腰背酸痛，性情急躁易怒，神疲乏力，畏寒肢冷，纳呆，夜寐安，小便频数，大便尚调，舌红少苔，脉弦细，尺脉沉。2019 年 9 月 13 日经阴道 B 超检查提示子宫增大（产后）伴宫腔少量积液，2020 年 1 月 2 日白带常规检查：清洁度Ⅱ度。

西医诊断：盆腔炎。

中医诊断：腹痛。

辨证：湿热瘀结，肝郁肾虚证。

治法：利湿化瘀，疏肝益肾。

处方：自拟加味四逆散。

炒白芍 100g，柴胡 60g，炒枳壳 100g，生甘草 50g，当归 150g，茯苓 100g，麸炒白术 100g，炒党参 150g，川芎 100g，赤芍 150g，醋香附 100g，预知子 150g，大血藤 200g，白花蛇舌草 150g，炒薏苡仁 300g，生黄芪 150g，刘寄奴 150g，盐杜仲 150g，槲寄生 150g，续断 150g，山茱萸 100g，山药 150g，青皮 100g，重楼 100g，丹参 150g，鸡血藤 200g，女贞子 150g，墨旱莲 150g，浙贝母 100g，佛手 100g，蒲公英 300g，西洋参片 50g，铁皮石斛 30g，灵芝孢子粉 30g，珍珠粉 30g，紫河车 50g，鳖甲胶 150g，阿胶 250g，冰糖 350g。

2 月 16 日二诊：患者自述少腹部无痛感，白带量少色白，期间月经如期而至，诸症得缓，遂继续予以加味四逆散治疗。

按语：患者先天禀赋素弱，罹患盆腔炎多年，婚后又行刮宫术，邪气乘虚而入，湿热稽留下注，客于冲任，迁延日久，损伤正气，故见腹痛隐隐、带下量多色黄；肝郁气滞，肝木克脾土，病久及肾，肝肾亏虚，阴损及阳，故有急躁纳呆、神疲乏力、畏寒肢冷、腰背酸楚诸症。结合舌脉，四诊合参，治宜利湿化瘀，清肝益肾，调理冲任。方中四逆散透邪解郁，调和肝脾；醋香附、青皮、川芎、预知子疏肝理气止痛；茯苓、麸炒白术、炒薏苡仁、炒党参、佛手、西洋参健脾益气；女贞子、墨旱莲、紫河车、鳖甲胶、阿胶滋阴养血补肾；盐杜仲、槲寄生、续断、山茱萸、山药补肝肾，强筋骨，调补冲任气血，调养胞宫；湿热瘀结，小便频数加蒲公英、大血藤、白花蛇舌草、重楼、浙贝母、当归、丹参、鸡血藤、刘寄奴、赤芍清热利湿，活血化瘀止痛；铁皮石斛益胃生津；生黄芪、灵芝孢子粉、珍珠粉补益正气；加冰糖调和。全方清补结合，气血同治，祛瘀解毒同施，祛邪扶正，气血调畅，疼痛得止，诸症自除。

案例 2

孙某，女，25 岁，销售。2020 年 4 月 29 日初诊。

主诉：人流术后少腹部隐痛 2 月余。

现病史：患者 2 个月前因怀孕 8 周胎停行"药物流产+清宫术"，术后出现下腹隐痛，以左侧为主，呈阵发性。此后自觉小腹隐痛逐渐加重，无腰酸，无呕吐腹泻。曾于其他妇科专家处就诊，予以中药口服治疗后腹痛有所缓解，但症状仍反复。今来我处门诊处就诊，妇科检查提示见少量乳白色分泌物，左侧附件压痛明显。患者平素月经不规则，30～35 天一行，量中，色暗红，夹血块，经前及月经来潮有中度痛经，7 天净，末次月经为 2020 年

4月18日，色质量如常。孕产史：已婚，0-0-1-0。刻下症：因胎停，常情志不舒，嗜食辛辣油腻，夜寐一般，二便无殊，舌尖红，舌质暗，苔黄腻，舌下脉络色红，脉弦滑数。白带常规检查：白细胞脂酶（±），清洁度Ⅰ度，杆菌（+）。血常规检查：中性粒细胞 7.5×10^9/L。子宫附件彩超检查：盆腔积液（子宫直肠窝分离28mm）。

西医诊断：盆腔炎、痛经。

中医诊断：腹痛、痛经。

辨证：气滞血瘀，湿热互结证。

治法：行气化瘀，清热除湿。

处方：自拟大血藤慢盆方。

当归10g，柴胡6g，赤芍15g，炒白术10g，茯苓10g，生甘草5g，党参15g，大血藤20g，白花蛇舌草15g，预知子15g，川楝子10g，炒枳壳10g，续断15g，丹参15g，鸡血藤20g。7剂，水煎，日1剂，分中午、晚上服用。

5月13日二诊：患者自述腹痛有所好转，但因月经将来潮，痛经明显，予上方去预知子、川楝子，加制香附10g、川牛膝10g、延胡索10g、艾叶9g、小茴香10g，续服7剂。

患者坚持治疗2个月，现腹痛症状已除，且服药期间2次痛经明显好转。

按语：结合患者舌脉，考虑其体质偏湿热，病位在胞宫、胞脉。又因胎停行刮宫术，邪气乘虚而入，湿热稽留下注，客于冲任，迁延日久，损伤正气，故见腹痛隐隐、带下量多色黄；患者七情内伤，脏气不宣，肝气郁结，气机不畅，气滞则血瘀，又因嗜食辛辣油腻之品，湿热内生，湿热瘀结，阻滞胞宫、胞脉，气血运行受阻，不通则痛，引起腹痛、痛经等诸般症状，故予自拟大血藤慢盆方以行气化瘀，清热除湿。方中白花蛇舌草清热解毒，利湿通淋；赤芍、预知子、川楝子清泻肝火，散瘀止痛；佐以炒白术、茯苓、党参健脾益气祛湿，配合当归、丹参、鸡血藤、大血藤活血行气止痛，可以有效缓解腹痛不适症状；炒枳壳、柴胡疏肝理气止痛；加之续断滋补肝肾，甘草补脾益气，二者均性温热，与整方清热解毒祛瘀药性相配伍，防寒凉闭门留寇，温肾助阳，标本兼顾，湿瘀两清，既可有效缓解病痛，又能减少疾病的复发。

案例 3

李某，女，29 岁，职员。2020 年 6 月 7 日初诊。

主诉：反复下腹部隐痛 2 年，加重 6 天。

现病史：患者 2 年前劳累后出现下腹隐痛，以左侧为主，呈阵发性，当时未予重视，未治疗。此后下腹痛反复发作，性质同前，休息稍能好转，近 6 日自觉小腹隐痛加重，无腰酸，无呕吐腹泻。曾于其他妇科专家处就诊，予以中药口服治疗后腹痛有所缓解，但症状仍反复。今来我处就诊，妇科检查提示附件压痛明显。患者平素月经规则，30 天一行，量偏少，色淡红，有血块，无痛经，4 天净，末次月经为 2020 年 6 月 5 日。孕产史：已婚，2-0-0-2，均为顺产。刻下症：白带量多，腰酸，精神尚可，纳寐一般，二便无殊，舌淡红，苔薄白，脉细，尺脉沉，近期体重减轻 2kg。4 月 5 日镜检白细胞：5 ～ 15/HP。清洁度：Ⅱ度。解脲脲原体 RNA、沙眼衣原体 RNA、生殖支原体 RNA：均阴性。4月 19 日经阴道彩超检查：子宫内膜钙化灶。

西药诊断：盆腔炎、月经过少。

中医诊断：腹痛、月经过少。

辨证：气虚血瘀证。

治法：益气健脾，化瘀散结。

处方：八珍汤加味。

当归 10g，生地黄 10g，赤芍 10g，川芎 5g，党参 10g，炒白术 10g，茯苓 10g，炙甘草 6g，丹参 15g，鸡血藤 20g，大血藤 20g，白花蛇舌草 15g，薏苡仁 30g，预知子 15g，青皮 10g，炒杜仲 15g，续断 15g。7 剂，水煎，日 1 剂，分中午、晚上服用。

6 月 14 日二诊：患者自述腹痛有所好转，遂继续予以前方续服。

患者坚持治疗 2 个月，现腹痛症状已除，且服药期间 2 次月经经量均正常。

按语：患者病程日久，余邪未消，内伏冲任，经期正气衰弱，正邪相搏，故病情易反复；气虚不能摄血，血液停滞少腹，不通则痛，故小腹隐痛；病久耗伤正气，脾胃气虚而运化失常，水湿内停，下注冲任，则带下量多；结合舌脉，故辨为气虚血瘀证，予八珍汤加减。八珍汤是四君子汤与四物汤的合方，旨在"调畅营卫，滋养气血，能补虚损"。加上预知子、青皮行血中之气机而化瘀散结；丹参、鸡血藤、大血藤活血止痛；炒杜仲、续断滋补肝肾；薏苡仁、白花蛇舌草清热祛湿。全方补而不滞，以补其虚为主，故能获得良好效果。

案例 4

樊某，女，64 岁，退休职工。2020 年 12 月 13 日初诊。

主诉： 下腹部疼痛 1 月余。

现病史： 患者绝经 10 余年，1 个月前因子宫内膜透明细胞癌于宁波市妇女儿童医院在腹腔镜全麻下行"筋膜外子宫切除术＋双附件切除术＋腹膜后淋巴结清扫术"，术后出现下腹部隐痛，呈阵发性，疼痛较剧，坐立不安，难忍，持续时间长短不一。2020 年 12 月 7 日盆腔 MRI 检查：左前盆壁下包裹性积液伴感染首先考虑，盆腔少量积液。疼痛持续加重，遂至我处门诊就诊。孕产史：已婚，1-0-1-1。刻下症：潮热盗汗，夜寐尚可，胃纳差，大便溏，小便调，舌红，花剥苔，脉细弦。

西医诊断： 盆腔炎、子宫切除术状态。

中医诊断： 腹痛。

辨证： 湿热夹瘀，肝脾肾虚证。

治法： 清热祛湿化瘀，补肾调肝健脾。

处方： 自拟加味四逆散。

炒枳壳 10g，赤芍 10g，生甘草 5g，炒木香 10g，预知子 15g，川楝子 10g，大血藤 20g，白花蛇舌草 15g，蒲公英 30g，续断 10g，刘寄奴 10g，太子参 15g，浙贝母 10g，茯苓 15g，炒白术 15g，稽豆衣 12g，瘪桃干 15g，糯稻根 25g。7 剂，水煎，日 1 剂，早晚分服。

2021 年 1 月 3 日二诊：子宫附件 B 超检查：盆腔少量积液，未见脓性包块。患者诉下腹疼痛明显好转，大便正常，日 1 次，乳房偶有胀痛，上方去川楝子、太子参、茯苓，加青皮 10g、龟甲 9g，炒白术改 10g，续服 7 剂。

3 月 2 日三诊：子宫附件 B 超检查：盆腔内未见明显占位回声。患者诉下腹疼痛已好转，但潮热盗汗仍存，眼睛干涩，去上方，改新方，予杞菊地黄丸加减。

处方：枸杞子 15g，菊花 10g，山药 15g，山茱萸 10g，牡丹皮 10g，茯苓 10g，泽泻 10g，龟甲 9g，赤芍 15g，刘寄奴 15g，生甘草 5g，知母 10g，黄柏 10g，蒲公英 30g，稽豆衣 12g，瘪桃干 15g，糯稻根 25g，浙贝母 15g。7 剂，水煎，日 1 剂，分中午、晚上服用。

6 月 13 日四诊：患者诉潮热盗汗、眼干明显缓解，入睡困难，易醒，上方去山药、山茱萸、泽泻、龟甲，加淮小麦 30g、珍珠母 30g、远志 6g。7 剂，水煎，日 1 剂，分中午、晚上服用。

按语：妇科癌病多为长期慢性疾病，久则消耗人体气血，术中金器刀刃损伤胞宫胞脉，术后正气更虚，湿热之邪乘虚而入，正邪相搏，稽留下注，与瘀血搏结，发为脓肿，故见腹痛难忍，坐立难安；患者年逾六旬，天癸竭，肝肾阴虚，阴不维阳，虚阳上越，故见潮热盗汗；久病伤脾，脾不健运，故见胃纳差，大便溏；舌红，花剥苔，脉细弦为肝脾肾虚之象。故本病勿拘泥于正虚不敢攻邪，须知除邪正自复，治宜清热祛湿化瘀，补肾调肝健脾，方予自拟加味四逆散。患者服汤剂数月，脓肿渐消，疼痛转轻，邪气已除，当以扶正为主，故宜滋补肝肾，益精明目，方用杞菊地黄丸加减。自拟加味四逆散中白花蛇舌草清热解毒；赤芍、预知子、刘寄奴清肝泻火，散瘀止痛；配以大血藤活血行气止痛，可以有效缓解腹痛不适症状；《济阴纲目》云"经事来而腹痛者，经事不来而腹亦痛者，皆血之不调故也。欲调其血，先调其气"，故加炒枳壳、炒木香、川楝子疏肝理气止痛；加之续断滋补肝肾；太子参、甘草、茯苓、炒白术为四君子汤健脾益气；蒲公英、浙贝母固护胃气；稆豆衣、瘪桃干、糯稻根固表敛阴止汗。全方标本兼顾，湿瘀两清，既可有效缓解病痛，又能减少疾病的复发。杞菊地黄丸中山茱萸酸甘微温补敛，善补益肝肾；山药甘补涩敛性平，善养阴益气，补脾肺肾，为平补气阴之要药；枸杞子补肝肾而益精明目；菊花善疏风清热，平肝明目；四药合用既滋肾养肝，又疏风泻火明目。牡丹皮清热凉血，退虚热；茯苓健脾，渗利水湿；泽泻泻相火，渗利湿浊；三药合用，既泻肝肾之火，又健脾渗湿。佐以龟甲、知母、黄柏补肾阴；配以赤芍、刘寄奴清泻肝火；蒲公英、浙贝母护胃；稆豆衣、瘪桃干、糯稻根固表止汗；生甘草调和诸药。诸药合用，主补兼泻，共奏滋肾养肝，平肝潜阳之功。

案例 5

徐某，女，46 岁，职员。2020 年 11 月 3 日初诊。

主诉：反复下腹部隐痛 4 年，加重 6 天。

现病史：患者 6 天前无明显诱因下出现下腹疼痛，呈持续性，可忍受，患者平素月经尚规则，30 天一行，5～6 天净，色红，量偏多，夹血块，轻度痛经，末次月经为 2020 年 10 月 27 日。孕产史：已婚，2-0-0-2，均顺产。刻下症：腰酸乏力，脾气较急，食少，大便溏，夜寐尚可，舌淡红，苔白腻，舌边有齿痕，脉弦细。子宫附件 B 超检查：子宫内膜息肉样改变，呈结节状（15.1mm×4.2mm，边界相对清晰）。

西医诊断：盆腔炎、子宫内膜息肉。

中医诊断：腹痛、癥瘕。

辨证：肾虚肝郁，气滞血瘀，痰湿互结证。

治法：补肾疏肝，理气活血，健脾除湿。

处方：逍遥散合失笑散加减。

柴胡 6g，炒白术 15g，茯苓 15g，炙甘草 6g，炒白芍 20g，党参 15g，蒲公英 30g，北预知子 15g，青皮 10g，醋香附 10g，陈皮 6g，莲子 10g，忍冬藤 20g，白花蛇舌草 15g，川牛膝 15g，乌梅 9g，生蒲黄 10g，五灵脂 10g。7 剂，水煎，日 1 剂，早晚分服。

2021 年 1 月 12 日二诊：患者自述下腹部隐痛明显好转，复查 B 超提示内膜回声均匀。予上方续服 7 剂。

按语：患者先天禀赋素弱，罹患盆腔炎多年，病位在胞宫、胞脉。邪气乘虚而入，湿邪稽留下注，客于冲任，迁延日久，损伤正气，故见腹痛隐隐；肝郁气滞，肝木克脾土，故有纳呆便溏、神疲乏力诸症。结合舌脉，四诊合参，考虑宜补肾疏肝、理气活血、健脾除湿，方药予逍遥散合失笑散加减。方中逍遥散透邪解郁，调和肝脾；醋香附、青皮、预知子理气止痛；炒党参、陈皮、莲子健脾益气；蒲公英、忍冬藤、白花蛇舌草清热解毒，利湿通淋；乌梅酸涩收敛，蚀恶肉；川牛膝、生蒲黄、五灵脂活血散结止痛，《本草纲目》云"五灵脂，足厥阴肝经药也。气味俱厚，阴中之阴，故入血分"，《证类本草》言五灵脂"主疗心腹冷气，小儿五疳，辟疫，治肠风，通利气脉，女子月闭"，《本草纲目》云"蒲黄，手足厥阴血分药也，故能治血治痛。生则能行，熟则能止。与五灵脂同用，能治一切心腹诸痛"。取失笑散活血化瘀之效，意在改善盆腔局部的微循环和组织营养，调节合成代谢，促进炎症物质的消散吸收，松解瘢痕粘连，有效缓解腹痛不适症状。全方气血同治，祛瘀解毒同施，祛邪扶正，气血调畅，疼痛得止，诸症自除。

第三章　妊娠病

第一节　胎漏、胎动不安

妊娠期阴道少量出血，时下时止，或淋漓不断，而无腰酸、腹痛、小腹坠胀者，称为胎漏，亦称"胞漏"或"漏胎"。妊娠期间出现腰酸、腹痛、小腹下坠，或伴阴道少量出血者，称为"胎动不安"。西医学统称为先兆流产或先兆早产。若胎元正常，一些患者经保胎治疗，可达到阴道出血停止，腰酸、腹痛消失的效果，妊娠得以继续维持。若病情进一步发展，或因胎元缺陷，胚胎不能成形者，最终将导致堕胎或小产。

引起胎漏、胎动不安的原因，有母体和胎元两方面因素。孕母冲任气血失调、胎元不固是本病的主要机制。因冲为血海，任主胞胎，冲任气血充盛，胎元方得以滋养和固摄。若母体素体肾气亏虚，或孕后房劳伤肾，或素体气血不足，或孕后脾胃受损，化源不足，或素体阳盛，或外感热邪、肝郁化热等，以及外伤、中毒或肿瘤等因素，影响冲任气血或直接损伤胎元，则可导致胎元不固，而发生胎漏或胎动不安。因夫妇先天精气不足，导致胎元缺陷，难以成形而引起胎漏、胎动不安者，药物治疗往往无效，最终导致堕胎或小产。本病以腰腹疼痛及阴道出血为主症，辨证应根据腹痛的性质及阴道出血的色、质，并结合全身症状及舌脉综合分析，辨其寒热虚实。孕后阴道出血色淡暗或色淡质稀，当属肾虚和气血虚弱；若出血色红、质稠，多属血热；若出血色暗红、质黏或有小碎块者，多属血瘀；小腹隐痛下坠者多为虚证，小腹疼痛拒按者多属实证。治疗以固摄冲任、止血安胎为主。用药当注意"有故无殒，亦无殒也"，中病辄止。根据不同证候，采用固肾、益气养血、滋阴清热、祛瘀消癥等不同治法。若病情发展，安之无益，易去胎益母。

验案举隅

案例 1

戴某，女，33 岁，公务员。2019 年 4 月 19 日初诊。

主诉：胚胎植入术后 26 天，阴道出血半天。

现病史：患者平素月经规则，30 天一行，色暗红，量少，有小血块，中度痛经，末次月经为 2019 年 3 月 5 日，色质量如常。孕产史：0-0-2-0，2014 年、2016 年异位妊娠各一次。2019 年 3 月 24 日于外院植入胚胎 2 枚，4 月 9 日于市第一医院查人绒毛膜促性腺激素 9965.0mIU/mL，孕酮 17.59nmoL/L，确认妊娠，彩超检查：宫内两个无回声区。4 月 19 日无明显诱因下出现阴道少量出血，色淡暗，腰酸，伴小腹下坠隐痛，遂于我院就诊，彩超检查：宫内早孕，双胎（均约 6W3D），宫内低弱回声（考虑积血，范围约 36mm×30mm），血 β–HCG 86402.0mIU/mL，孕酮 8.07ng/mL，刻下症：头晕耳鸣，小便频数而清长，舌淡苔白，脉沉滑尺弱。

西医诊断：先兆流产。

中医诊断：胎动不安。

辨证：肾气亏虚，胎元不固证。

治法：补肾安胎，佐以益气止血。

方药：加味寿胎丸加减。

菟丝子 15g，炒杜仲 15g，槲寄生 10g，生黄芪 15g，升麻 10g，炒白术 10g，茯苓 10g，生甘草 5g，炒黄芩 9g，苎麻根 20g，血余炭 10g，仙鹤草 20g，蒲公英 30g，三七粉 3g（另吞）。

经 1 个月的中西医结合治疗后，患者诸症好转，胚胎发育良好，复查 B 超提示宫腔积液缩小至 12mm×8.5mm×10mm。

按语：肾乃冲任之本，胞络系于肾，肾虚则冲任不固，无力系胞，故阴道出血、腰酸腹坠、色淡暗；肾精亏虚，髓海不足，脑失所养，故头晕耳鸣；肾虚，不能温煦膀胱，膀胱失约，故小便频数而清长；舌淡苔白，脉沉滑尺弱均为肾虚之候。故治宜补肾安胎，益气止血，固冲安胎。本方中槲寄生、菟丝子、炒杜仲平补肝肾，滋益精血，肾旺自能萌胎；生黄芪、炒白术、茯苓健脾益气；升麻升举脾胃清阳之气，共奏培补后天以养先天，生化气血以化精之功，加强安胎之效；炒黄芩、苎麻根清热安胎；血余炭、仙鹤草化瘀止血；蒲公英清热解毒，防止宫腔感染；三七粉化瘀止血；生甘草调和诸药。诸药合用，肾气得充，脾胃健旺，补中有清，共奏补肾健脾，化瘀清热，固冲安胎之功。

案例 2

张某，女，30 岁，设计师。2021 年 8 月 11 日初诊。

主诉：孕 20 周，阴道出血 2 天。

现病史：患者孕 20 周，1 周前 B 超提示宫内孕，活胎。阴道少量流血 2 天，色淡红，质稀薄，无腹痛腰酸。平素月经规则，30 天一行，5～6 天净，量中，色红，无痛经及血块，末次月经为 2021 年 3 月。孕产史：0-0-0-0。刻下症：纳差，神疲乏力，肢倦气短，夜寐欠佳，舌质淡，苔薄白，脉细滑无力。

西医诊断：先兆流产。

中医诊断：胎漏。

辨证：气血虚弱，胎元不固证。

治法：益气养血，固肾安胎。

方药：胎元饮加减。

党参 15g，炒白术 15g，茯苓 10g，陈皮 10g，炒白芍 10g，熟地黄 15g，杜仲 15g，桑寄生 15g，炒稻芽 15g，炙甘草 5g，黄芪 15g。水煎煮 2 次，煎液混合，分 2 次服用。

连服 7 日后复诊，患者诉无阴道出血，腹痛消失，余症皆除，嘱定期门诊随诊。

按语：素体气血虚弱，脾虚气弱，化源不足，气虚胎失所载，血虚胎失所养，胎气不固，则阴道少量出血，色淡质稀，小腹下坠隐痛；面色白，神疲肢倦，心悸气短，舌质淡，苔薄白，脉细滑无力，均为气血虚弱之候。故本案以胎元饮加减治疗，方中黄芪、炒白术、茯苓、党参、炒稻芽、炙甘草健脾益气，陈皮理气调中，白芍、熟地黄滋益精血，桑寄生、杜仲平补肝肾。诸药合用，有益气养血、固肾安胎之功。

案例 3

梁某，女，28 岁，律师。2021 年 1 月 17 日初诊。

主诉：孕 18 周，阴道出血 5 天。

现病史：患者孕 18 周，阴道出血 5 天，今晨起量增多，色鲜红，无腰酸腹痛，2021 年 1 月 12 日外院彩超检查：子宫左侧见囊状暗区，内见絮样中等回声，范围约 54mm×14mm，考虑宫腔积液，宫内单胎，胎心率正常，胎动可见，胎盘覆盖宫颈内口。患者平素月经规则，28 天一行，5 天净，量中，色红，末次月经为 2020 年 8 月。孕产史：已婚，0-0-0-0。刻下症：纳差，时而恶心，胃胀反酸，乏力，夜寐欠佳，大便干，舌质稍红，苔薄白，脉细滑。

西医诊断：先兆流产、低置低盘。

中医诊断：胎漏。

辨证：冲任虚损，胎元不固证。

治法：调冲止血，固肾安胎。

处方：地榆炭 10g，血余炭 10g，苎麻根 20g，炒黄芩 10g，炒杜仲 15g，桑寄生 15g，太子参 30g，炒稻芽 15g，柴胡 6g，升麻 10g，三七粉 3g（另吞），蒲公英 30g，浙贝母 10g，佛手 10g，海螵蛸 12g，珍珠母 30g，淮小麦 30g，火麻仁 10g。7 剂，水煎服。

2月7日二诊：患者目前孕 21 周，复查彩超示宫腔积血减少，胎盘距离宫颈内口 15mm。阴道出血止，偶见少量褐色分泌物，偶感下腹坠胀，胃纳尚可，夜寐欠安，大便偏干，舌脉同前。

处方：炒杜仲 15g，太子参 15g，柴胡 6g，升麻 10g，血余炭 10g，三七粉 3g（另吞），苎麻根 20g，桑寄生 15g，炒稻芽 15g，海螵蛸 12g，墨旱莲 15g，炒黄芩 10g，炒枳壳 6g，火麻仁 10g，珍珠母 30g，淮小麦 30g，远志 6g，百合 10g，浙贝母 10g，佛手 10g，蒲公英 30g。7 剂，水煎服。

服上方后阴道未再出血，无腰腹不适，纳可。

按语：《胎产心法》云："胎动胎漏，皆能下血，胎动腹痛，胎漏腹不痛。"患者孕 18 周，阴道出血量多，无腹痛，此乃胎漏，且胎盘位置偏低，治疗以安胎为主，古人主张养血清热，用药宜凉，故对该患者，一方面健脾补肾，益气固胎，一方面清热凉血，收敛止血安胎。方中杜仲、桑寄生补肾，太子参健脾益气，炒稻芽健脾开胃，血余炭、地榆炭、苎麻根、黄芩、蒲公英清热止血，三七粉化瘀止血，柴胡、升麻升举中气，有助于胎盘位置上提，火麻仁润肠通便，珍珠母、淮小麦除烦安眠，浙贝母、佛手理气和胃，海螵蛸制酸止痛。二诊时患者阴道出血少，故去地榆炭，加墨旱莲滋补肝肾，远志、百合安神，枳壳行气消胀。

案例 4

柴某，女，31 岁，培训人员。2019 年 4 月 26 日初诊。

主诉：胚胎移植术后 20 天，阴道出血 2 次。

现病史：2019 年 4 月 6 日患者于市妇儿医院植入胚胎 2 个，4月 20 日查人绒毛膜促性腺激素确认妊娠，4 月 24 日无明显诱因下阴道少量暗红色出血，腰酸，无腹痛。4 月 26 日再次出现少量暗红色阴道出血，遂来门诊就诊，血 β–HCG 8973.0mIU/mL，雌二醇 681.0pg/mL，孕酮 6.21ng/mL，彩超检查：宫内早孕。患者有子宫内膜异位症病史。孕产史：已婚，1-0-0-1。刻下症：腰膝酸软，头重耳鸣，夜尿频多，舌质淡暗，有瘀点，苔薄白，脉沉细。

西医诊断：先兆流产。

中医诊断：胎动不安。

辨证：肾虚血瘀，冲任不固证。

治法：补肾固冲，活血安胎。

方药：寿胎丸合当归芍药散加减。

菟丝子 15g，炒杜仲 15g，续断 15g，党参 15g，炒白术 10g，茯苓 10g，炒稻芽 15g，女贞子 15g，当归 10g，白芍 15g，淮小麦 30g，煅牡蛎 15g，丹参 15g，炙甘草 6g，三七粉 3g（另吞）。

中西医结合治疗 1 个月后，胚胎发育良好。

按语：患者素有胞中瘀滞，孕后瘀血阻滞冲任胞脉，气血壅滞不通，瘀阻胎元导致胎失所养；肾气亏虚，冲任不固，脾失健运，气血化源匮乏，胎失所载，故不能摄胎，以致阴道出血。舌质淡暗，有瘀点，苔薄白，脉沉细为肾虚血瘀之征。本方中党参、炒白术、茯苓、炒稻芽健脾益气，和中安胎，培补后天；炒杜仲、续断、菟丝子、女贞子补肝肾，益精血，强筋骨，固冲任而安胎元；当归、白芍养血调经；丹参活血祛瘀；三七粉散瘀止血，补虚强壮；淮小麦养心阴而安心神；煅牡蛎收敛固涩，加强安神之效；炙甘草和中缓急，调和诸药。方中标本兼顾，填精生血，共奏补肾健脾，化瘀止血，益气安胎之功。

第二节　妊娠恶阻

妊娠早期，出现恶心呕吐，头晕厌食，恶闻食气，进食困难，甚或食入即吐者，称为"妊娠恶阻"，又称"子病""病儿""阻病""妊娠呕吐"等。本病多发生在妊娠 6～12 周，妊娠 12 周前后可自行消失，个别可持续至妊娠后期。如妊娠早期仅有恶心，嗜酸，择食，头晕，或晨起偶有呕吐，为早孕反应，不属病态，无须治疗。

妊娠恶阻的病位在胃，与肝、脾关系密切。本病的发生是由于怀孕早期生理上的特殊改变以及孕妇的体质因素所致。主要病机在于冲气上逆，胃失和降。常见的证型有脾胃虚弱、肝胃不和、痰湿阻滞和气阴两虚。辨证应着重了解呕吐物的性状（色、质、味）及呕吐时间，结合全身症状、舌、脉进行综合分析，辨别虚实寒热。一般而言，口淡、呕吐清涎者，多属脾胃虚弱；口苦、呕吐酸苦水，胸胁满闷，多为肝胃不和；口中淡腻、呕吐痰涎，多为痰湿阻滞；口干烦渴、干呕或呕吐血样物，则为气阴两虚重证。本病以调气和中、降逆止呕为治疗原则，用药忌升散重坠之品，以防气机上逆，加重病情，或损伤胎元。若病情严重，患者出现发热、黄疸、脉数等症，应考虑终止妊娠。

验案举隅

案例 1

裘某，女，36 岁，职员。2022 年 4 月 4 日初诊。

主诉：停经 70 天，恶心呕吐 20 天。

现病史：患者平素胃气素弱，食欲不旺，停经 50 余天开始恶心呕吐，现怀孕 70 日，近 1 周呕吐加剧。孕产史：已婚，0-0-1-0。刻下症：面色少华，精神疲倦，呕吐反酸，头晕，纳差，偶感腰酸，无阴道出血，无腹痛，舌淡苔薄黄，脉滑数。尿常规检查：酮体（＋）。

西医诊断：妊娠剧吐。

中医诊断：妊娠恶阻。

辨证：脾胃虚弱，胃气上逆证。

治则：健脾和胃，降逆安胎。

处方：六君子汤加减。

党参 10g，姜半夏 6g，陈皮 6g，茯苓 10g，炒白术 10g，生甘草 5g，生谷芽 15g，炒谷芽 15g，莲子 10g，浙贝母 10g，海螵蛸 10g，蒲公英 30g，杜仲 15g，桑寄生 15g。7 剂，水煎，日 1 剂，早晚分服。

1 周后复诊，患者诉服药后当天恶心呕吐即缓解，后继续服用，现只有轻微不适。

按语：《胎产心法》谓："恶心阻其饮食也。"恶阻是由胎气上逆影响脾胃而引起，治疗以健脾和胃，降逆止呕为主。故方中党参、半夏、陈皮、茯苓、白术、莲子健脾理气，生、炒谷芽醒脾开胃，浙贝母、蒲公英清胃热，海螵蛸制酸止痛，杜仲、桑寄生补肾安胎，生甘草调和诸药。此外，患者应保持情绪平和，选择所好、易消化、富有营养之食物，不宜过度劳累，注意适当休息。呕吐剧烈者，若服药后亦呕则会影响疗效，可在服药前先饮少许生姜汁，且分数次服药，不宜一次服净。

案例 2

张某，女，31 岁，教师。2021 年 8 月 28 日初诊。

主诉：停经 2 个月，呕吐频发 2 周。

现病史：患者素有胃病，停经月余即出现恶心纳呆，近 2 周恶心呕吐频繁发作，甚则食入即吐，不思饮食，脘腹胀闷，大便不实。平素月经规则，30～33 天一行，量偏少，色红，无痛经，无血块，末次月经为 2021 年 6 月 29 日。孕产史：已婚，0-0-0-0。刻下症：呕吐痰涎，胸脘满闷，口中淡腻，不思饮食。尿常规检查：酮体（++）。2021 年 8 月 25 日 B 超检查：宫内妊娠 8 周，见胎心搏动。

西医诊断：妊娠剧吐。

中医诊断：妊娠恶阻。

辨证：痰湿阻滞，胃失和降证。

治则：化痰除湿，降逆止呕。

处方：二陈汤加减。

陈皮 9g，姜半夏 9g，茯苓 15g，甘草 6g，生姜 6g，白术 15g，黄芩 12g，苎麻根 15g，苏梗 9g，姜竹茹 9g，杜仲 12g，砂仁 6g。5 剂，水煎服，日 1 剂。嘱饮食清淡，少食多餐。

9月3日二诊：患者服药后，呕吐减少，稍能进食，大便渐调，唯恶闻油味，带下略多，下腹隐痛，稍有腰酸，苔脉同前，复查尿酮（－）。证属肾气受损，予上方加入怀山药 12g、川续断 15g、桑寄生 15g，以健脾补肾安胎。7 剂，水煎服，日 1 剂。

9月10日三诊：患者服药后呕吐明显好转，进食增加，二便自调，夜寐欠安，带下略多，腹痛腰酸缓解。再以上方减半夏，佐以酸枣仁 9g，以安神。7 剂，水煎服，日 1 剂，以巩固疗效。

按语：本案患者素有脾虚痰湿内停，孕后血聚养胎，冲脉气盛，冲气夹痰饮上逆犯胃，以致呕吐痰涎。《太平惠民和剂局方》记载二陈汤"治痰饮为患，或呕吐恶心，或头眩心悸，或中脘不快，或发为寒热，或因食生冷，脾胃不和"，故本案选用二陈汤加减治疗。方中白术、茯苓、陈皮、山药健脾益气，养胃和中；砂仁、半夏、竹茹、生姜开胃醒脾，降逆止呕；苏梗理气宽中，降逆止呕；黄芩、苎麻根清热安胎；杜仲、川续断、桑寄生补肾强腰安胎。全方重在化痰除湿健脾，佐以固肾，药简而效速。

案例3

杨某，女，27岁，职员。2022年6月3日初诊。

主诉：孕50日，恶心呕吐2周，加重1周。

现病史：患者孕50日，近2周泛恶呕吐时作，食欲不振。患者平素月经规则，25天一行，量中，色淡红，夹血块，偶有痛经，4天净，末次月经为2022年4月14日。孕产史：已婚，0-0-1-0。刻下症：患者近1周来症状加剧，呕吐频作，难以进食饮水，甚则呕吐酸苦水，口干欲饮，心烦头痛，神疲乏力，苔少，舌尖红，脉细弦数。尿常规检查：酮体（++）。

西医诊断：妊娠剧吐。

中医诊断：妊娠恶阻。

辨证：肝火上逆，胃失和降证。

治则：清肝和胃，降逆止呕，佐以安胎。

处方：温胆汤加减。

陈皮9g，姜竹茹9g，姜半夏9g，甘草6g，黄连3g，黄芩12g，炒白术9g，苎麻根15g，柴胡9g，桑寄生12g，玄参10g，生地黄10g，麦冬9g。7剂，水煎服，日1剂。

6月10日二诊：患者服药后呕吐大减，已无黄苦水，能少量进食，口干好转，两便自调，神疲乏力仍著，苔薄白，质偏红，脉细弦数。复查尿酮体（-），疗效显著，再守原方进退。上方加黄芪15g，7剂，水煎服，日1剂。

按语：《傅青主女科》云："夫妇人受妊，本于肾气之旺也……

而肾水不能应,则肝益急,肝急则火动而逆也。肝气既逆,是以呕吐恶心之症生焉。"肝脉夹胃贯膈,孕后肝失血养,肝火偏亢,肝火上逆犯胃,胃失和降,呕吐日久伤阴,用姜半夏、陈皮、姜竹茹、黄连、柴胡清肝和胃降逆;吐久伤阴加玄参、生地黄、麦冬养阴和胃;黄芩、苎麻根清热;白术健脾益气;桑寄生补肾强腰安胎。因恶阻重症,恐有伤胎之虞,故治病同时亦安固胎元,药证相合,疗效显著。

第三节 异位妊娠

异位妊娠,是指受精卵在子宫体腔以外着床发育,是妇产科常见的急腹症之一,俗称"宫外孕"。异位妊娠是指受精卵在子宫正常体腔以外的妊娠,包括输卵管、卵巢、腹腔、阔韧带、子宫颈、子宫角及剖宫产术后瘢痕处等,其中输卵管妊娠最常见,占异位妊娠的90%~95%。中医古籍中无"异位妊娠"的病名,但在"妊娠腹痛""停经腹痛""少腹瘀血""经漏""妊娠下血""癥瘕"等病证中有类似症状的描述。

本病的发病机制与少腹宿有瘀滞,冲任不畅,或先天肾气不足有关。由于受精卵未能移行胞宫,在胞宫以外的部位发育,以致胀破脉络,阴血内溢于心腹,发生血瘀、血虚、厥脱等一系列证候。

临床辨证要点应分辨异位之胎元已殒或未殒，脉络破损与否，以及正气之存亡，气血之虚实。异位胎元未殒，脉络未破损时，主要是少腹血瘀之实证或虚实夹杂证；脉络破损，阴血内溢，可致气血两亏，甚则亡血厥脱，乃危急重证，瘀阻少腹，日久成癥。

临床治疗始终要以活血化瘀杀胚为大法。本病治疗的重点是要注意随着病情的发展，进行动态观察，根据病情的变化，及时进行适当的处理，并要在有输血、输液及手术准备的条件下才能进行药物治疗。

验案举隅

案例 1

陈某，女，31 岁，幼师。2021 年 12 月 20 日初诊。

主诉：停经 40 天，阴道出血 10 天伴腹痛。

现病史：患者平时月经规则，末次月经为 2021 年 11 月 10 日，2021 年 12 月 7 日出现阴道鲜红色出血，如正常月经量，自以为月经来潮，此后阴道出血淋漓，10 天未净，期间偶感左下腹隐痛，2021 年 12 月 18 日至我院就诊，查人绒毛膜促性腺激素 88.6mIU/mL，黄体酮 0.40ng/mL，彩超检查：宫内外未见明显妊娠囊。2021 年 12 月 20 日复来我院复查，人绒毛膜促性腺激素：135.4mIU/mL，彩超检查：左侧附件混合性包块（31mm×11mm，首先考虑宫外孕，建议随访），盆腔少量积液，故予收住入院。次日复查人绒毛膜促性腺激素 205.0mIU/mL，患者人绒毛膜促性腺激素持续升高，左附件包块考虑异位妊娠，故予中西医结合药物保守治疗。

西医诊断：异位妊娠未破损期。

中医诊断：癥瘕。

辨证：少腹血瘀证。

治则：活血化瘀，消癥杀胚。

处方：宫外孕Ⅰ号方加减。

丹参 15g，赤芍 9g，桃仁 9g，紫草 15g，大血藤 30g，川牛膝 10g，盐杜仲 15g，桑寄生 15g，炒续断 15g，薏苡仁 30g，牡丹皮 10g，生甘草 5g。日 1 剂，水煎取汁 400mL，早晚分服。

12 月 22 日晚患者诉阴道出血再次增多，如平时月经量，无明显腹痛及肛门坠痛。

12 月 24 日复查人绒毛膜促性腺激素 31.1mIU/mL，彩超检查示左附件类实性包块（21mm×13mm），建议随访。

患者经治疗后收效显著，人绒毛膜促性腺激素快速下降，宫外孕包块较前明显缩小，告知出院后继续复查血指标及彩超，下次备孕前行输卵管造影检查。

按语：方中桃仁破血活血，可治疗由血脉阻滞而引起的疼痛，现代研究表明，桃仁既能舒张血管，改善微循环，散瘀，促进腹腔、盆腔内胚胎组织和血肿、包块的吸收，又能促进腹腔淋巴管吸收血浆蛋白，可预防粘连；丹参凉血化瘀清热，有利于异位妊娠患者输卵管和其周围组织炎症消散，加速坏死组织吸收，促进盆腔血肿包块的吸收消散；赤芍有抗血小板聚集作用；大血藤为治疗肠痈的要药，具有清热解毒，消痈排脓的功效，有助于包块的缩小吸收；紫草解毒祛斑，清热消肿，有明显的抗垂体促性腺激素及抗绒毛膜促性腺激素的作用；牛膝逐瘀通经，引血下行；牡丹皮清热活血；薏苡仁利湿消肿散结；同时加用炒杜仲、桑寄生、炒续断补肾益精；甘草发挥其益胃之效。研究表明，活血祛瘀药可以扩张血管，改善血流动力学，抑制血小板的凝集，增强纤维蛋白溶解，还能减轻病灶周围粘连，提高保守治疗的成功率，有利于输卵管再通和功能的恢复。宫外孕 I 号方能加快包块的缩小吸收，为患者恢复生育功能赢得时间。需要注意的是，活血化瘀中药多为散气劫阴之品，药性走窜，故宜中病即止，防止并发症的出现和对机体正气的耗伤，以达"扶正不留邪，祛邪不伤正"之目的。

案例 2

张某，女，33 岁，企业管理人员。2021 年 11 月 28 日初诊。

主诉：停经 55 天，阴道出血 18 天伴腹痛。

现病史：患者平素月经规律，末次月经时间为 2021 年 10 月 4 日。本月曾服紧急避孕药 1 片，18 天前阴道少量出血，伴左侧少腹隐痛。刻下症：阴道少许出血，色红，左侧少腹隐痛，伴下部坠胀，无头晕心慌，无肛门坠胀感，纳可，夜寐安，二便调，舌质暗红，苔黄腻，脉数或滑数。查生命体征平稳，既往盆腔炎病史，时有下腹痛，带下量多，色黄，常劳累后加剧。妇科检查：外阴为已婚未产式；阴道有少许红色分泌物；宫颈轻度糜烂；抬举痛（±）；宫体后位，稍大，质中，无压痛；左侧附件可扪及一约

3cm×3cm×3cm大小包块，质软，压痛（＋）；右侧未扪及包块，无压痛。11月10日于外院查尿妊娠试验阳性，人绒毛膜促性腺激素228mIU/mL。11月16日人绒毛膜促性腺激素527mIU/mL。11月18日人绒毛膜促性腺激素549mIU/mL。B超检查提示：①宫内无孕囊；②左侧附件区混合回声区约28mm×23mm。患者要求非手术治疗，故予中西医结合药物保守治疗。

西医诊断：异位妊娠未破损期。

中医诊断：癥瘕。

辨证：湿热瘀阻证。

治则：化瘀杀胚，清热利湿。

处方：宫外孕Ⅰ号方加减。

丹参15g，赤芍9g，桃仁9g，川牛膝10g，当归12g，紫草15g，白花蛇舌草15g，大血藤30g，茯苓10g，炒白术10g，薏苡仁30g，牡丹皮10g。水煎煮2次，煎液混合后分2次服用。连服7日后复诊。

用药1周后，人绒毛膜促性腺激素降为306.6mIU/mL。

继服1周，人绒毛膜促性腺激素降为25.4mIU/mL，阴道出血停止，仍偶有下腹隐痛，伴乏力，舌淡暗，苔白，脉细。嘱禁止剧烈活动，2个月后复查B超。

按语：患者先天肾气不足，经行不慎导致少腹瘀滞，冲任不畅，孕卵不能移行胞宫，气滞血瘀日久，与湿热之余邪结于冲任胞宫，迫血妄行，血不循经，破血溢于脉外而成瘀，湿、热、瘀阻滞胞脉，久则成癥积。治疗其以茯苓、炒白术、薏苡仁健脾气、利湿邪，以丹参、桃仁、川牛膝、当归、赤芍活血化瘀，以紫草、白花蛇舌草、大血藤清热解毒，以牡丹皮清热凉血。诸药合用，可以取得活血补血、理气祛湿、清热解毒之效。

第四节　堕胎、小产

凡妊娠 12 周内，胚胎自然殒堕者，为"堕胎"；妊娠 12 ～ 28 周内，胎儿已成形而自然殒堕者，为"小产"，亦称"半产"。

药物流产又称药流，药物抗早孕是指在怀孕早期不须手术，而用打针或服药的方法达到妊娠终止。目前常用的药物是米非司酮和前列腺素联合应用，前者使子宫蜕膜变性坏死、宫颈软化，后者使子宫收缩，促使胚胎排出。药物流产简便、有效、无创伤，避免了宫腔操作可能造成的并发症，适用于妊娠 49 天以内无禁忌证者。虽然药物流产有不少优点，但它也有局限性及不良反应。药物流产的主要后遗症有恶露不净、继发不孕及月经失调等，其中以药流后恶露不净临床上最为多见。药流后恶露不尽当属中医学"堕胎""产后恶露不绝"的范畴。药流后与足月妊娠分娩后恶露不绝的病机有所不同，明代薛立斋指出："小产重于大产，盖大产如栗熟自脱，小产如生采，破其皮壳，断其根蒂。"人为终止妊娠对脏腑、气血、冲任的损伤较甚，冲为血海，任主胞胎，血源于脏腑，注于冲任二脉。妊娠时期，阴血下注胞宫以养胎，而药物流产后阴血骤虚，气不摄血；或因胎堕不全，余血留滞胞宫，瘀血不去，新血难安；或因外邪乘袭蕴而化热，热伤血络；或三者相互交错，虚实并存，以致恶露不净。总之，本病的病因病机离不开虚、热、瘀三个方面。在正常情况下，药流后一般在14天内便完全排尽，如超过这段时间，仍然淋漓不断者，为药流后恶露不尽。本病的辨证，应从恶露的量、色、质、臭气等辨别寒、热、虚、实。如色淡红、量多、质清稀、无臭气，多为气虚；色红或紫、质稠黏而臭秽，多为血热；色紫暗有块，多为血瘀。治疗应遵循虚者补之，瘀者攻之，热者清之的原则分别施治。

验案举隅

案例1

陆某，女，25岁，职员。2021年11月7日初诊。

主诉：药流后发现宫腔异常回声近半月。

现病史：2021年10月25日患者因稽留流产于市妇儿医院行药物流产，11月5日于该院查人绒毛膜促性腺激素15.81mIU/mL，B超检查：子宫增大，伴宫腔少量积液，宫腔内稍强杂乱回声（27mm×14mm×26mm），建议复查。考虑宫腔残留，遂至我院门诊就诊，刻下症：药流后间断性阴道出血，量时多时少，偶有血块，腹痛时作，自觉腰酸，情绪不佳，胃纳一般，眠浅易醒，大便偏干，小便调。舌质暗红，苔薄白，脉弦滑。

西医诊断：药流后宫腔残留。

中医诊断：堕胎。

辨证：瘀阻胞宫证。

治法：养血祛瘀。

处方：生化汤加减。

川芎 5g，当归 10g，桃仁 10g，炙甘草 6g，炮姜 3g，大血藤 20g，白花蛇舌草 15g，薏苡仁 30g，制香附 10g，川牛膝 15g，炒杜仲 15g，桑寄生 15g，生蒲黄 10g，五灵脂 10g，淮小麦 30g，珍珠母 30g。7 剂，水煎，日 1 剂，早晚分服。

11 月 14 日二诊：患者诉服药后时有血块排出，睡眠好转，胃纳欠佳，故拟原方去淮小麦、珍珠母，加陈皮 6g、炒稻芽 15g，以理气健脾，7 剂续服。并辅以新生化颗粒 1 袋，口服，每日 2 次，以祛瘀生新。

11 月 21 日三诊：B 超检查：宫内不均质回声（偏左侧宫腔见 11mm×7mm 不均质中等回声），不全纵隔子宫考虑，子宫小肌瘤考虑（前壁见 14mm×8mm 低回声团）。患者未诉其他不适，效不更方，予上方续服 7 剂。

12 月 5 日复查人绒毛膜促性腺激素：2.1mIU/mL，B 超检查：子宫增大，子宫壁欠均质（前壁见 8mm×5mm 低回声团），子宫内膜不均伴钙化灶，偏左侧宫腔见点状强回声数枚。

按语:《血证论》云："瘀血不去，则新血不生。"药流后余血浊液停留，阻滞胞中，加之心情不畅，肝郁气滞，气滞血瘀，瘀血阻滞，新血难安，故阴道下血不止。生化汤具有祛瘀不伤正、补虚不留瘀的功效。故以生化汤为主方治疗，经治宫腔残留物基本清除。方中当归补血活血，现代药理研究表明，当归对子宫有双向性作用，其水溶性、非挥发性、结晶性成分能兴奋子宫肌纤维，增强子宫收缩力，其挥发油能抑制子宫肌纤维而使子宫松弛，有镇静、镇痛和消炎作用；配伍桃仁、川芎行气活血，化瘀止痛；炮姜温经散寒；炙甘草调和诸药。对产妇机体子宫内膜或基底层具有修复的作用，能减少患者的出血量，促进宫缩，促使蜕膜坏死脱落，促使血管新生。香附行气止痛；牛膝逐瘀通经，引血下行；大血藤、白花蛇舌草清热活血；炒杜仲、桑寄生补肾益精，以调整产后体虚；患者宫腔残留物较多，故在原方基础上又增生蒲黄、五灵脂活血化瘀止痛，薏苡仁利湿消肿散结；并佐以淮小麦、珍珠母安神助眠。诸药合用，能促使子宫内残留物排出，减少出血。

案例 2

苗某，女，29 岁，职员。2022 年 2 月 28 日初诊。

主诉：药流后阴道出血淋漓不尽 15 天。

现病史：2022 年 2 月 13 日患者于外院行药物流产，术后于该院查 B 超示宫内异常回声（25mm×16mm），宫腔残留可能，建议复查。刻下症：流产后阴道淋漓出血至今，量少，色暗红，无明显血块，偶见少腹隐痛不舒，神疲乏力，腰酸，纳食一般，寐安，二便无殊。舌淡暗，苔薄黄，边齿痕，脉细，尺脉沉。

西医诊断：药流后宫腔残留。

中医诊断：堕胎。

辨证：气不摄血证。

治法：补气止血，养血祛瘀。

处方：生化汤加减。

炮姜 5g，当归 10g，川芎 10g，炒白芍 15g，生甘草 5g，大血藤 20g，白花蛇舌草 15g，制香附 10g，川牛膝 15g，炒杜仲 15g，桑寄生 15g，生黄芪 15g，炒党参 15g。7 剂，水煎，日 1 剂，早晚分服。

3 月 7 日二诊：患者诉出血减少，乏力仍存，苔薄微腻，脉细尺脉略沉，予上方去党参，加生晒参 6g、薏苡仁 30g，续服 7 剂。

按上方调理 1 个月，3 月 28 日复查 B 超：宫腔内未见异常回声。

按语：患者流产后失血耗气，气随血脱，气虚无力摄血、推动血行，离经之血留滞胞宫，血脉瘀阻，新血不得归经，气虚血瘀，故产后恶露不尽。《胎产心法》云："恶血不尽，则好血难安，相并而下，日久不止。"病因为瘀，治当化瘀。此患者由于病程较长，流产后恶血、好血并下，故而气血亏虚，形成虚实夹杂之证候，因此化瘀宜先益气。"若欲通之，必先充之""气为血之帅""气行则血行"。鉴于此，在生化汤的基础上根据脉、证而变通，加用生黄芪、炒党参以益气健脾；加用炒杜仲、桑寄生补肾益精；加用大血藤、白花蛇舌草、香附、川牛膝以增强行气活血化瘀之力，旨在"通因通用"；白芍养血调经，柔肝止痛。诸药合用，则有益气健脾、化瘀复旧之功，脾气旺则气血化生充沛，脉道满盈，血流畅利，使残留的组织积血排出，起到药物清宫之效，瘀去则新生，胞宫得以复旧。

第五节　滑胎

凡堕胎或小产连续发生 3 次或以上者，称为"滑胎"，亦称"数堕胎"。但明代以前有些医著所言滑胎是指临床催生的方法，不属于本节讨论范畴。本病首见于《诸病源候论·妊娠数堕胎候》，其云："血气虚损者，子脏为风冷所居，则血气不足，故不能养胎，所以致胎数堕，候其妊娠，而恒腰痛者，喜堕胎。"本病相当于西医的习惯性流产。

本病的主要病机是冲任损伤，胎元不固，或胚胎缺陷，不能成形，故屡孕屡堕。滑胎的原因与堕胎、小产基本相同，但尤以虚证为多见。肾气亏虚，冲任不固，或气血两虚，胎失所养为其主要原因。本病主要以滑胎时的伴随症状，或未孕时的月经情况及全身情况，并结合舌脉进行综合辨证。对于临床表现不典型的病例，可借助妇科检查和有关实验室检测找出原因，以采取针对性措施。治疗方面，滑胎应在计划再孕之前进行调治，以补肾健脾，养血调冲为主。同时男女双方应进行系统检查，找出病因，对症治疗。一旦受孕，应即保胎治疗，治疗应超过以往堕胎或小产月份 1 个月。

验案举隅

案例 1

胡某，女，30 岁，职员。2018 年 10 月 14 日初诊。

主诉：患者不良妊娠 3 次，要求调理。

现病史：患者平素月经规则，30 天一行，经行 5 天，色红，量偏少，有血块，无痛经，末次月经为 2018 年 10 月 1 日。孕产史：已婚，不良妊娠 3 次，0-0-3-0，2014 年孕 4 月引产 1 次，2018 年 2 月、6 月均孕 2 月左右稽留流产，行清宫术各一次。患者要求中药调理后再行妊娠，以防再次胎停。刻下症：平时腰酸，精神紧张，急躁易怒，眠可，大便 2～3 天一行。舌淡红，苔薄白，脉沉弦。糖耐量试验：空腹血糖 5.12mmoL/L，餐后 2 小时血糖 9.35mmoL/L。

西医诊断：复发性流产。

中医诊断：滑胎。

辨证：肝郁肾虚，胎元不固证。

治则：补肾疏肝，养血固冲。

处方：寿胎丸合逍遥散加减。

柴胡 60g，当归 100g，生白术 100g，炒白芍 100g，炒甘草 50g，生地黄 150g，太子参 150g，丹参 150g，鸡血藤 200g，知母 100g，黄柏 100g，淫羊藿 100g，锁阳 100g，炒杜仲 150g，桑寄生 150g，续断 150g，肉苁蓉 100g，浙贝母 100g，佛手 100g，蒲公英 300g，枸杞子 150g，山萸肉 100g，山药 150g，陈皮 60g，

菟丝子 150g，桑椹子 150g，玫瑰花 100g，西洋参 150g，生晒参 30g，珍珠粉 30g，灵芝孢子粉 30g，木糖醇 400g，阿胶 500g，黄酒 1 料。

2019 年 3 月 24 日二诊：患者服膏方后，月经规则，经量正常，腰酸减轻，大便每日一次。复查糖耐量试验和封闭抗体，均恢复正常水平。继续予逍遥散加减，连续治疗半年余。

患者经上述治疗于 2019 年 9 月 15 日确定妊娠，确认宫内孕囊后，收住入院积极保胎治疗。10 月 1 日好转出院。

按语：本案患者肾精亏损，冲任失养不固，胎失所系，则屡次出现胎停育；肾虚不能濡养外府，则腰酸；患者平素性躁易怒，肝失条达，气机不畅；且因多次清宫，损伤内膜，精血匮乏，故月经量减少；舌淡红，苔薄白，脉沉弦皆为肾虚肝郁之象。本方中柴胡、佛手、玫瑰花疏肝解郁；菟丝子、枸杞子、淫羊藿、续断、炒杜仲、桑寄生、山萸肉、锁阳、桑椹子补肝肾，益精血，固冲任，温而不燥，补而不腻；太子参、山药、生白术补脾益肾以助先、后天气血生化之源；当归、炒白芍补血养肝，敛阴固胎；丹参、鸡血藤活血调经；肉苁蓉、生地黄润燥滑肠；知母、黄柏、浙贝母、蒲公英滋阴清热护胃；西洋参、生晒参大补元气；珍珠粉改善睡眠；灵芝孢子粉扶正固本；阿胶滋阴补血；陈皮理气和胃，使前药补而不滞；加黄酒烊化；甘草调和诸药。因患者餐后血糖偏高，予木糖醇代替饴糖。诸药共奏补肾疏肝，养血调经之功。

孕前干预为之后的妊娠及妊娠保胎打下良好的基础，在复发性流产治疗过程中具有重要的作用。

案例 2

郑某，女，27 岁，职员。2016 年 11 月 13 日初诊。

主诉：患者患有多囊卵巢综合征，既往不良妊娠 2 次，要求调理。

现病史：患者外院诊为多囊卵巢综合征，既往不良妊娠 2 次，平素月经不规则，45 ～ 60 天一行，3 ～ 4 天净，量少，色暗红，有血块，无痛经，末次月经为 2016 年 10 月 21 日。孕产史：已婚，0-0-2-0，2014 年孕 1 月余自然流产一次，2016 年 10 月在上海曙光医院行胚胎移植术，孕 1 月余自然流产。刻下症：倦怠乏力，纳少，眠安，小便调，大便不成形。舌淡，苔薄，脉细弱。

西医诊断：复发性流产。

中医诊断：滑胎。

辨证：脾肾两虚，胎元不固证。

治则：补肾健脾固冲。

处方：自拟固脾毓麟汤加减。

党参 10g，炒白术 10g，茯苓 10g，炒甘草 6g，陈皮 6g，炒杜仲 15g，槲寄生 15g，续断 15g，锁阳 10g，菟丝子 15g，紫石英 10g，知母 10g。7 剂，水煎，日 1 剂，早晚分服。

11 月 20 日二诊：患者诉月经推迟，且平素经量较少、乏力较前好转，大便成形，每日一次。予原方加当归 10g、川芎 10g、鸡血藤 20g、丹参 15g，续服 7 剂。

后随诊近半年，嘱患者每月监测卵泡。

2017 年 3 月 15 日三诊：患者自测尿妊娠实验阳性。当日查 β-HCG 149IU/L，孕酮 15.10ng/mL，雌二醇 127pg/mL。确认妊娠。

3 月 18 日四诊：由于尚不能完全排除异位妊娠，告知患者相关风险以及可能性后，患者表示知情，并要求签字保胎。予黄体酮注射液 20mg 肌注，1 次/日，黄体酮胶囊 2 粒口服，2 次/日，维生素 E 软胶囊 1 粒口服，2 次/日。根据病情考虑，辨证为脾肾虚弱，胎元不固，故给予补肾健脾，益气安胎的方法保胎治疗。

处方：槲寄生 15g，菟丝子 15g，炒续断 15g，黄芩 6g，党参 15g，炒白术 12g，陈皮 6g，山药 15g，淮小麦 30g，生牡蛎 30g，炒稻芽 30g。

3 月 31 日彩超检查：宫内囊性结节，因患者既往有 2 次不良妊娠，当日收住院。

经 20 余日的住院治疗后治愈，胚胎发育良好。

按语：本案患者脾肾虚弱，胎元不健，则屡孕屡堕；脾虚中气不足，则乏力、食少、便溏；肾虚则腰酸；气血虚弱，则经量偏少。舌淡，苔薄，脉细弱为脾肾虚弱之候。本方中炒杜仲、槲寄生、续断、锁阳、菟丝子、紫石英、知母补肾益精，平补阴阳；党参、炒白术、茯苓、炒甘草补中益气，脾健气旺则胎元得养；陈皮理气行滞，以防补之中过滞。本病患者流产后至再次怀孕的间隔，至少要在半年至一年，在此期间，对患者进行"预培其损"的孕前干预，为下次受孕做好准备。经过治疗后，机体脏腑气血充盛，先天之源肾气充盛，后天之源脾气充实，而后受孕则胎元结实，不致轻易滑胎。

第四章 产后病

产妇在产褥期内发生与分娩或产褥有关的疾病，称为"产后病"。从胎盘娩出至产妇全身各器官（除乳腺外）恢复至孕前状态的一段时期，称为"产褥期"，一般需6～8周；产后7日内，称为"新产后"。

古代医家对产后病比较重视，将产后常见病和危重症概括为"三病""三冲""三急"。《金匮要略·妇人产后病脉证治》云："新产妇人有三病，一者病痉，二者病郁冒，三者大便难。"《张氏医通·妇人门》所论的产后"三冲"，即"冲心、冲胃、冲肺"，其云："败血上冲有三，或歌舞谈笑，或怒骂坐卧，甚者逾墙上屋，口咬拳打，山腔野调，号佛名神，此败血冲心，多死……若饱闷呕恶，腹满胀痛者曰冲胃……若面赤呕逆欲死曰冲肺……大抵冲心者，十难救一；冲胃者，五死五生；冲肺者，十全一二。"该书同时提出了产后"三急"，其云："产后诸病，唯呕吐、盗汗、泄泻为急，三者并见必危。"

中医学认为，产后病的发病机制可以概括为四个方面：一是亡血伤津。由于分娩用力、出汗、产创出血，导致阴血暴亡，虚阳浮散或血虚火动而致病。二是元气受损。由于产程过长、产时用力耗气、产后操劳过早或失血过多，气随血耗，以致气虚失摄，冲任不固，或百节空虚，卫表不固而为患。三是瘀血内阻。分娩创伤，脉损血溢，离经成瘀，或产后血室正开，起居不慎，邪与血结为瘀，或胞衣、胎盘残留，或恶露不下，瘀血内阻，败血为病。四是外感六淫或饮食房劳所伤。产后元气受损，津血俱伤，腠理不实，卫表不固，生活稍有不慎或调摄失当，均可致气血不调，营卫失和，脏腑功能失常，冲任损伤而变生产后诸疾。

中医对产后病的治疗，应根据亡血伤津、元气受损、瘀血内阻、多虚多瘀的病机特点，本着"勿拘于产后，亦勿忘于产后"的原则，结合病情进行辨证论证。《景岳全书·妇人规》云："产后气血俱去，诚多虚证。然有虚者，有不虚者，有全实者，凡此三者，但当随证随人，辨其虚实，以常法治疗，不得执有诚心，概行大补，以致助邪。"产后多虚，应以大补气血为主，但又需防滞邪、助邪之弊；产后多瘀，当以活血行瘀治疗，然又需佐以养血，使祛邪而不伤正，化瘀而不伤血。故具体选方用药，必须照顾气血。开郁勿过于耗散，同时，应掌握产后用药"三禁"，即禁大汗，以防亡阳；禁峻下，以防亡阴；禁通利小便，以防亡津液。

第一节　产后恶露不绝

产后恶露不绝是指产后血性恶露持续 10 天以上，仍淋漓不尽者，相当于西医学中的"晚期产后出血"，发生率为 0.5%～2.0%。

中医认为，本病发病的机理主要是冲任失调，气血运行失常所致。因冲为血海，任主胞宫，恶露为血所生，而血源于脏腑，注之于冲任，若脏腑受损，冲任不固，则导致恶露不绝。叶师认为，产后恶露不绝，其病因不离虚、热、瘀。但是，这三者的病理机制又常常相互影响、互为因果。如产后气虚，气虚则运行无力，血行不畅，瘀血留滞，而形成气虚血瘀之虚实夹杂证，或瘀血久留，遏蕴化热，则为瘀热内阻，或产后失血伤阴，阴血亏损，阴虚生内热，煎熬阴液成瘀，而成阴虚血瘀等。治疗应当谨守病机，辨证施治。

验案举隅

俞某，女，34 岁，职员。2022 年 5 月 19 日初诊。

主诉：顺产后阴道出血 2 月余未净。

现病史：患者于 2022 年 3 月 12 日顺产一女，至今阴道仍有少量出血，色褐，量少，无异味。平素月经尚规则，30～32 天一行，5～6 天净，色深红，量中，伴血块，无痛经，末次月经为 2021 年 5 月 28 日。孕产史：已婚，2-0-0-2。刻下症：腰膝酸软，偶有下腹部隐痛不适，脾气急躁，疲倦，平素胃纳尚可，偶有反酸，眠可，二便调。舌红，苔黄微腻，脉弦涩，尺脉沉。2022 年 4 月 23 日外院盆底三维超声检查：宫腔内杂乱回声，膀胱颈活动度明显增加，膀胱后壁轻度膨出（Ⅱ型），子宫轻度脱垂。

西医诊断：子宫复旧不全。

中医诊断：产后恶露不绝。

辨证：肝郁夹血热证。

治法：疏肝解郁，凉血清热，化瘀止血。

处方：清热止血汤加减。

牡丹皮 10g，柴胡 6g，炒白术 10g，炒白芍 10g，茯苓 10g，生甘草 5g，广藿香 10g，佩兰 10g，蒲公英 30g，忍冬藤 15g，白花蛇舌草 15g，地榆炭 10g，香附炭 10g，地锦草 12g，盐杜仲 15g，槲寄生 15g。7 剂，水煎，日 1 剂，早晚温服。

5 月 26 日二诊：患者诉阴道出血止，乳汁少，仍有腰膝酸软，舌脉同前，上方去牡丹皮、地榆炭、香附炭、地锦草，加当归 10g、薏苡仁 30g、续断 15g、丹参 10g、鸡血藤 20g、漏芦 10g、丝瓜络 10g，续服 7 剂，其中当归、丹参、鸡血藤活血舒筋、调血养精，漏芦、丝瓜络通乳，续断强筋骨，薏苡仁健脾利湿。

按语：患者正值产褥期，素体虚弱，产后耗伤气血更虚，冲任不固，血失统摄，恶露不净，情志不畅，则肝气郁结，气郁化火，热扰冲任，迫血妄行，恶露不绝。故疏肝的同时应清热凉血，兼止血化瘀。就诊时患者仍有出血，予香附炭、地榆炭、地锦草凉血止血，防止精血损失太过，进一步伤精耗气，而瘀血久留胞宫，湿浊内生，郁而化热，配以忍冬藤、白花蛇舌草、蒲公英、牡丹皮清热凉血，白术、茯苓燥湿健脾，藿香、佩兰进一步祛湿健脾，柴胡疏肝解郁，白芍养血柔肝，槲寄生、盐杜仲补肝肾，缓解腰酸，生甘草调和诸药。

第二节　产后身痛

产后身痛是指产妇在产褥期内，出现肢体、关节酸痛、麻木、重着者，俗称产后风。主要是由于产后气血大虚，邪气入侵而致。根据朱丹溪"产后无得令虚，当大补气血为先，虽有杂证，以末治之"的治疗原则，治疗上应以扶正祛邪为大法。《灵枢·百病始生》云："虚邪之风，与其身形，两虚相得，乃客其形。"妇人产后气血亏耗过多，百脉空虚，稍有感触或生活不慎，即易变生他病。产后身痛就是由于妇人产后气血亏虚，复感外邪，经气不利所致，其特点以虚为主，兼夹外邪。治疗时要紧扣病机，以扶正养血、益肝肾为主，佐以祛瘀散寒通络之品，与产后身痛病机相合，故能取得较好的疗效。

验案举隅

叶某，女，27岁，自由职业。2021年11月28日初诊。

主诉：产后反复腰痛2年。

现病史：患者2019年12月23日平产1孩后出现腰痛乏力，行走困难，下肢发沉，至外院予针灸治疗及碳酸钙 D_3 口服皆未见好转，此后反复发作。2021年4月11日患者至宁波第六医院查腰椎 MRI 未见明显异常，故来我处就诊，平素月经规则，30天一行，5天净，量偏少，末次月经为2021年11月19日。孕产史：已婚，1-0-0-1。刻诊：寐纳尚可，二便正常，舌淡红，苔薄白，脉细，尺脉沉。

西医诊断：产后腰痛。

中医诊断：产后身痛。

辨证：气血不足，肾虚血瘀证。

治法：益气养血，补肾活血。

方药：八珍汤加减。

当归10g，炒白芍10g，川芎10g，党参15g，炒白术10g，茯苓10g，炙甘草6g，丹参15g，鸡血藤20g，炒杜仲15g，桑寄生15g，续断15g，金雀根15g，制狗脊15g。7剂，水煎，日1剂，早晚分服。

服药1周后，患者腰痛好转，效不更法，前方续服。

守前方加减再进1个月，腰痛大好。

按语：产后身痛多由产后元气损伤，肾阳虚弱，或产后耗气伤血，致气血虚弱，经脉空虚，或产后血瘀气滞，经络不通，或产后起居不慎，感受风、寒、湿邪，外邪乘虚而入，留着经络关节，使气血运行受阻，不通则痛，而致关节部位疼痛、重着等症状。腰为肾之府，产后肾虚更易出现产后腰痛，如不引起重视，则迁延日久，缠绵难愈。《沈氏女科辑要笺正·遍身疼痛》曰："此证多血虚宜滋养，或有风寒湿三气杂至之痹，则养血为主，稍参宣络，不可峻投风药。"故以八珍汤为基础加用补肾活血之品。方中四君子汤加四物汤补气益血，补产后不足之气血以固本，气血两调，患者产后血瘀气滞，恐熟地黄黏腻有碍血行，故不用；丹参、鸡血藤以活血散产后之瘀；续断、炒杜仲、桑寄生、制狗脊皆为补肝肾，强腰膝之品；金雀根味辛、苦，性平，归于肺、脾经，具有活血通络、清肺益脾等功效，主治浮肿、风湿痹痛，药理研究表明，该药中异黄酮类成分有与雌激素相似的药理结构，可与雌激素受体结合并发挥一定的抗骨质疏松作用，可刺激成骨细胞增殖的活性，预示本药具有一定的促进骨骼生长、预防骨质疏松、调节骨代谢的功用，故该药能有效缓解腰痛症状。诸药合用，共奏补肾活血，双补气血之功效。

第三节　产后腹痛

产后腹痛是指产妇在产褥期，发生与分娩或产褥有关的小腹疼痛，又称"儿枕痛""儿枕腹痛""产后腹中痛"等。本病始见于《金匮要略·妇人产后病脉证并治》，其云："产后腹中疼痛，当归生姜羊肉汤主之。""产后腹痛，烦满不得卧，枳实芍药散主之。"本病发病原因不同，治疗方法各异，临床往往由于治疗不当，致使腹痛缠绵不愈，影响产妇气血及脏腑功能的恢复，使身体造成更大的损失。究其病因，其一为血虚，由于产后伤血，冲任空虚，胞脉失养，或因血少气弱，运行无力，以致血流不畅，迟滞而痛；其二为血瘀，产后正气虚弱，起居不慎，寒邪乘虚侵入胞脉，血为寒凝，或情志不畅，肝气郁结，疏泄失常，气机不宜，瘀血内停，恶露当下不下，以致腹痛。

验案举隅

朱某，女，26岁，公司职员。2022年10月11日初诊。

主诉：药流后腹痛1月余。

现病史：患者于2022年8月20日于宁波市妇女儿童医院行药流，出院时阴道血止。出院以来偶感小腹针扎样疼痛，疼痛可忍，平素月经规则，27～31天一行，6天净，量中，色鲜红，夹血块，中度痛经，末次月经为2022年9月20日，量中，6天净。孕产史：已婚，1-0-2-1。曾因"宫外孕"致右侧输卵管切除，2020年10月剖宫产1子。刻下症：睡眠不佳，多梦，夜醒次数多，伴腰膝酸软，纳谷尚可，二便尚调。舌暗红，苔薄白，边齿痕，脉细弱，尺脉沉。

西医诊断：产后痛。

中医诊断：产后腹痛。

辨证：肾虚血瘀证。

治法：补肾活血，化瘀止痛。

处方：痛痹汤加减。

当归10g、炒白芍10g、柴胡6g、茯苓10g、炒白术10g、生甘草5g、淮小麦30g、珍珠母30g（先煎）、首乌藤15g、太子参30g、丹参15g、鸡血藤20g、金雀根30g、盐杜仲15g、槲寄生15g、续断15g。7剂，水煎，日1剂，早晚温服。

10月18日二诊：患者诉服药后小腹针扎样疼痛基本消失，睡眠明显好转，大便偏干，2日一行，舌脉同前。上方去茯苓、炒白术、淮小麦、珍珠母，加入制香附10g、川牛膝10g，以引血下行，加生白术10g，以健脾通便，复开7剂。

按语：明代万全《万氏妇人科》记载："故产妇中气多虚，不能行血，血斯凝滞……故为腹疼。"患者小产后中气多虚，不能行血，坏血停滞腹中，加之胞脉不荣，虚实夹杂而出现小腹刺痛，腰膝酸软为肾虚之象。仲景《金匮要略》谓《千金》内补当归建中汤"治妇人产后虚赢不足。腹中刺痛不止……或苦少腹中急，摩痛引腰背"，产后虚赢，因虚致瘀，则腹中刺痛。方中以当归、丹参、续断、鸡血藤等养血活血之品，配以白芍、柴胡、杜仲、槲寄生养肝补肾，茯苓、白术健脾渗湿，太子参补气，金雀根补气活血止痛，如此肝肾之血得充，冲脉固摄之功得复，全身得以养。淮小麦养心安神，珍珠母平肝定惊，首乌藤养血通络，利于患者安眠，利于产后恢复，补血之中行逐瘀之法，气血调和相生，妙在不专攻止痛而痛止。

第四节 产后汗证

产后汗证包括产后自汗和产后盗汗两种。产妇于产后出现涔涔汗出，持续不止者，为产后自汗；若寐中汗出湿衣，醒来即止者，为产后盗汗。产妇由于分娩时耗伤气血，故产后以气血俱虚为多见。

"产后百节空虚"，正气不足，邪气易侵，稍有不慎则易导致疾病。《产孕集》曰："盖产后气虚血少，脉络空乏，肢节懈怠，腠理开张，皮毛不实，营卫不固，血道易塞，气道易滞，故致疾之易。"汗者，阳加之于阴则出。《金匮要略·妇人产后病脉证治》云："产妇喜汗出者，亡阴血虚，阳气独盛，故当汗出。"因产后患者多虚，故在治疗上以补虚为主。

验案举隅

周某，女，29岁，教师。2021年10月21日初诊。

主诉：产后汗出不止近50天。

现病史：患者50天前平产1孩后出现汗出不止，甚则大汗淋漓，以前胸后背汗出为主，常浸湿衣物，症状反复发作，故来就诊。孕产史：已婚，1-0-0-1。刻下症：伴见少量褐色恶露未尽，体虚疲乏，脾气焦躁，乳水缺少，肢体酸楚，舌淡红，苔薄白，脉弦细数。

西医诊断：产后汗证。

中医诊断：产后自汗、产后恶露不绝。

证型：肝郁脾弱，气血亏虚。

治法：疏肝解郁，益气养血，健脾止汗。

方药：丹皮逍遥散加减。

牡丹皮 10g，炒白芍 10g，柴胡 6g，茯苓 10g，炒白术 10g，生甘草 5g，太子参 30g，浮小麦 30g，煅牡蛎 30g，丹参 15g，鸡血藤 20g，丝瓜络 10g，漏芦 10g，续断 15g，炒杜仲 15g。7 剂，水煎，日 1 剂，早晚温服。

10 月 28 日二诊：患者服用汤剂 1 周，汗出减少，续服上方 7 剂。

按语：妇人产后因产时耗气伤阴，肝血不足，肝失条达至营血不足，或因产后抑郁，情绪失调，忧思过度至肝郁气滞，肝郁脾虚而至营血不足。营血不足，心阴受损，汗为心之液，心神失守，故而汗液开泄失和则汗自出。故治疗产后褥汗不能单一补气养血，需先疏肝解郁，益气养血，健脾止汗。方中柴胡疏肝解郁，使肝气条达，为君药；白芍酸苦，微寒，养血敛阴，柔肝缓急，为臣药；白术、茯苓健脾祛湿，使运化有权，气血同源。诸药同用，使肝郁得疏，血虚得养，脾弱得复而使营血充足，则汗自止，同时佐以牡蛎、浮小麦敛汗固精，安神定志；产后"多虚多瘀"，重用太子参以补气固本生津；予牡丹皮凉血活血；丹参、鸡血藤养血活血；丝瓜络、漏芦通络下乳；腰为肾之府，故以续断、炒杜仲补肾强骨，甘草调和诸药。

第五节　产后缺乳

产妇在哺乳期内乳腺无乳汁分泌，或泌乳量少，不能满足喂养婴儿者，称为"产后缺乳"，又称"产后乳汁不足""产后乳汁不行"。

中医学认为，乳房属足阳明胃经，乳头属足厥阴肝经。乳汁乃气血所化，源于中焦脾胃，赖肝气之疏泄条达，故只有脾胃健旺，气血充足，肝之疏泄有常，乳汁才能正常分泌。若气血化源不足或乳汁运行受阻，必致缺乳或乳汁过少。治疗当补养气血，疏肝解郁，通络下乳。

验案举隅

蒋某，女，29 岁，待业。2022 年 6 月 18 日初诊。

主诉：产后半年乳汁量少。

现病史：患者于 2021 年年底产第一胎（顺产）。产后乳汁量少，平素月经尚规则，28 天一行，色淡红，量少，无痛经，4 天净，月经未转。孕产史：已婚，1-0-0-1。刻下症：两乳微胀，偶感腰酸，易感冒，口干，胃纳尚可，二便尚调，夜寐欠安，易醒。

舌红，苔薄，边齿痕，脉细，尺脉沉。

西医诊断：产后乳汁过少。

中医诊断：产后缺乳。

辨证：肝郁肾虚证。

治法：补肾益气，通络下乳。

处方：下乳涌泉散加减。

当归 10g，炒白芍 20g，柴胡 6g，茯苓 10g，炒白术 10g，生甘草 5g，太子参 30g，生黄芪 15g，瓜蒌皮 10g，丹参 15g，鸡血藤 20g，功劳叶 12g，盐杜仲 15g，漏芦 10g，丝瓜络 10g，珍珠母 30g（先煎）。7 剂，水煎，日 1 剂，早晚温服。

6 月 25 日复诊：患者诉服完 7 剂后乳汁增多，睡眠较前好转，原方去珍珠母续服。

按语：《诸病源候论》云："既产则水血俱下，津液暴竭，经血不足者，故无乳汁也。"乳血同源，乳汁的生成依赖脾胃的生化，《景岳全书·妇人规》云："产后气血俱去，诚多虚证。"可见产后百脉空虚，气血俱虚，津液匮乏，无法化为乳汁。其次，乳汁的分泌还依赖肝气的疏泄，足厥阴肝经和足阳明胃经循行经过乳房，故肝气的疏泄不当导致气机不畅进而影响乳汁的化生及运行。故以逍遥散调和肝脾，疏肝解郁；以太子参、生黄芪补气养血，以资血乳之源；丹参、鸡血藤调血养经，化瘀通络；漏芦下乳通脉；丝瓜络甘平，亦归肺胃肝经，其体轻通利，善通乳络；杜仲补肾益精；瓜蒌皮养阴生津；功劳叶平肝益肾；珍珠母镇静安神。诸药合用，在祛邪通络的同时，不忘加补养气血，健运脾胃之品，以达到行中有补，祛邪不伤正。

第六节　产后乳汁自出

哺乳期内，产妇乳汁不经婴儿吸吮而自然流出者，称"产后乳汁自出"，又称"漏乳""产后乳汁自漏"等。若产妇体格健壮，乳汁旺盛，授乳时乳汁自行溢出，或断乳之初，乳汁难断而自出，均不做病论。西医学产后溢乳可参照本病辨证治疗。

西医学认为产后乳汁自出的产妇多因脑垂体分泌催乳激素及缩宫素旺盛，乳腺管粗，致使在没有吮吸乳头刺激的情况下而乳汁自溢。

中医学认为本病主要病机为脾胃气虚，乳失摄纳，或肝经郁热，迫乳外泄。脾胃气虚，脾胃素虚，加之产时失血耗气，或饮食劳倦，损伤脾胃，中气不足，不能摄纳乳汁，而乳汁自出。肝经郁热产后肝血不藏，最忌情绪妄动，而产妇情志不畅，郁而化热，或因恼怒伤肝，引动肝火，热扰冲任，则迫乳外溢。

中医辨证时应依据乳汁量多少、乳汁清稀或浓稠、乳房柔软或胀痛，结合其他症状与舌脉辨其虚实。乳房柔软、乳汁清稀、面色少华、倦怠乏力、舌淡、少苔、脉虚细者，属气血虚弱证；乳汁自出、乳汁浓稠、乳房胀痛、舌红苔黄、脉弦数者，属肝经郁热证。本病以中医治疗为主，以敛乳为原则，虚者补气摄乳，实者清热敛乳。

案例举隅

徐某，女，33 岁，家庭主妇。2022 年 10 月 18 日初诊。

主诉：产后 1 年乳汁自出。

现病史：患者于 2021 年 10 月 13 日剖宫产一女。现产后 1 年乳汁未经婴儿吸吮自出，质稀，渗湿衣服，两乳柔软，平素月经 2 月一行，7 天净，量中，有小血块，轻度痛经，末次月经为 2022 年 8 月 17 日。孕产史：已婚，1-0-1-1。刻下症：自感乏力神疲，心情抑郁，纳谷不香，小便可，大便溏，夜寐安。舌淡红，苔薄微腻，边齿痕，脉细弱，尺脉沉。

西医诊断：产后乳汁过多。

中医诊断：产后乳汁自出。

辨证：气虚证。

治法：益气健脾，佐以固摄。

处方：四君子汤合麦芽汤加减。

党参 15g，炒白术 10g，茯苓 10g，炙甘草 5g，陈皮 6g，砂仁 6g，薏苡仁 10g，炒麦芽 100g，盐杜仲 15g，槲寄生 15g，生黄芪 15g，绞股蓝 15g，厚朴花 6g。7 剂，水煎，日 1 剂，早晚温服。

10 月 25 日复诊：患者诉乳汁不再自出，心情变好，胃口改善，二便调。

按语：《沈氏尊生书》载："产后不因儿吮，有乳汁自出者，由虚之故，必大补以止之。"叶师认为，产后乳汁自出，不外虚实两端，当须明辨。患者乏力神疲，考虑气血虚弱，胃气不固，使气失摄，则乳汁失约，故乳汁自出；乳汁化源匮乏，故质清稀；乳汁外溢，乳房空虚，故乳房柔软无胀感；中气不足，致神疲乏力；脾失运化则大便溏；舌淡红，苔薄微腻，脉细弱，尺脉沉，为气虚之征。故予四君子汤益气健脾，黄芪补气，重用炒麦芽退乳，麦芽本为消麦面食积之药，用以回乳起始于元《朱震亨心法》。清《医宗金鉴》谓："无儿食乳乳欲断，炒麦芽汤频服宜。"研究显示，炒麦芽内麦角类物质有良好的调节机体泌乳素水平的作用，并具有健脾开胃的效果，其具有丰富的 B 族维生素，可加强多巴胺相关效果，在下丘脑—垂体—性腺轴发挥调节作用。辅以陈皮、砂仁、薏苡仁健脾化湿，厚朴花、绞股蓝健脾消痞，盐杜仲、槲寄生补肝肾。辨证准确，用药得当，自然效若桴鼓。

第七节　产后阴挺

阴挺是指妇女子宫下脱，甚则脱出阴户之外，或者阴道壁膨出，相当于西医学的"子宫脱垂"。子宫脱垂是盆腔器官脱垂的主要表现之一，是盆底功能障碍性疾病，主要表现为子宫从正常位置沿阴道下降，宫颈外口达坐骨棘水平以下，甚至子宫全部脱出于阴道口以外，常伴有腰酸、腹部下坠、劳动和行走后症状加剧，甚至会有尿频或排尿困难、尿潴留、尿失禁及白带增多等症状。

　　隋代巢元方《诸病源候论·妇人杂病诸候》云："胞络伤损，子脏虚冷，气下冲则令阴挺出，谓之下脱。亦有因产而用力偃气而阴下脱者。"指阴挺主要由素体亏虚，胎产劳损所致。明张介宾《景岳全书·妇人规》谓阴挺"由阴气大虚，不能收摄"所致，指出阴挺的病机为阴气亏虚。《医宗金鉴》曰："妇人阴挺，或因胞络伤损，或因分娩用力太过，或因气虚下陷，湿热下注。"肾为先天之本，脾为后天之本，两者相互滋养、固纳、升提，与阴挺的发生有着重要联系，故先天肾气虚与后天脾气虚也是阴挺发生的重要原因之一。

验案举隅

　　张某，女，34岁，职员。2022年5月27日初诊。

　　主诉：顺产后小腹坠胀1年余。

　　现病史：患者于2021年4月头胎顺产一子，至今仍感小腹坠胀，劳累后加重，平素月经尚规则，30～32天一行，7～8天净，色淡红，量多，伴血块，无痛经，月经未转。孕产史：已婚，1-0-0-1。刻下症：气短无力，腰膝酸软，口干，白天汗多，目前正值哺乳期，偶有涨奶，胃纳尚可，小便可，大便溏稀，夜寐尚可。舌淡红胖大，苔薄白，边齿痕，脉细弦，尺脉沉。妇科检查示阴道前壁轻度膨出。

　　西医诊断：Ⅰ度重型子宫脱垂。

　　中医诊断：阴挺。

辨证：脾气下陷证。

治法：补气升提。

处方：补中益气汤加减。

生黄芪15g，炒白术15g，陈皮6g，柴胡6g，生甘草5g，盐杜仲15g，槲寄生15g，瓜蒌皮12g，浮小麦30g，煅牡蛎30g（先煎），生晒参6g，续断15g，炒麦芽50g，炒白芍20g，忍冬藤15g，糯稻根25g，白花蛇舌草15g，莲子10g。14剂，水煎，日1剂，早晚温服。

6月15日二诊：患者于2022年6月13日月经来潮，诉气短无力症状较前好转，坠胀感较前减轻，出汗减少，舌脉同前，前方去煅牡蛎，加制香附10g、川牛膝10g，以引血下行。7剂，水煎，日1剂，早晚温服。

按语：患者脾气素虚，中气下陷，故小腹下坠，劳则气耗，则中气更虚，产后损伤包络，气血虚弱，不能及时收摄。《景岳全书》曰："妇人阴中突出如菌如芝，或挺出数寸，谓之阴挺……大都此证当以升补元气、固涩真阴为主。"脾主四肢，脾虚中阳难振，运化无权，故无力，舌脉均为脾气虚弱之象。研究显示，补中益气汤对子宫及周围组织有选择性收缩作用，能调整小肠蠕动及恢复肠肌张力，使内脏平滑肌收缩有力，肌张力增强，可提高子宫和周围组织收缩功能。方中生黄芪、生晒参升阳举陷；白术、甘草甘温补中，助黄芪补气健脾；白芍养血敛阴；陈皮、柴胡疏肝；杜仲、槲寄生、续断补肾，强健腰膝；瓜蒌皮除火清热；忍冬藤、蛇舌草清热解毒；浮小麦、煅牡蛎、糯稻根固表止汗；炒麦芽回乳消胀；莲子清心涩肠。诸药配伍，使脾胃健运，气虚得补，气陷得举，则诸症有所好转。

第八节　产后不寐

产后不寐是临床常见的产后病，临床表现为入睡难、睡眠欠深、易惊醒、多梦、醒后疲乏等。产后睡眠不足，气血阴阳亏虚，贼风邪气易乘虚而入，不利于产后恢复，因此正常的睡眠对产后恢复至关重要。

不寐主要病位在心，并与脾、肝密切相关。正如《景岳全书·不寐》谓："无邪而不寐者，必营气之不足也。营主血，血虚则无以养心，心虚则神不守舍。"思虑伤脾，脾失健运，生化乏源，无以上奉于心，心失所养则失眠。肝藏血，血舍魂，情志所伤，肝失条达，肝郁血虚，魂不守舍则失眠。妊娠期血液下注胞宫养胎，生产及剖宫产时，血液外溢消损，血不养神，则夜寐不安。产时出汗、用劲、产程长，可致血随汗出，血随气脱，耗气伤血，致阴血亏而气亦不足，气血不能上奉于心，心失所养，致心神不安，神不守舍而不能寐。同时产后母乳喂养、排尿困难、伤口疼痛等都会对产妇睡眠产生不同程度的影响。劳倦思虑，耗气伤阴，扰动神明，神魂无主，寤寐不得安。

验案举隅

杨某，女，27 岁，家庭主妇。2022 年 7 月 13 日初诊。

主诉：产后不寐 9 月余。

现病史：患者于 2021 年 9 月剖宫产一女。自产后睡眠即不佳，入睡难，易醒，近来睡眠质量明显下降，夜醒次数增多，平素月经尚规则，量中，5 天净，有小血块，轻度痛经，月经未经转。孕产史：已婚，1-0-2-1。刻下症：腰酸乏力，手脚及背后常常发凉，纳谷尚可，二便尚调，现仍处哺乳期。舌红，苔白，边齿痕，脉细弦，尺脉沉。

西医诊断：产后失眠。

中医诊断：产后不寐。

辨证：心脾两虚证。

治法：健脾养心补肾。

处方：归脾汤加减。

当归 10g，炒白芍 10g，柴胡 6g，茯苓 10g，炒白术 10g，太子参 30g，生甘草 5g，淮小麦 30g，远志 6g，百合 10g，珍珠母 30g（先煎），酸枣仁 12g，盐杜仲 15g，槲寄生 15g，续断 15g。14 剂，水煎，日 1 剂，早晚温服。

7 月 27 日复诊：患者诉睡眠明显改善，不易醒，腰酸缓解，偶有口干，舌脉同前。上方去珍珠母，加瓜蒌皮 10g，以养阴生津，续服 14 剂。

按语：患者生产时血液外溢消损，后期未及时滋养进补，血不养神，则夜寐不安；患者腰酸，腰为肾之府，腰酸为肾亏之象。故治宜健脾养心佐以补肾之品，予归脾汤加减治疗。方中当归，《本草求真》谓其"专入心，辛甘温润。诸书载为入心生血上品"；白芍酸甘敛阴；柴胡疏肝；茯苓、白术健脾；太子参益气；淮小麦益气养心；珍珠母平肝潜阳，安神定惊；远志归心、肾、肺经，可定心气，止惊悸，益精；百合、酸枣仁养心安神；佐以盐杜仲、槲寄生、续断补肝肾，强筋骨；甘草调和诸药。诸药合用，共奏补益心脾，镇静安神之功。

第五章　妇科杂病

第一节　不孕症

一、原发性不孕

女子未采取任何避孕措施，性生活正常，与配偶同居 1 年从未妊娠者，称为原发性不孕。《山海经》称为"无子"，《备急千金要方》称为"全不产"。《广嗣纪要·择配篇》提及"五不女"（螺、纹、鼓、角、脉），认识到女子先天生理缺陷和生殖器官畸形可致不孕。

西医学认为本病可能与生殖器官发育异常、内分泌因素、生殖器感染、子宫内膜异位症、免疫因素等有关，同时多囊卵巢综合征、卵巢功能减退等疾病又可导致本病发生，通常采用改变患者生活方式，纠正机体器质性病变，诱导排卵或者辅助生殖技术等方式达到受孕目的。

中医学认为，不孕症与肝、脾、肾三脏密切相关。《圣济总录》曰："妇人所以无子者，冲任不足，肾气虚寒也。"肾气盛，天癸充，冲任通盛，两精相搏，合而成胎。余认为，肾虚是不孕症的根本，或因先天禀赋不足，肾气素虚；或因后天房事劳损伤肾耗精；或因胞宫手术等金刃所伤，均可致肾虚而不孕。肾气充足，肝疏泄有度，冲任调畅，气血充盈，才能使胞宫定期藏泻，孕育胎儿。此外，气血冲任不调、痰瘀湿热等相关因素均可导致胞宫不能摄精成孕。余在临床用药时遵循"阳中求阴，阴中求阳"的理论，并不一味拘泥于补肾阴或肾阳，而是注重阴阳互济，以求阴平阳秘，在临床诊治时应用逍遥散以调和肝脾，异功散顾护脾胃，以助脾运。同时衷中参西审病因，在中医四诊合参辨证论治的同时，借助现代医学化验检查手段以辅助诊断，对于原发性不孕患者，备孕1年以上者嘱其行输卵管造影以明确诊断，监测基础体温和卵泡发育，治疗上谨遵"种子必先调经"的原则，以调整其月经周期为主，促进卵泡发育以待其候，并嘱其保持心情舒畅，调整心态，树立信心。

验案举隅

案例1

王某，女，28岁，职员。2021年7月3日初诊。

主诉：未避孕不孕2年。

现病史：患者已婚，夫妻同居2年来未避孕不孕。平素月经延后，33～40天一行，色红，量偏少，有血块，无痛经，10天净，末次月经为2021年6月23日，至今未净。孕产史：0-0-0-0。

刻下症：经前双侧乳房胀痛，口干，脾气暴躁，偶感腰酸，胃纳可，二便调，睡眠易惊醒，醒后难以入睡。舌红，苔薄腻，脉细弦，尺脉沉。外院检查输卵管两侧均通畅，性激素检查提示血雄激素、泌乳素偏高，B超监测排卵示卵泡发育不良。

西医诊断：原发性不孕。

中医诊断：不孕症。

辨证：肝郁肾虚证。

治则：疏肝理气，滋阴健脾。

处方：丹皮逍遥散合二至丸加减。

牡丹皮 10g，炒白芍 20g，炒白术 10g，茯苓 10g，炙甘草 5g，陈皮 6g，女贞子 10g，墨旱莲 10g，山茱萸 10g，温山药 10g，龟甲 9g，淮小麦 30g，远志 6g，瓜蒌皮 10g，柴胡 6g。7 剂，水煎，日 1 剂，早晚温服。

7 月 10 日二诊：患者诉月经已净，大便较溏，睡眠质量佳，予上方炒白术、茯苓加量至 15g，加炒稻芽 15g、莲子 15g，健脾止泻，续服 7 剂。后规律服用中药调理，量守上方，随症加减。

10 月 25 日三诊：B 超排卵检测，见 1 枚优势卵泡，方拟五子衍宗汤加减，嘱隔天同房一次。

药物：枸杞子 15g，菟丝子 15g，茺蔚子 15g，赤芍 10g，生甘草 5g，皂角刺 10g，路路通 10g，杜仲 15g，续断 15g。3 剂，水煎，日 1 剂，早晚分服。

11 月 16 日患者于家中自测尿妊娠试验阳性，确认妊娠。

按语：肾者，内寄相火，其系上属于心，心者，君火也，相火随之而动，则阴水必耗。肾为先天之本，天癸赖以滋养，患者经行 10 余天未净乃肾阴虚所致，肾中气阴亏耗，封藏失司，冲任不固，则经血失约。且乳房属胃，乳头属肝，冲脉所司在肝而又隶属于足阳明胃经，患者乳房胀痛需疏肝健脾，故方用牡丹皮、白芍滋阴养血，且补阴药选镇静沉降者，龟甲是也，女贞子味甘性平，养肝益肾，墨旱莲味甘酸，性寒，共同起到补益肝肾，滋阴止血之效。山药健脾，山茱萸收敛固脱，淮小麦、远志宁心，宁心则肾静，静则达藏，藏则固。肾精充则天癸盈，肝气畅达，则血海蓄溢有时，精血化生有源，是以后天养先天之虚，阴阳在动态过程中得以相互生化，以促进卵子的发育成熟及排出。

案例 2

傅某，女，31 岁，护士。2020 年 10 月 25 日初诊。

主诉：未避孕未孕 6 年。

现病史：患者结婚 8 年，性生活正常，每周 1 ～ 2 次，男子精液正常，未避孕未孕至今。2019 年 4 月患者行宫腹腔镜手术，术中见盆腔粘连，子宫内膜异位症 II 期，术后予诺雷得针抗内异治疗。近年于当地生殖中心胚胎移植 2 次，均失败。求子未果，故来我处就诊。患者平素月经规则，28 天一行，7 天净，量中，无痛经，末次月经为 2020 年 10 月 12 日，色质量如常。孕产史：0-0-0-0。刻下症：因多年难孕，心情低落，偶感腰酸，胃口不佳，易感神疲，夜寐浅，二便调。舌淡红，苔微白腻，边有齿痕，脉细，尺脉沉。

2019 年 4 月输卵管造影检查：双侧输卵管通畅。2020 年 9 月11 日封闭抗体检查：CD4$^+$ 淋巴细胞封闭率 –0.69%。2020 年 9 月17 日激素检查：卵泡刺激素 8.38mIU/mL，黄体生成素 4.78mIU/mL，雌二醇 40ng/mL，孕酮 0.56ng/mL。2020 年 10 月 25 日子宫附件 B 超检查：未见异常。2020 年 11 月 1 日查抗米勒管激素2.47ng/mL。

西医诊断：原发性不孕。

中医诊断：不孕症。

辨证：脾肾两虚证。

治法：补肾健脾，调冲助孕。

处方：异功不孕方加减。

党参 15g，炒白术 10g，茯苓 10g，炙甘草 5g，陈皮 6g，蒲公英 30g，忍冬藤 15g，白花蛇舌草 15g，盐杜仲 15g，桑寄生15g，续断 15g，生黄芪 15g，淮小麦 30g，珍珠母 30g，柴胡 6g。7 剂，水煎，日 1 剂，早晚分服。

11 月 15 日二诊：患者诉大便溏稀，余无不适，上方倍炒白术、茯苓，加炒稻芽 15g、莲子 10g，以健脾止泻，续服 7 剂。

此后半年规律服用中药调理，守上方，随症加减。

2021 年 6 月 6 日 B 超排卵检测，见 1 枚优势卵泡，嘱患者同房，并予中药方续服。

2021 年 6 月 25 日查尿妊娠试验阳性，确认妊娠。

按语：肾为先天之本，天癸赖其滋养，肾阳失于温煦，冲任虚衰，不能摄精成孕，而致不孕，故见腰酸伴尺脉沉，肾水亏虚不能涵养木上济于心，则寐浅，故亦需补肾填精。《景岳全书》云："冲任之血，又总由阳明水谷之所化，故月经之本，所重在冲任，所重在胃气，所重在心脾生化之源。"患者素来脾胃虚弱，运化无力，故见胃纳不佳、神疲、便溏、舌边齿痕，故应着重于补益脾胃，方予异功散加减。方中党参、陈皮、炒白术、茯苓、蒲公英、炙甘草、生黄芪益气健脾，行气化滞，助后天水谷之源；盐杜仲、桑寄生、续断滋养肝肾精血，补髓种子；柴胡疏肝解郁；淮小麦、珍珠母清心安神；患者既往有子宫内膜异位症病史，属中医"癥瘕"范畴，予忍冬藤、白花蛇舌草清热利湿，祛瘀散结，且现代药理学表明二药具有抗雌激素、抑制子宫内膜增生的作用，可防其复发。全方填精生血，肾精化肾气，促使天癸充盈，肝气畅达，则血海蓄溢有时，脾胃健旺则精血化生有源，气血充盈，后天可以养先天之虚，以促进卵子的成熟及排出。

案例 3

戴某，女，30 岁，公交司机。2021 年 6 月 30 日初诊。

主诉：未避孕不孕 1 年。

现病史：患者已婚，夫妻同居 1 年来未避孕不孕。平素月经延后，33 ～ 40 天一行，色暗红，量少，无血块，轻度痛经，5 天净，末次月经为 2021 年 6 月 21 日。平素有胃反酸、乳腺结节病史。孕产史：0-0-0-0。刻下症：腰酸，少气乏力，小便可，大便难解，2 日一行，夜寐梦多。舌淡红，苔薄腻，脉细弦，尺脉沉。外院检查提示双侧输卵管通畅，性激素无异常。

西医诊断：原发性不孕。

中医诊断：不孕症。

辨证：肾阳虚证。

治法：补肾温阳，疏肝调经。

处方：归肾丸加减。

当归 10g，炒白芍 10g，柴胡 6g，生白术 10g，生甘草 5g，太子参 15g，蒲公英 30g，浙贝母 10g，生牡蛎 30g（先煎），首乌藤 15g，盐杜仲 15g，槲寄生 15g，菟丝子 15g，知母 10g，淫羊藿 10g。7 剂，水煎，日 1 剂，早晚温服。

7 月 7 日二诊：患者自述睡眠好转，仍大便偏干，2 日一行，舌脉同前，上方去当归、首乌藤，加生地黄 10g、火麻仁 10g。7 剂，水煎，日 1 剂，早晚温服。

7 月 29 日三诊：患者自述服药期间睡眠很好，现大便正常，停药后梦多，做噩梦，近期胃口不佳。7 月 24 日月经来潮，量偏少，现已净。舌脉同前。前方加钩藤 15g（后下），以平肝定惊；加百合 10g，以养心；加炒鸡内金 12g，以健胃消食助运化。续服 7 剂。

7 月 29 日检查示促甲状腺素 0.019mIU/L。患者 8 月至 10 月于内分泌科就诊治疗。

2022 年 1 月 13 日四诊：患者自述末次月经为 2022 年 1 月 6 日，量少，7 天净，腰膝酸软，偶感烦躁，舌偏红，苔少，中有裂纹，脉细弦，尺脉沉。辨证为肾阴阳俱虚。

处方：炒白芍 10g，柴胡 6g，茯苓 10g，炒白术 10g，生甘草

5g，女贞子 15g，墨旱莲 15g，山茱萸 10g，温山药 15g，盐杜仲 15g，槲寄生 15g，忍冬藤 15g，白花蛇舌草 15g，浙贝母 10g，生牡蛎 30g（先煎），太子参 30g。续服 7 剂。

后规律服用中药调理，在上方基础上，随症加减。同时监测排卵。

2022 年 5 月 5 日患者因月经逾期未至，末次月经为 2022 年 3 月 31 日，就诊查人绒毛膜促性腺激素 12810mIU/L，雌二醇 1112pmoL/L，孕酮 79.14nmoL/L。B 超检查：宫内早孕，子宫动脉血阻偏高。因患者备孕时间长，建议住院保胎治疗。

按语：初诊时患者未避孕不孕 1 年，平素月经延后，结合患者舌脉考虑证属肾阳虚。《傅青主女科》云："妇人受妊，本于肾气之旺也，肾旺是以摄精。"肾虚则冲任虚衰不能摄精成孕，血海不能如期满溢，致月经延后；肾虚则不濡养外府，故见腰酸。方中当归、白芍活血；白术健脾；太子参补气；柴胡疏肝；蒲公英、浙贝母、生牡蛎软坚散结；盐杜仲、槲寄生补肝肾；菟丝子补肾温阳；淫羊藿温阳，得知母之助，可阴中求阳，而精气益盛；知母滋阴，得淫羊藿之助，可阳中求阴而肾阳更充；首乌藤养血安神助睡眠；生甘草调和诸药。全方共奏疏肝温肾阳，养血调经之功，使肾气盛，冲任得冲，月事以时下。半年后患者辨证为肾阴阳俱虚，故方中兼顾调和肾阴阳，肾气充实，脾气健旺，冲任气血旺，则孕自成。

二、继发性不孕

女子与配偶同居，性生活正常，曾有过妊娠，未避孕不孕1年以上者，称为继发性不孕，《备急千金要方》称其为"断绪"。

女性不孕部分是女方自身问题导致，但也需考虑男方因素的存在，女方常见不孕原因为子宫或输卵管问题、排卵障碍、内分泌因素、高龄、自身免疫性疾病等；男方主要是因精液异常以及性功能障碍导致不孕。临床上在男女双方排除以上问题，仍不能找到不孕原因时，男女双方可进行遗传筛查。因此，女性需详细询问相关月经史、婚育史、避孕史、既往史等，男方需询问既往疾病史、治疗史和手术史等，再通过激素检测、相关辅助检查以及遗传筛查等找寻病因。

由于不孕症病因多样，从排卵、受精、着床、发育等任一环节出现问题都有可能导致不孕，情况复杂，治疗上一般采取一病一治，比如：药物治疗，促进卵泡发育与排出，叶师常嘱患者进行卵泡监测，增加受孕几率；手术治疗，针对相关生殖器官存在器质性病变；辅助生殖技术等。

中医认为继发性不孕的基本病机在于肝郁气结，肾气不充，脾失健运，冲任气血不调，胞宫失养，故而不孕。《灵枢·决气》云："两神相搏，合而成形。"肾为先天精血之本，脾胃共为后天气血生化之源，女子又以肝为先天之根本，因此，继发性不孕其本在肾，涉及肝、脾，兼痰湿、瘀血等病理产物，根据月经、带下、相关病史以及舌脉，并结合全身症状辨证寒热虚实，气血阴阳。

肝郁者疏肝理气，肾虚者补肾益气，血瘀者活血化瘀，痰湿者健脾化痰。叶师临证所见情况较为复杂，部分患者既往有多囊、子宫腺肌病等基础疾病，常常是多种病因病机同时出现，如肝郁肾虚型、气滞血瘀型、肝郁肾虚夹湿热型、肝郁肾虚兼痰湿阻滞型。对此，组方常以逍遥散、异功散、自拟八珍多囊方等为基础方药，辨病与辨证相结合来用药。

继发性不孕是女子曾有过妊娠情况，其生育力是存在的，其治疗重点首先是要明确病因，对症治疗，临证所见有许多因七情内伤、饮食失节、生活作息紊乱、先天禀赋不足、宫腔异物等导致月经失调，以致排卵期不定，受孕概率低下。因此，继发性不孕首重调经，以西医检查辅助手段，配合月经周期疗法，补肾调周法为基础，根据月经周期不同气血变化使经血正常蓄溢，冲任调和，调养胞宫。可加入紫河车、鹿角胶等药物促进卵泡的发育与排出，为受孕提供基本条件。其次，女性有"嫉妒不孕"之说，长久不孕会导致女性心理和性格上的改变，影响受孕，故余在临床上常嘱患者保持心平气和的状态，调整生活作息，正所谓"男精壮而女经调，有子之道也"。而对于男性不育导致的不孕，以补肾填精为基础，因证论治。

验案举隅

案例 1

刘某，女，28 岁，导游。2020 年 7 月 26 日初诊。

主诉：未避孕不孕 2 年。

现病史：患者平素月经延后，33～40天一行，5天净，量中，下腹隐痛，末次月经为7月9日，前次月经为6月8日，再前次月经为5月5日，偶有痛经，经前头痛。孕产史：已婚，0-0-2-0，试管移植失败1次。6月30日行"腹腔镜下双侧输卵管修复整形手术＋盆腔粘连分解术＋宫腔镜下探查术＋子宫输卵管高压通液术＋左侧输卵管插管通液术＋子宫内膜活组织检查术"。刻下症：面色暗淡，寐纳一般，舌淡红，苔薄白，脉弦细，尺脉沉。病理检查：宫腔内容物、子宫内膜呈增生反应。2020年6月17日输卵管造影：双侧通而不畅。2020年4月21日激素六项检查：雌二醇36pg/mL，黄体酮0.37ng/mL，泌乳素14.60ng/mL，卵泡刺激素7.10mIU/mL，睾酮0.1ng/mL，黄体生成素4.57mIU/mL。抗缪勒管激素3.60ng/mL，6月7日卵泡监测：未见优势卵泡。

西医诊断：女性不孕症。

中医诊断：不孕。

辨证：肝郁肾虚证。

治法：疏肝解郁，补肾益精。

处方：逍遥散加减。

当归10g，炒白芍10g，柴胡6g，茯苓10g，炒白术10g，生甘草5g，知母10g，淫羊藿10g，盐杜仲15g，桑寄生15g，续断15g，太子参30g。7剂，水煎，日1剂，早晚分服。

8月24日二诊：患者诉8月13日月经来潮，量可，色红，经前头痛缓解，面色、睡眠改善，口中黏腻，腹胀，大便溏薄，舌淡红，苔薄黄，边齿痕，脉细，尺脉沉，予上方去知母，加广藿香 10g、佩兰 10g、厚朴 10g、蒲公英 30g、菟丝子 15g、覆盆子 15g。7 剂，水煎，日 1 剂，早晚分服。

8 月 31 日三诊：患者湿热症状有所改善，予上方去当归。7 剂，水煎，日 1 剂，早晚分服，嘱患者继续进行卵泡监测。

11 月 5 日四诊：患者诉 10 月 15 日月经来潮，量、色、质较前好转，经前头痛已无，夜寐不安，睡后易醒，9 月 7 日复查黄体酮 8.61ng/mL，人绒毛膜促性腺激素 0.9mIU/mL，卵泡监测有成熟卵泡排出。予上方去广藿香、佩兰，加淡竹茹 10g，以清热化痰，加珍珠母 30g、淮小麦 30g，以益气养心。7 剂，水煎，日 1 剂，早晚分服。

后患者坚持于我处治疗，用药随症加减 8 个月。

2021 年 10 月 3 日复诊，查人绒毛膜促性腺激素 899.7mIU/mL，黄体酮 16.7ng/mL，彩超检查：宫内类孕囊。

10 月 10 日门诊拟"胎动不安"收住入院。

按语：患者因先天因素本身受孕困难，未孕两年，心情焦虑，肝郁不舒，疏泄失常，气血失和，肝藏血，肝肾同源，肝郁血虚日久，以致肾精亏虚，天癸乏源，血海蓄溢不足，冲任不调，经血下注胞宫不畅，故见月经延后以致不孕；气滞不通故见痛经。《素问·上古天真论》云："天癸至，任脉通，太冲脉盛，月事以时下，故有子。"足厥阴肝经上行于颠顶，肝气郁结日久，气行不利，瘀血内留，经前冲气旺盛夹瘀血上行则见经前头痛。《医宗金鉴》云："宿血积于胞中，新血不能成孕。"瘀血内阻胞宫胞脉，卵泡排出不利，亦会受孕困难，方用逍遥散加减治疗。方中当归养血活血，促进子宫内膜生长，血海蓄溢盈满，血可载气，使气滞得畅；白芍养血敛阴，柔肝缓急，可缓解下腹隐痛；柴胡疏肝解郁，条达肝气；白术、茯苓、甘草健脾益气，通过使后天营血生化来补益先天肾精亏损；重用太子参健脾益胃，行气生津；淫羊藿、杜仲、续断、桑寄生活血行气，补肾壮阳；知母滋阴润燥，脾肾双补；素体肾虚，二诊时外感湿邪入侵，阻滞中焦，脾胃功能失调，以致口中黏腻、腹胀、大便溏薄，故以广藿香、佩兰、厚朴芳香化湿，蒲公英清热解毒，覆盆子、菟丝子补肾益精。患者坚持治疗，肾精逐渐充盛，胞宫气血充盛，优势卵泡顺利排出，阴阳阳和调而摄精成孕。

案例 2

秦某，女，38 岁，翻译。2021 年 7 月 27 日初诊。

主诉：未避孕不孕 2 年。

现病史：患者诉平素因生活压力导致情志抑郁，月经规则，28 ～ 30 天一行，7 天净，量少，色红，有血块，轻度痛经，末次月经为 7 月 21 日。2015 年行子宫内膜异位症手术，2016 年因卵巢巧克力囊肿复发行手术。孕产史：已婚，1-0-0-1，放曼月乐 4 年，现已取出。刻下症：心烦不得眠，睡后易醒，白日精神恍惚，舌红，苔薄，边齿痕，脉细，尺脉沉。2021 年 3 月 14 日抗米勒管激素 0.65，白带 pH 值 4.6。

西医诊断：卵巢功能减退、女性不孕症、阴道炎。

中医诊断：不孕。

辨证：肝郁肾虚，心阴不足证。

治法：滋肾疏肝，养心安神。

处方：逍遥散合甘麦大枣汤加减。

当归 10g，炒白芍 10g，柴胡 6g，茯苓 10g，炒白术 10g，生甘草 5g，太子参 30g，知母 10g，淫羊藿 10g，淮小麦 30g，珍珠母 30g，首乌藤 15g，盐杜仲 15g，槲寄生 15g，续断 15g。7 剂，水煎，日 1 剂，早晚饭后 1 小时各 200mL 分服。

8 月 3 日二诊：患者头痛，睡眠、情绪好转，予上方加钩藤 15g。7 剂，水煎，日 1 剂，早晚分服。

8 月 19 日三诊：患者诉月经即将来潮，伴夜寐不安，带下量多，色黄，阴道瘙痒，舌红，苔黄，脉细，予上方加广藿香 10g、佩兰 10g、丹参 15g、鸡血藤 20g、远志 6g、蒲公英 30g。7 剂，水煎，日 1 剂，早晚分服。

8 月 30 日四诊：患者诉 8 月 21 日月经来潮，量增多，色红，痛经改善，血块消失，带下、睡眠等情况好转，守效方继服。

9 月 3 日五诊：患者停经 2 个月，尿妊娠试验阳性，后续进行保胎调养。

按语：《女科要旨》云："妇人无子，皆由经水不调。经水所以不调者，皆由内有七情之伤，外有六淫之感，或气血偏盛、阴阳相乘所致。"婚久不孕，平素忧思过度，肝主疏泄，肾主封藏，二者功能失职，则血海蓄溢失常，冲任失调，下焦瘀滞日久，阳气无以宣通，亦可致肾阳虚衰，故难成孕，术中金器损伤胞宫，损伤气血，肾气不足，精不化血，则天癸乏源，血海空虚，故经期月经量少；心主血，肾藏精，肾精不足以致心阴不足，心失所养，故见心烦、睡眠不安、精神恍惚；舌红，苔薄，脉细，尺脉沉均为肝郁肾虚，心阴不足证，方用逍遥散合甘麦大枣汤加减。方中当归养血活血；白芍柔肝缓急止痛；柴胡疏肝解郁，引药入肝经，条达肝气，气为血之帅，气滞得疏则血行通畅，痛经缓解；白术、茯苓健脾益气；淫羊藿、盐杜仲、槲寄生补肾壮阳；续断滋肾益精；知母入肝肾滋阴降火，阴阳同补，气血和调；太子参性平，重用健脾益气；淮小麦养心阴，益心气；生甘草补益心气，和中缓急，合用取甘麦大枣汤之义养心安神；珍珠母、首乌藤合用养心镇静安神，夜寐安则患者情绪亦能舒畅；生甘草兼做使药以调和诸药。全方心肝肾同调，补泻并用，共奏滋肾疏肝，养心安神之功。二诊时，患者头痛，加钩藤平肝息风。三诊时，患者肝郁克脾，脾失健运，水湿不化，故加广藿香、佩兰、蒲公英芳香化湿，丹参、鸡血藤活血化瘀，因势利导使经血畅行而无留瘀之患，远志安神，肝气条达，肾精充足，血海蓄溢有源，胞宫得养，冲任和调，则孕求可得。

案例 3

刘某，女，30 岁，西点师。2020 年 10 月 6 日初诊。

主诉：未避孕不孕 3 年。

现病史：患者诉平素情绪易感抑郁焦虑，平时月经规则，30天一行，量偏少，色红，6 天净，末次月经为 9 月 25 日，量少，色淡，腰酸，前次月经为 8 月 26 日。男方精子 DNA 碎片率 68%，畸形率 98%。孕产史：已婚，0-0-4-0，生化妊娠 3 次，2018 年孕 3 月胎停 1 次。刻下症：胸闷，大便难解，不成型，舌红，苔薄黄，边齿痕，脉弦细，尺脉沉。2020 年 4 月输卵管造影检查：左侧通而不畅，右侧通畅。

西医诊断：女性不孕症。

中医诊断：不孕。

辨证：肝郁肾虚，痰湿阻滞证。

治法：燥湿化痰，理气调经，补肾益精。

处方：逍遥散合瓜蒌竹茹汤加减。

当归 10g，炒白芍 10g，柴胡 6g，生白术 10g，生甘草 5g，盐杜仲 15g，槲寄生 15g，续断 15g，太子参 30g，生地黄 15g，淡竹茹 10g，瓜蒌皮 10g，菟丝子 15g，火麻仁 10g。7 剂，水煎，日 1 剂，早晚分服。

男方辨证施治，调理改善精子 DNA 碎片率及畸形率情况，每月监测有无感染情况，监测优势精子排出情况，嘱双方调畅情志，饮食调节。

10 月 13 日二诊：患者诉胸闷、便秘好转，面部痤疮频发，舌淡红，苔薄黄，边齿痕，脉弦细，尺脉沉，予上方去火麻仁，加枸杞子 10g、桑白皮 15g、制玉竹 12g。7 剂，水煎，日 1 剂，早晚分服。

10 月 25 日三诊：患者胸闷、焦虑好转，便秘仍存，舌淡红，苔薄黄，边齿痕，脉弦细，尺脉沉，患者诉月经即将来潮，予上方加丹参 15g、鸡血藤 20g、制香附 10g、川牛膝 15g。7 剂，水煎，日 1 剂，早晚分服。

11 月 14 日四诊：患者胸闷、睡眠、便秘好转，守效方继服。女方监测有优势卵泡成熟并排出。

此后用药随症加减，2021 年 12 月患者尿妊娠试验阳性，彩超示宫内类孕囊，后续保胎治疗调理。

按语：患者素体肾虚，冲任虚衰，血海空虚，经血无以下，故每次月经来时经量偏少；男方精子碎片率较高，女方输卵管一侧通而不畅，先天原因导致受孕本就困难，长期盼子心切，情绪焦虑抑郁，导致肝郁气滞，气机不畅，疏泄失常，冲任失和，气血不能及时下注胞宫，肾阳不足，胞宫失煦，故而难以成孕，即使有孕无充足气血及适宜的胞宫环境也难以孕育成长，故患者出现胎停流产；腰为肾之府，肾虚则腰酸；肝郁横逆克脾，脾失健运，水湿下注，壅滞冲任胞宫胞脉，痰湿阻滞气机则胸闷气短；肝郁气行不利，脾虚无力推动，则见便难；加之湿邪下注肠道，故大便黏腻不成型；舌红，苔薄黄，边齿痕，脉弦细为肝郁肾虚，湿邪阻滞之证，方用逍遥散合瓜蒌竹茹汤加减。方中当归养血活血；炒白芍柔肝缓急止痛；柴胡疏解肝郁，条达肝气，引药入肝经；白术、太子参健脾益气；杜仲、续断、槲寄生、菟丝子补肾壮阳，益肾填精，温煦胞宫，肾精充盛，气血和调；生地黄清热解毒，行气活血；淡竹茹、瓜蒌皮清热化痰；火麻仁润肠通便，生甘草调和诸药。全方共奏疏达肝气，祛湿化痰，补肾益精之功。

案例4

李某，女，27岁，个体经营。2021年8月29日初诊。

主诉：未避孕不孕1年。

现病史：患者平素月经尚规则，30天一行，7天净，量少，色鲜红，夹血块，有轻度痛经史，末次月经为8月28日，量少，色暗，现未净。既往有桥本甲状腺炎病史。孕产史：已婚，0-0-2-0，2020年1月胎停提示染色体异常。刻下症：腰酸乏力，阴痒，带下色黄，偶有大便溏薄，尿黄，烦躁易怒，食欲不振，舌淡红，苔薄黄，边齿痕，脉弦细。性激素检查：雌二醇39pg/mL，黄体酮0.82ng/mL，催乳素15.22ng/mL，卵泡刺激素8.30mIU/mL，睾酮0.31ng/mL，黄体生成素4.20mIU/mL。白带常规＋生化检查：镜检白细胞15-30/HP，白细胞酯酶阳性（＋），过氧化氢浓度阳性（＋）。

西医诊断：桥本甲状腺炎自身免疫病、女性不孕症、阴道炎。

中医诊断：不孕。

辨证：肝郁肾虚，湿热瘀互结证。

治法：疏肝解郁，清热利湿活血。

处方：逍遥散加减。

当归10g，炒白芍10g，柴胡6g，茯苓10g，炒白术10g，生甘草5g，制香附10g，川牛膝15g，生山楂10g，太子参30g，盐杜仲15g，槲寄生15g，丹参15g，鸡血藤15g。7剂，水煎，日1剂，早晚分服。

9月7日二诊：患者诉情绪、食欲等改善，腰酸乏力，口黏腻，舌淡红，苔白，边齿痕，脉弦细，予上方去生山楂、丹参、鸡血藤，加知母10g、淫羊藿15g、续断15g、枸杞子15g、广藿香10g。7剂，水煎，日1剂，早晚分服，嘱患者每日监测基础体温，了解排卵情况和黄体功能。

10月8日三诊：患者诉末次月经为9月28日，量可，色鲜红，夹血块，伴带下色黄，腰酸，舌淡红，苔薄黄，脉弦细，基础体温已升。改新方，五子衍宗促排方加减。

枸杞子15g、菟丝子15g、茺蔚子15g、赤芍10g、生甘草5g、续断10g、盐杜仲15g、路路通10g、皂角刺15g、柴胡6g、墨旱莲15g、佛手10g、浙贝母10g、太子参30g、蒲公英30g、桑寄生15g、覆盆子15g。3剂，水煎，日1剂，早晚分服。嘱患者每日监测基础体温，了解排卵情况和黄体功能，排卵LH检测试纸强阳性时同房，坚持锻炼。

上方加减治疗3个月后，患者月经基本正常，基础体温双相，月经量较前明显增多，诸症改善。

患者继续于门诊口服中药调理2个月后，尿妊娠试验（＋），彩超检查提示宫内早孕。予中药补肾安胎。

按语：《景岳全书》言："情怀不畅，则冲任不充，冲任不充则胎孕不受。"患者因胎停及婚久不孕，肝气郁结，疏泄失职，冲任失畅，肝郁克脾，脾失健运，气血化生乏源，津液疏布失常，则肾精无以为充，肝血无以为养，天癸乏源，阴长不足，孕育乏力，致卵泡发育迟缓；肾阳不足，胞宫失养，故久不成孕；气滞血行不畅，日久成瘀，故经期见痛经、血块；肝郁克脾，水湿不化，郁久化热，湿热之邪相互搏击，损伤下焦，故阴道炎反复。初诊时患者正值经期，治宜行气活血，祛瘀生新，予逍遥散加减。方中当归养血活血；白芍养血柔肝；茯苓、白术、太子参健脾益气，脾气健旺则运化正常；山楂消食健胃；柴胡理气解郁，调经止痛；丹参、鸡血藤、川牛膝、香附活血化瘀，引血下行，使经血通畅而无留瘀之弊；山楂亦能增强行气散瘀之功；杜仲、槲寄生补肝肾，益精血；生甘草调和诸药。全方气血同调，肝脾肾同补。二诊时，患者月经过后气血暂亏，湿热蕴结下焦反复，加知母清热泻火，淫羊藿、续断、枸杞子补肾壮阳，阴阳同补，以阴中求阳，阳中求阴，广藿香芳香化浊。三诊时，患者正值经间期，氤氲之时，重阴转阳，予五子衍宗丸加减，疏通胞宫脉络，调血理血，有利于卵泡生长发育。方用菟丝子、覆盆子温肾阳，益精血；杜仲、续断、桑寄生补肝肾，强筋骨，进而扶正固本，改善腰膝酸软；枸杞子、墨旱莲滋肾阴，肾阴肾阳同补，阴阳互生；太子参补中益气，使精血化生有源；茺蔚子、赤芍、皂角刺、路路通活血化瘀通经；佛手、柴胡疏肝调理肝气；蒲公英、浙贝母清热燥湿，利尿通淋；生甘草调和诸药。全方使湿热得化，脾气得健，肾精充盛，气血充足，胞宫得养，血海蓄溢如常，胎孕可得。

案例 5

谢某，女，27 岁，职员。2020 年 11 月 7 日初诊。

主诉：未避孕不孕 1 年。

现病史：患者平素月经延后，35～60天一行，7天净，量少，痛经，夹血块，末次月经为9月28日，7天净，量少，色红，痛经，夹血块，前次月经为7月22日。孕产史：已婚，0-0-1-0，2018年宫外孕1次。刻下症：腰酸痛，乳房胀痛，胸闷，舌淡红，苔薄黄，边齿痕，脉细涩，尺脉沉。10月1日于外院做卵管造影检查，提示双侧输卵管通畅。10月20日抗米勒管激素10.29ng/mL，彩超检查：双卵巢呈多囊改变。

西医诊断：多囊卵巢综合征、女性不孕症。

中医诊断：不孕。

辨证：气滞血瘀证。

治法：理气行滞，活血化瘀。

处方：八珍多囊方加减。

丹参15g，柴胡6g，制香附10g，大血藤20g，赤芍15g，生甘草5g，薏苡仁30g，炒枳壳10g，莪术10g，白花蛇舌草15g，路路通10g，鸡血藤20g，太子参30g，知母10g，淫羊藿10g。7剂，水煎，日1剂，早晚分服。

11月18日二诊：患者诉末次月经为11月8日，7天净，量中，夹血块，诸症改善，大便软烂不成形，带下量多，夜寐多梦，舌淡，苔厚，边齿痕，脉弦细，尺脉沉。予上方减炒枳壳，加莲子10g、炒白术15g、茯苓15g。7剂，水煎，日1剂，早晚分服。嘱患者于11月25日行经阴道B超检查，监测卵泡发育及排卵情况，择机试孕。

12月2日三诊：患者诉夜寐不安、大便、带下等改善，情绪抑郁，腰酸乏力，舌淡红，苔薄白，脉弦细，证属肝郁肾虚，治当疏肝补肾，故去旧方，改新方，予自拟加味逍遥散加减。

炒白芍 10g，柴胡 6g，茯苓 15g，炒白术 15g，生甘草 5g，莲子 10g，太子参 30g，盐杜仲 15g，槲寄生 15g，知母 10g，淫羊藿 15g，锁阳 10g，菟丝子 15g，覆盆子 15g。7 剂，水煎，日 1 剂，早晚分服。

12 月 28 日四诊：患者诉 12 月 10 日月经来潮，量、色、质已正常，诸症缓解，监测到优势卵泡排出，舌淡红，苔薄白，脉略沉。嘱守效方继服 7 剂。

患者于门诊服中药随症加减调理 5 个月。

2021 年 7 月 10 日复诊：患者人绒毛膜促性腺激素 952.6mIU/mL，黄体酮 16.43ng/mL，彩超检查：宫内类孕囊，确认妊娠。门诊收住入院保胎治疗。

按语：患者既往宫外孕术后损伤肾气，婚久不孕，情志不畅，肝气郁滞，血行受阻，经血下行不畅，瘀阻冲任而致月经延后；不孕，气聚血凝，积而成块，故见血块；瘀久化热，阻滞气机，故胸闷；足厥阴肝经行于少腹两侧，女性乳房属胃，乳头属肝，瘀阻经脉不通则痛，故经来腰腹痛、乳房胀痛；经前期以疏通为主，活血调经，除旧生新。方中柴胡、香附疏肝解郁，条达肝气；炒枳壳理气宽中；路路通、丹参、香附、莪术、鸡血藤、大血藤活血通经，促进经血下行通畅；赤芍清热凉血，散瘀止痛；白花蛇舌草清热解毒，薏苡仁健脾渗湿，二药配合祛湿热之邪；知母入肝肾，滋阴降火；淫羊藿温肾助阳；太子参滋阴益气；生甘草调和诸药。肝病易传脾，二诊时加茯苓、白术健脾益气，使气血渐充，既可安受邪之地，又可培土生木；莲子补脾止泻，养心安神。诸药合用，肾精充盛，肝气条达。三诊时，患者证属肝郁肾虚，治宜疏肝补肾，予加味逍遥散加减治疗。方中杜仲、槲寄生、锁阳、知母、菟丝子、覆盆子补肝肾，益精血，阴阳并补，促进卵泡发育成熟；淫羊藿温肾助阳；炒白芍养血柔肝；柴胡疏肝解郁；茯苓、白术、太子参健脾益气；莲子养心安神；生甘草调和诸药。肾精充足，精化为血，血海蓄溢有常，气血和调，胞宫得养，则诸症自可缓解，卵子正常成熟及排出，两精相合而成孕。

第二节　多囊卵巢综合征

多囊卵巢综合征（PCOS）是一种发病多因性、临床表现呈多态性的内分泌紊乱综合征，以雄激素过多和持续无排卵为临床主要特征，是导致育龄期女性不孕的常见原因之一，约占排卵障碍性不孕的75%。据我国最新流行病学调查研究发现，我国育龄女性PCOS的发病率为5.6%。其中，肥胖型PCOS患者约占30%～75%。

PCOS患者以月经紊乱、不孕、肥胖、性征改变为主要症状表现，易反复发作，给患者带来巨大的心理压力，影响家庭和谐。用药干预是治疗PCOS的主要方法，适用于有生育要求、卵巢功能保留较好者。西医常用促排卵、抗雄性激素等疗法治疗该病，但药物不良反应较高，改善症状效果不理想。

中医学虽无多囊卵巢综合征之病名，但根据其临床特点，可归属于"月经后期""闭经""不孕"等范畴。

PCOS 病因病机与肝肾密切相关，其中肾虚是发病的关键。若肾中精气不足，肾阴阳失衡，转化不利，会导致人体生长和生殖机能发育迟缓；肾阴亏虚，冲任失养，血海空虚，不能按时满盈，则月经过少或延后；肾阳不足，胞宫失于温煦或气化不足，胞脉失去濡养或气血凝滞，则月经延迟甚至闭经，或难以摄精成孕。PCOS 不孕最主要的原因是稀发排卵或无排卵，主要表现为初级卵泡不能发育为优势卵泡，或卵泡膜过度增生形成卵泡闭锁，导致卵子无法正常排出。而肾阴是卵泡发育的物质基础，能够滋养孕卵促进其生长成熟，肾阳是卵子排出的内在动力，能推动卵子顺利排出。可见 PCOS 以肾虚为本。肝能调节气血运行，由于 PCOS 治疗周期长，患者心理压力大，加上多毛、痤疮、不孕等容易产生抑郁。患者肝失条达，气机不畅，肝气郁结，故主要表现为情志抑郁、胸闷不舒、烦躁易怒、焦虑、失眠等症状。肝郁还易传脾，导致脾失健运，痰浊内生，日久还可致气滞血瘀。痰浊、瘀血等病理产物的形成导致"肾—天癸—冲任—胞宫"生殖轴功能失调，进而造成卵巢增大、小卵泡增多等表现。PCOS 病机要点是肾虚肝郁，痰浊瘀血为标，本虚标实，虚实夹杂是其病理特点。治疗中应注意补肾益精，疏肝理气，辅以健脾益气，养血化瘀，燥湿化痰等法，切忌大肆攻伐。

验案举隅

案例1

叶某，女，27岁，个体经营者。2019年8月21日初诊。

主诉：继发性不孕3年。

现病史：患者2016年怀孕2个月因稽留流产行清宫术1次，迄今3年余未再妊娠。患者初潮年龄15岁，平素月经不规则，既往月经30～60日一行，4日净，末次月经为2019年7月14日，经量中等，色暗红，无血块，无痛经。曾遵医嘱服用屈螺酮炔雌醇片2个月，停药后再次出现月经后期。孕产史：已婚，0-0-1-0。刻下症：满脸痤疮，多毛，体形偏胖，情志抑郁，腰酸，二便正常，纳寐皆可，舌暗红，苔淡白，脉弦细，基础体温监测示持续低温。6月14日在本院查彩超：双侧卵巢多囊改变，不全纵隔子宫畸形。8月16日行性激素检查：卵泡刺激素6.43mU/mL，黄体生成素14.40mU/mL，雌二醇37.00pg/mL，睾酮55.40ng/dL，黄体酮0.43ng/mL，催乳素8.29ng/mL。抗米勒管激素7.89ng/mL。8月20日于外院查输卵管造影提示双侧输卵管通畅。当日于本院经阴道B超排卵监测示无优势卵泡，子宫内膜厚度5mm。

西医诊断：继发性不孕、多囊卵巢综合征。

中医诊断：月经后期病、不孕病。

辨证：肝郁肾虚证。

治法：疏肝解郁，补肾健脾。

处方：自拟加味逍遥散。

炒白芍 10g，柴胡 6g，茯苓 10g，炒白术 10g，生甘草 5g，知母 10g，紫石英 20g，锁阳 10g，枸杞子 15g，桑白皮 15g，制玉竹 12g，炒杜仲 15g，桑寄生 15g。14 剂，水煎，日 1 剂，早晚分服。

配合口服紫河车粉，每次 3g，每日两次，服用 2 周，且督促患者减肥。

9 月 4 日二诊：患者腰酸明显减轻，无明显新发痤疮，当日经阴道 B 超检查示子宫内膜厚度 8.0mm、双侧卵巢多囊样改变、不全纵隔子宫畸形。在原处方基础上，去紫石英，加路路通 10g、皂角刺 10g、丹参 15g、鸡血藤 20g。7 剂，水煎，日 1 剂，早晚分服，并督促其减肥。

9 月 11 日三诊：患者服上述药后诉 2019 年 9 月 10 日月经来潮，量色质可，腰酸缓解，纳寐可，二便调，体重减轻 2kg。

处方：炒白芍 10g，柴胡 6g，茯苓 10g，炒白术 10g，生甘草 5g，制香附 10g，川牛膝 15g，炒杜仲 15g，桑寄生 15g，丹参 15g，鸡血藤 20g。7 剂，水煎，日 1 剂，早晚分服。

9 月 18 日四诊：患者末次月经为 9 月 10 日至 9 月 16 日，以上症状皆消失，继续予自拟加味逍遥散服用 14 剂，并嘱 9 月 24 日行妇科经阴道 B 超监测卵泡发育及排卵情况，择机试孕。

9 月 24 日在外院行经阴道 B 超检查示子宫内膜厚度 9.0mm，右侧优势卵泡 19mm×17mm，左侧无优势卵泡。嘱 9 月 25 日、27 日试孕。

10 月 25 日彩超检查示宫内早早孕，宫腔少量积液，不全纵隔子宫。停经 45 日，偶感腹痛，无肛门坠胀感及阴道出血，余无特殊不适。

患者后于本院保胎成功出院。

按语：患者既往流产损伤肾气，卵泡发育异常亦首当责之于肾，腰为肾之府，故腰酸；平素心情抑郁，加之长期月经推后，脉弦，为肝气郁滞之象；肝郁日久化火，木火刑金，灼伤肺阴，上行头面，故见痤疮、多毛。综上可辨为肝郁肾虚证。初诊患者月经推后 7 日，子宫内膜较薄。叶师认为，此时经血来源不足，若用大量活血之品强行使子宫内膜脱落，以求月经复潮，易损伤胞宫，宜补益肝肾为主，方用自拟加味逍遥散。方中锁阳、炒杜仲、桑寄生、枸杞子补肝肾，益精血；紫石英温肾暖宫，调冲任，为女子暖宫之要药；知母滋阴润燥，与锁阳、紫石英同用取其阴阳并补之意，促进卵泡顺利发育成熟；柴胡疏肝解郁，白芍养血敛阴，柔肝缓急。二药同服，散收相使，气血同养，使肝气条达，气行则血行津布。木郁则土衰，肝病易传脾，故以炒白术、茯苓健脾益气。一安未受邪之地、二制生痰之源，培土升木，使肝气条达。《素问·五脏生成》曰："肺之合皮也，其荣毛也。"故诊治PCOS 伴有痤疮者可从肺论治。桑白皮清泄肺热，制玉竹润肺生津，二药合用，专解肺经之热象，清热生津，临床上对 PCOS 患者痤疮有良好的疗效。河车粉补肾益精，益气养血。生甘草调和诸药。诸药合用，填精生血，促使天癸充盈，肝气畅达。二诊时患者症状较前改善，子宫内膜厚度可，在原方基础上加活血之品如丹参、鸡血藤、路路通、皂角刺促进卵泡顺利排出。三诊时患者月经复潮，在益肾活血的基础上加用制香附行气疏肝解郁，川牛膝引血下行，增强活血通络之功，促使经血顺利排出。四诊时患者症状痊愈，经调经、促卵助孕，择氤氲之时，两精相合而成胎。

案例 2

朱某，女，24 岁，学生。2021 年 3 月 28 日初诊。

主诉：月经后期、经期延长两年。

现病史：患者 14 岁月经初潮，自初潮起月经不规则，既往月经 50 ～ 60 日一行，10 日净，末次月经为 2021 年 3 月 20 日，现未净，量少，色暗红，有小血块，无痛经。孕产史：未婚，否认有性生活史。刻下症：急躁易怒，腰酸乏力，面部长痘，二便正常，纳寐皆可，舌淡胖，苔微腻，脉沉弦。外院 B 超检查提示双侧卵巢多囊样改变。

西医诊断：多囊卵巢综合征。

中医诊断：月经后期、经期延长。

辨证：肝郁肾虚证。

治法：疏肝解郁，补肾健脾，凉血止血。

处方：自拟加味逍遥散。

当归 10g，炒白芍 10g，柴胡 6g，茯苓 10g，炒白术 10g，生甘草 5g，知母 10g，淫羊藿 10g，炒杜仲 15g，桑寄生 15g，桑白皮 15g，制玉竹 12g，忍冬藤 15g，白花蛇舌草 15g。7 剂，水煎，日 1 剂，早晚分服。

嘱患者查抗米勒管激素和子宫附件 B 超。

4 月 4 日二诊：患者诉末次月经为 2021 年 3 月 20 日，12 日净，情志尚可，腰酸好转，无新发痤疮，舌淡胖，苔白腻，脉沉弦。2021 年 4 月 3 日检查抗米勒管激素 9.44ng/mL，子宫附件 B 超检查示双层内膜厚 5.5mm，双侧卵巢多囊改变。处方：上方去桑白皮、制玉竹，忍冬藤改大血藤 20g，加薏苡仁 30g、锁阳 10g。14 剂，水煎，日 1 剂，早晚分服。

4 月 18 日三诊：患者情志可，无腰酸，无新发痤疮，舌脉同前。予上方加制香附 10g、川牛膝 15g。7 剂，水煎，日 1 剂，早晚分服。

5 月 9 日四诊：患者 5 月 2 日月经来潮，7 日净，继续予自拟加味逍遥散加减治疗。

下个周期月经如期而至。

按语：患者先天禀赋不足，精血匮乏，血海不能按时满溢或满溢不多，遂致月经后期、量少。患者年轻，情绪急躁易波动，肝失条达，肝气阻滞，气郁血滞，瘀既是病理产物，又是致病因素，瘀血阻滞，致胞络受损，冲任不固，经血不得制约，故经水淋漓 10 余日不净。初诊时患者正值经期，故在自拟加味逍遥散疏肝健脾补肾的基础上，加用忍冬藤和白花蛇舌草清热解毒，二药合用有抗炎、止血之效。桑白皮、制玉竹清肺热，祛痤疮。二诊时患者面部未继续长痘，故去制玉竹、桑白皮。因患者月经已净，故去忍冬藤改为大血藤，大血藤清热解毒兼活血通络，改善微循环，加锁阳补肾阳，益精血。患者舌苔白腻，加薏苡仁利水除湿。

三诊时考虑患者月经将至，治疗当以"通"为要，加制香附、川牛膝因势利导，引血下行。四诊时患者月经来潮，周期仍有推迟，但较前缩短，行经时间缩短为 7 日，经继续调理后月经规律来潮，诸症基本平复。

案例 3

陈某，女，29 岁，护士。2020 年 7 月 26 日初诊。

主诉：停经近 4 个月。

现病史：患者平素月经不规则，月经延后，30 ～ 50 天一行，5 天净，量少，色红，无血块，无痛经，末次月经为 2020 年 4 月 2 日，服用黄体酮胶囊方转。既往体健。孕产史：已婚，有生育需求，0-0-0-0。刻下症：每日凌晨盗汗烦热，眼干口干，胃纳可，夜寐不安，睡后易醒，便秘，小便正常。舌红，苔少，脉弦细，尺脉沉。2020 年 7 月 25 日行辅助检查，抗缪勒管激素 12.83ng/mL。腹部 B 超检查示双层内膜厚 9mm，双侧卵巢内部细小无回声区偏多。

西医诊断：多囊卵巢综合征。

中医诊断：闭经。

辨证：肝肾阴虚证。

治法：滋肝补肾，活血调经。

处方：八珍汤合二至丸加减。

当归 10g，生地黄 10g，炒白芍 10g，川芎 10g，太子参 30g，炒白术 10g，茯苓 10g，炙甘草 6g，熟地黄 10g，女贞子 10g，墨旱莲 10g，知母 10g，淫羊藿 10g，锁阳 10g，丹参 15g，鸡血藤 20g，皂角刺 10g，路路通 10g。14 剂，水煎，日 1 剂，早晚分服。

8 月 12 日二诊：患者诉 8 月 5 日月经自然来潮，量偏少，色鲜红，夹血块，无痛经，盗汗烦热、眼干口干减轻，胃纳可，夜寐不安，睡后易醒，二便调。舌红，苔少，脉细弦，尺脉沉。予上方去知母、淫羊藿，加准小麦 30g、珍珠母 15g。14 剂，日 1 剂，水煎，早晚分服。

后随访患者，诉 9 月月经如期而至，诸症消失，经后 8 天见透明蛋清状白带。

按语：《医学正传》曰："月经全借肾水施化，肾水既乏，则经血日以干涸。"肝藏血，司血海，肝阴不足，血海空虚，无以下注胞宫，则月经稀发甚或闭经；阴虚日久必生虚火，虚火夜半旺盛，迫津液外出，故患者凌晨烦热盗汗；津液无以向上濡养头目，向下滋润肠道，故目干口干、大便秘结；肾水亏虚，心火亢盛，心肾不交，故夜寐不安；舌红，苔少，脉细弦，尺脉沉亦是肝肾阴虚的舌脉之征。此方以八珍汤为底方，气血双补；二至丸加熟地补益肝肾，清虚热；知母滋肾阴；淫羊藿、锁阳温肾阳，阴阳并调；丹参、鸡血藤行气活血通经；皂角刺、路路通利水消肿，促进排卵。诸药合用，滋肝补肾，通经促排助孕，调理冲任，充盈血海，以达阴平阳秘。

案例 4

葛某，女，30 岁，自由职业。2022 年 2 月 16 日初诊。

主诉：月经稀发 7 年。

现病史：患者 14 岁月经初潮，既往月经 35 天一行，6 天净，量少，色红，无血块及痛经。7 年前，患者出现月经周期延后至 40 天至 2 个月不等，体重逐渐增加，带下色白，量增多，末次月经为 2022 年 2 月 9 日，前次月经为 2021 年 12 月中旬。曾多次于外院就诊，数年来经激素药治疗，药停则经愈乱。孕产史：已婚，0-0-1-0，2017 年孕 60+ 天稽留流产清宫 1 次，有生育需求。

刻诊：形体略丰（身高 158cm，体重 63kg），胸闷乏力，畏寒，手足不温，腰酸，自述近期性欲淡漠，纳寐可，二便调。舌淡，苔白腻，边齿痕，脉细滑，尺脉沉。2022 年 2 月 11 日外院性激素检查：卵泡刺激素 5.63mIU/mL，黄体生成素 16.50mIU/mL，雌二醇 96.04pg/mL，睾酮 1.72ng/mL，孕酮 0.24ng/mL，催乳素 13.18ng/mL。抗米勒管激素 11.90ng/mL。就诊当日行 B 超检查：子宫内膜厚 5mm，双侧卵巢多囊样改变。

西医诊断：多囊卵巢综合征。

中医诊断：月经稀发。

辨证：肾阳不足，痰湿内阻证。

治法：温肾助阳，祛湿化痰。

处方：苍附导痰汤合二仙汤加减。

苍术 10g，制香附 10g，当归 15g，川芎 10g，炒白芍 15g，茯苓 10g，陈皮 6g，炒甘草 5g，炒枳壳 6g，淫羊藿 10g，仙茅 10g，菟丝子 15g，鸡血藤 20g，石菖蒲 10g，覆盆子 15g，山茱萸 10g，泽泻 10g，紫石英 30g（先煎）。7 剂，水煎，日 1 剂，早晚分服，嘱控制体重。

2月23日二诊：患者诉近日面部多发痤疮，舌淡红，苔白，脉细弦，上方加桑白皮10g、制玉竹12g，以清肺热，祛痤疮，续服7剂，煎服法同前。

3月4日三诊：患者诉月经未至，自测基础体温升高，B超监测左侧卵巢一枚优势卵泡，舌红，苔薄，脉细，此时的证候，法当补肾活血以促排，方予五子衍宗汤加减。

处方：枸杞子15g，菟丝子15g，茺蔚子15g，赤芍10g，生甘草5g，皂角刺10g，路路通10g，续断10g，炒杜仲15g，丹参15g。服药3剂，嘱隔天同房。

3月18日四诊：患者诉当天内裤见少量血迹，疑为月经来潮，情绪不佳，舌红，苔薄，脉细弦，此值经期，应在疏肝滋肾的基础上活血化瘀，引血下行，方拟逍遥散加减。

处方：当归10g，柴胡6g，炒白芍10g，茯苓10g，炒白术10g，生甘草6g，菟丝子15g，制香附10g，川牛膝10g，巴戟天9g，泽兰15g，大血藤20g。7剂，煎服法同前。

如此随症加减半年余，患者减重6kg，月经周期缩短至30～40天，2022年10月23日患者自测尿妊娠试验（＋）。

按语：本案患者为青年女性，月经稀发多年，形体丰腴，胸闷乏力，畏寒，手足不温，腰酸，性欲淡漠，舌淡，苔白腻，边齿痕，脉细滑、迟脉沉，四诊合参，辨证为肾阳不足，痰湿内阻。治以温肾助阳，祛湿化痰，主方选苍附导痰汤合二仙汤加减。方中仙茅、淫羊藿、菟丝子、紫石英温补肾阳，山茱萸补益肝肾，同时予当归、川芎、芍药、覆盆子、鸡血藤养肝血、滋肾阴，使得阳得阴助源源不绝。苍术、茯苓、泽泻健脾燥湿，香附、枳壳理气宽中，配合陈皮、石菖蒲理气化痰，甘草调和药性。三诊时患者出现排卵症状，治疗应当在补肾的基础上加用皂角刺、路路通等以理气畅络，促进卵泡排出。四诊时正值经期，但患者经量素少，治以顺势利导为原则，多用活血化瘀之药以通经下行。患者为育龄期妇女，治疗应结合月经的不同阶段，或滋补为主，或化痰畅络，或温肾助孕，或理气通经，短短数月经调孕成。

第三节　卵巢功能减退、卵巢早衰

卵巢功能减退是指卵巢内存留的可募集的卵泡数目减少，卵子质量下降，可引起性激素及生殖内分泌功能紊乱，导致生育能力下降。临床上常表现为月经异常或婚久不孕，并可伴腰膝酸软、失眠多梦、烦躁易怒等类围绝经期症状，严重影响女性生殖健康及日常生活，是卵巢早衰的早期阶段，其二者病因、治疗大致相同。

卵巢早衰是指女性40岁之前出现性腺功能减退的疾病，属于目前临床妇科的疑难杂病。本病在我国古代医籍已有记载，最早见于《傅青主女科》，其云："女子七七而天癸绝。有年未至七七而经水先断者。"该疾病的发病率呈逐年上升趋势，且发病年龄趋于年轻化，严重影响育龄期女性排卵，是导致不孕症的重要原因。

西医认为本病的病因目前尚不明确，可能由于遗传因素、免疫因素以及生活作息引起卵巢内卵泡池的储备减少或卵泡功能失调，从而导致卵巢早衰的发生。其中，在免疫方面可发现甲状腺疾病是最常见原因，12%～33%的卵巢早衰患者能被检测出患有甲状腺疾病。同时，本病患者发生骨质疏松症、脂质疾病、心血管疾病的风险较高，亦可能出现焦虑、抑郁等精神类疾病，需要密切关注。目前，临床上主要采取激素补充治疗、辅助生殖技术以及生育能力保存等治疗方法。

《医学正传》云："月经全借肾水施化，肾水既乏，则经血日以干涸。"中医学认为肾气盛、天癸至、任通冲盛是月经产生的条件。肾虚则天癸匮源，冲脉精血竭，任脉之气衰，胞宫胞脉失养，肾—天癸—冲任—胞宫不能协调一致维系正常功能，而致经血无主，血海空虚，月经早绝。本病主要病机以肾虚为根本，与心肝脾功能失调密切相关。故应围绕肾—天癸—冲任—胞宫轴并结合相关脏腑进行辨证施治。首重肾的阴阳属性，次重肾虚与心、肝、脾的发病机制，辅之以养血调经。治疗上当以补肾为先，调补肾中阴阳，充盈冲任胞宫。补中有通，通中有养。肾气虚者补肾益气调冲，肾阴虚者滋肾养阴调冲，肾阳虚者温肾暖宫调冲，并兼顾益气、养血、疏肝、健脾、宁心之法。对于有生育要求的患者，可同时结合卵泡监测等现代医学手段，定期复查卵巢功能。具体用药时，注重"阴阳互根"的理念以及对患者不寐、胃痞等兼证的治疗，从整体出发，以达佳效。

验案举隅

案例1

吴某，女，40岁，职员。2018年12月26日初诊。

主诉：月经停闭8个月。

现病史：患者自述半年前开始服用黄体酮胶囊、戊酸雌二醇片、地屈黄体酮片等药物调经但效果不佳，就诊前已连续服用屈螺酮炔雌醇片3个月，月经仍未来潮。孕产史：已婚，2-0-2-2，2010年6月和2013年7月剖宫产各1次，2015年11月和2017年6月药流2次。刻下症：患者头晕眼花，倦怠乏力，全身怕冷，手足不温，失眠多梦，脱发严重，腰膝酸软，低血压，胃纳可，二便调，舌红，苔少，脉沉细。2018年8月24日B超检查：子宫大小为4.7cm×3.5cm×4.7cm，子宫体肌瘤，双侧卵巢大小正常。2018年11月16日检查：雌二醇21.0ng/mL，孕酮1.04ng/mL，卵泡刺激素24.32ng/mL。

西医诊断：卵巢功能减退。

中医诊断：继发性闭经。

辨证：肝肾亏虚，气血不足证。

治法：补肾疏肝化瘀，益气养血，消癥散结。

方药：西洋参片50g，生晒参30g，当归100g，炒白芍100g，川芎100g，炒白术100g，茯苓100g，炙甘草60g，生地黄100g，生黄芪150g，炒党参150g，制香附100g，柴胡60g，佛手100g，炒杜仲150g，槲寄生150g，续断150g，枸杞子150g，桑椹

150g，浙贝母 100g，生牡蛎 300g，石见穿 150g，天麻 100g，山茱萸 100g，山药 150g，淮小麦 300g，钩藤 150g，黑芝麻 100g，知母 100g，黄柏 100g，蒲公英 300g，淫羊藿 100g，锁阳 100g，鸡血藤 200g，灵芝孢子粉 30g，珍珠粉 30g，鳖甲胶 150g，阿胶 250g，木糖醇 350g，黄酒 1 料。

2019 年 3 月 10 日二诊：患者月经来潮，量少，烦躁多梦，血压偏低，舌淡红，苔薄白，脉沉细。治以益气养血，阴阳双补。予八珍汤合柴胡疏肝散加减。

处方：当归 10g，炒白芍 10g，川芎 10g，党参 10g，炒白术 10g，茯苓 10g，炙甘草 6g，制香附 10g，柴胡 6g，知母 10g，黄柏 10g，陈皮 10g，枳壳 10g，丹参 15g，鸡血藤 20g，炒杜仲 15g，槲寄生 15g，淮小麦 30g，首乌藤 15g。7 剂，水煎，日 1 剂，早晚分服。

同时服用紫河车粉，口服，每日 6g。2019 年 3 月 11 日性激素检查：雌二醇 56.0ng/mL，黄体酮 0.65ng/mL，卵泡刺激素 11.99ng/mL。

3 月 17 日三诊：患者各种症状均有所改善，但睡眠浅易醒，胸胁胀痛，予上方去黄柏、首乌藤，加珍珠母 30g、青皮 10g。7 剂，水煎，日 1 剂，早晚分服。同时服用紫河车粉，口服，每日 6g。

按语：患者年龄未至"七七"而闭经数月，肾精不足，精亏血少，冲任血虚，冲脉经血亏虚，任脉之气衰竭，故月事时有不至。现患者头晕眼花，倦怠乏力，是气血亏虚之象；怕冷，手足不温，为肾阳虚之象；"肾者，其华在发""发为血之余"，患者脱发严重，腰膝酸软，血压低，失眠多梦，脉沉细均为肝肾亏虚的表现；且子宫有肌瘤，因冲任不畅，气滞血瘀而为癥瘕。选用气血双补的八珍汤为主方，因患者舌红少苔，为阴虚之象，故去熟地黄，改用生地黄，增加养阴生津之力；西洋参用量大于生晒参，既大补元气，又能养阴清热；生黄芪、炒党参补气养血；炒杜仲、槲寄生、续断、枸杞子、桑椹、山茱萸、黑芝麻、淫羊藿、锁阳补肝肾、益精血、乌发明目；肝喜条达，恶抑郁，故用佛手、制香附、柴胡疏肝理气；浙贝母、生牡蛎、石见穿散结消癥；天麻、钩藤平肝息风；山药健脾固肾；淮小麦、珍珠粉养心安神，除烦安眠；知母、黄柏滋阴清热；蒲公英清热护胃；鸡血藤补血调经；灵芝孢子粉增强免疫力；鳖甲胶、阿胶滋阴补血；加黄酒烊化；加木糖醇调味。本案以补益先后天为大法，佐以散结、疏肝之品，气血双补，阴阳平调。

案例 2

陈某，女，28岁，建筑师。2022年5月17日初诊。

主诉：月经量少2年。

现病史：患者平素月经尚规则，26～28天一行，7天净，量少，色暗红，偶有血块，经前小腹坠胀，无明显痛经，末次月经为2022年4月29日，7天净，量少，既往体健。孕产史：未婚，0-0-0-0，否认近期性生活史。刻下症：目眩目干，烦躁易怒，胃纳可，夜寐欠安，睡后易醒，醒后盗汗，二便尚调。舌尖红，苔少，脉沉细。2022年4月13日性激素检查：卵泡刺激素36.23mIU/mL，黄体生成素18.45mIU/mL，雌二醇49.0pg/mL，睾酮0.29ng/mL。2022年5月17日查抗米勒管激素1.23ng/mL。

西医诊断：卵巢功能减退。

中医诊断：月经过少。

辨证：肝肾阴虚证。

治法：养血填精，滋补肝肾。

处方：归芍地黄汤加减。

当归15g，炒白芍15g，熟地黄10g，山茱萸10g，温山药20g，牡丹皮10g，茯苓10g，泽泻10g，墨旱莲15g，盐杜仲15g，槲寄生15g，续断15g，柴胡6g，太子参30g，枸杞子15g，知母10g，生甘草5g。14剂，水煎，日1剂，早晚分服。

同时服用紫河车粉，口服，每日6g。

6月2日二诊：患者诉5月26日月经来潮，经量较前增多，第2天可湿透2片卫生巾，色鲜红，未见血块，无痛经。眼花干涩略好转，但仍存，烦躁易怒减轻，胃纳可，夜寐欠安，睡后易醒，醒后盗汗，二便尚调。舌红，苔薄白，脉细。予初诊方去山药、牡丹皮，加淮小麦30g，珍珠母15g（先煎）、覆盆子15g，续服14剂，煎煮同上。方药加减配合复方胎盘片4片，口服，每日3次。

6月16日三诊：患者眼花干涩、烦躁易怒均好转。胃纳减，食后胃痞嗳气，夜寐可，便溏，小便正常。舌淡红，苔薄白，脉细，尺脉沉。予前方去淮小麦、珍珠母、柴胡、熟地黄，佐以广藿香 10g、佩兰 10g、厚朴花 6g、苍术 10g。续服 14 剂，煎煮同上。同时服用紫河车粉，口服，每日 6g。

7月5日四诊：患者6月23日月经来潮，经量较前增多，前3天每日需3片卫生巾，初诊诸证皆消。7月2日复查抗米勒管激素：2.21ng/mL。嘱规律作息，清淡饮食，保持心情舒畅。

按语：李中梓在《医宗必读》中提出"乙癸同源"，即肾藏精，肝藏血，精血同源而互生。该患者因工作原因经常熬夜，故肾阴不足，阴血不能上荣于头目脑髓，则目眩目干；阴不维阳，虚阳上越，但患者程度较轻，则表现在醒后盗汗；肾阴亏虚，水不涵木，肝阳上亢，肝失疏泄，情志失常，则烦躁易怒；舌尖红，苔少，脉沉细亦是肝肾阴虚的舌脉之象。治宜养血填精、滋补肝肾，故处方选用归芍地黄汤加减。方中主以熟地黄养血滋阴，补精益髓，为补益肝肾精血之要药。臣以当归、白芍补血活血，养血柔肝；山茱萸温补肝肾，固精止血；山药补脾益肾；四药相合，共助熟地黄滋阴养血之功。佐以茯苓健脾渗湿，制山药之壅滞；牡丹皮清泻肝火，防山茱萸之温热；泽泻清泻肾浊，防熟地黄之滋腻。盐杜仲、槲寄生、续断补益肝肾；墨旱莲、知母滋阴益肾；柴胡疏肝解郁，调和肝肾；太子参健脾生津；枸杞子养肝明目；生甘草调和诸药。此方具滋肝肾、补阴血、清虚热之效，以养女子冲任血海。

案例 3

姚某，女，22 岁，学生。2022 年 6 月 21 日初诊。

主诉：月经紊乱 3 年。

现病史：患者平素月经不规则，数月一行，需服激素药方转，量少，2 天净，色淡红，无血块，无痛经，末次月经为 6 月 11 日，服芬吗通方转，量点滴而出，2 天净。既往体健。孕产史：未婚，否认性生活史。刻下症：体型偏胖，痤疮，脸部毛孔粗大，手臂汗毛较茂密，胃纳可，夜寐不安，难以入睡，多梦，便溏，小便正常。舌淡红，苔白腻，边齿痕，脉沉细。2022 年 6 月 15 日行辅助检查：抗米勒管激素 0.03ng/mL。卵泡刺激素 35.28IU/L，黄体生成素 4.70IU/L，雌二醇 46.5pmoL/L。

西医诊断：卵巢功能减退。

中医诊断：月经过少。

辨证：脾肾阳虚证。

治法：健脾温肾，补益气血。

处方：毓麟珠加减。

当归 10g，川芎 10g，熟地黄 15g，炒白芍 10g，太子参 30g，生白术 10g，生甘草 5g，盐杜仲 15g，续断 15g，知母 10g，淫羊藿 10g，黄精 10g，丹参 15g，鸡血藤 20g，淮小麦 30g，远志 6g，百合 10g。14 剂，水煎，日 1 剂，早晚分服。

同时服用紫河车粉，口服，每日 6g。

6 月 28 日二诊：望患者面色较前红润，痤疮仍存，患者自述近来心情抑郁，不甚开怀，胃纳可，夜寐尚安，入睡时间变短，梦少，二便尚调。舌淡红，苔白腻，边齿痕，脉沉细，尺脉沉。

处方：当归 100g，川芎 100g，炒白芍 100g，太子参 300g，

炒白术100g，炙甘草50g，盐杜仲150g，槲寄生150g，盐续断150g，知母100g，淫羊藿100g，酒黄精100g，丹参150g，鸡血藤200g，淮小麦300g，百合100g，炒酸枣仁150g，北柴胡60g，酒萸肉100g，山药150g，紫河车60g，桑椹150g，枸杞子150g，佛手100g，蒲公英300g，陈皮60g，炒稻芽150g，桑白皮100g，制玉竹100g，冬虫夏草5g，阿胶40g，黑芝麻100g，核桃仁100g，西洋参50g，灵芝孢子粉30g，珍珠粉30g，黄酒1料，冰糖350g。

按语：此方为毓麟珠加减而成，方中以四物汤补血活血；以四君子汤去茯苓健脾益气助生血，恐人参过于温燥，改用清补之太子参，药力平和，体润性和，既能益气，又可养阴生津；加杜仲、续断温肝肾，填精血，调冲任，补命门；知母、淫羊藿同入肾经，并调肾中阴阳；黄精补脾气，益脾阴；丹参、鸡血藤活血通经；淮小麦、百合、远志宁心安神，改善睡眠。全方温补先天肾气以生精，培后天脾胃以生血。温而不燥，补而不腻，动静结合。且此患者正值三七年华，本应肾气正盛，而如今血海空虚，应是先天禀赋不足，天癸虚衰，当以大补方能奏效，故后以前方为基础方加减用药，开膏方一剂，加酸枣仁、珍珠粉宁心安神，柴胡疏肝理气，酒萸肉、山药、槲寄生补脾益肾生津，紫河车、桑椹、枸杞子益气补血滋阴，佛手、炒稻芽、蒲公英、陈皮理气护胃，桑白皮、玉竹利水消肿生津，冬虫夏草、西洋参补肾益肺，灵芝孢子粉增强免疫力，阿胶、黑芝麻、核桃仁滋阴补血，加黄酒烊化，加冰糖调味。本案以补益先后天为大法，佐以滋阴、活血之品，气血双补，阴阳平调。

案例 4

徐某，女，28 岁，会计。2022 年 7 月 20 日初诊。

主诉：闭经 3 个月。

现病史：患者平素月经规则，28～30 天一行，7 天净，量偏少，色暗，夹大血块，有重度痛经史，末次月经为 2022 年 4 月 5 日，2020 年 11 月因异位妊娠行左侧输卵管切除术。孕产史：已婚，0-0-1-0，2021 年 8 月孕 7 周胎停行药流。现有生育需求。刻下症：经期腰膝酸软，经前小腹偶感刺痛，夜尿 1～2 次。胃纳不佳，夜寐尚安，便秘，小便正常。舌暗红，苔薄白，边齿痕，脉细，尺脉沉。2022 年 6 月 25 日检查：抗米勒管激素 0.95ng/mL。腹部 B 超检查示子宫肌瘤（12×22mm），双层内膜厚 4mm。

西医诊断：卵巢功能减退。

中医诊断：闭经。

辨证：肾虚血瘀证。

治法：补肾填精，活血通经。

处方：八珍汤加减。

当归 10g，川芎 10g，炒白芍 15g，党参 15g，炒白术 10g，茯苓 10g，生甘草 5g，生地黄 10g，知母 10g，淫羊藿 15g，盐杜仲 10g，续断 15g，丹参 15g，鸡血藤 20g，皂角刺 10g，路路通 20g，山楂 10g。14 剂，水煎，日 1 剂，早晚分服。

同时服用紫河车粉，口服，每日 6g。

8月5日二诊：患者自述8月1日月经来潮，现未净，经量偏少，色鲜红，有血块，痛经，经期腰膝酸软，食欲好转，夜尿减少，疲倦感减少，但因近期工作繁重，晚上睡眠浅，胃纳尚可，夜寐欠安，睡后易醒，二便调。上方去生地黄、山楂、丹参、鸡血藤，佐以制香附10g、川牛膝10g，以行气活血调经，加莲子10g、淮小麦30g、珍珠母30g，养心安神，助于睡眠。14剂，水煎，日1剂。同时服用紫河车粉，口服，每日6g。嘱月经结束后开始服药。

9月3日患者自测尿HCG阳性，于当天下午前来门诊，确认"妊娠"。因黄体酮偏低，进一步住院保胎治疗。

9月17日治愈出院，至今门诊定期复查随访。

按语：《素问病机气宜保命集·妇人胎产论》云："妇人童幼天癸未行之间，皆属少阴；天癸既行，皆从厥阴论之；天癸已绝，乃属太阴经也。"卵巢早衰的基本病机是肾虚，因虚致瘀，肾虚为本，血瘀为标，故以补肾填精，活血通经为治疗原则。方以八珍汤为基础，气血双补；知母滋肾阴，淫羊藿壮肾阳，二药阴阳并调；杜仲、续断补肝肾，强腰膝；丹参、鸡血藤入肝经血分而善活血通经，为妇科要药；皂角刺、路路通利水消肿，有促排卵、破卵之效；山楂健脾消食；生甘草调和诸药。标本兼治，因势利导，共奏补肾填精，活血通经之功。

案例5

林某，女，38岁，公司职员。2022年10月18日初诊。

主诉：月经量减少1年。

现病史：患者平素月经规则，28～30天一行，4～5天净，量少，色暗红，无血块，有重度痛经史，经期膝以下酸软无力，末次月经为2022年10月14日，色质量如常，前次月经为2022年9月15日，3天净，既往体健。孕产史：已婚，2-0-1-2，有生育需求。曾服用优思明5年，停药2个月，HPV58（+）。刻下症：夜晚面、颈及胸部阵阵发红，烘热出汗，时感头晕耳鸣，烦躁易怒，咽干口燥，胃纳尚可，夜寐欠安，难以入睡，多梦，二便调。舌红，苔薄白，边齿痕，脉细，尺脉沉。2022年10月18日抗米勒管激素0.17ng/mL。2022年6月25日B超检查：子宫内膜薄，双层内膜厚3mm，左侧卵巢不均匀回声16mm×14mm×12mm。

西医诊断：卵巢功能减退。

中医诊断：月经过少。

辨证：心肾不交证。

治法：清心降火，补肾调经。

处方：清心滋肾汤合百合甘麦大枣汤加减。

浮小麦30g，生甘草9g，百合10g，炒白芍15g，丹参15g，茯苓10g，钩藤15g，煅龙骨15g，远志6g，酸枣仁6g，莲子10g，当归10g，知母10g，淫羊藿15g，鸡血藤20g，川芎10g，党参15g。7剂，水煎，日1剂，早晚分服。

11月13日二诊：患者自述2022年11月11日月经来潮，量较前月增加，色鲜红，夹小血块，无痛经。自述夜晚面、颈部无潮热汗出，胸部潮热减轻，头晕耳鸣、烦躁易怒、口干舌燥等症均改善，夜寐尚安，多梦仍存。

11月15日经净行B超检查：双层内膜厚4mm，左侧卵巢不均匀回声16mm×14mm×12mm。

守效方继续巩固之。

按语：《傅青主女科》曰："火位之下无水气以承之，则火炎铄金，肾气无所生。"心主血脉，心火偏旺，迫血上行，汗为心之液，心火妄动则迫汗外泄，故面、颈及胸部阵阵发红、烘热出汗；心火偏旺，热扰清窍，神明失守，故头晕耳鸣、烦躁易怒、失眠多梦；心火偏旺，易引动相火，耗灼肾阴，癸水衰少，子宫燥涸，故月经早绝；肾主水，肾阴虚损，津液不得上承于口咽，故咽干口燥。方中百合甘淡微寒，养心安神；白芍补血敛阴；当归补血养阴；三药合用滋阴补血，清心安神。酸枣仁甘润酸收，养肝宁心，安神定志；煅龙骨平肝镇心，敛阴潜阳；浮小麦甘凉，宁心安神，益阴除烦；三药联用安神定志，除虚热。甘草补养心气，茯苓健脾宁心，联用钩藤、莲子、远志加强宁心安神之功。丹参清血中虚火，行血中之滞。知母、淫羊藿同入肾经，并调肾中阴阳。鸡血藤、川芎活血行气调经，党参滋补气阴。全方共奏甘润滋养，清心安神之功。

第四节　高泌乳素血症

高泌乳素血症（HPRL）是指非哺乳期妇女体内血清泌乳素（PRL）水平增高所引起的内分泌失调的一种疾病，通常为PRL>1.14nmoL/L（25µg/L），PRL是人体内最大的应激激素，任何物理的应激状态均可引起PRL急骤升高。HPRL临床表现主要为PRL升高、月经周期、经期及经量的紊乱、异常泌乳、不孕、性功能改变。

中医古代医籍中无高泌乳素血症的病名，根据其临床表现，可归属于"月经后期""闭经""不孕""乳泣"范畴，《竹林女科》中有"乳众血枯"之说，《济阴纲目》中有"未产前乳汁自出者，谓之乳泣，生子多不育"的论述及治之以调肝健脾之法的记载。

西医认为引起高泌乳素血症的主要原因有以下几点：①垂体或鞍区肿瘤；②甲状腺功能减退；③药物性，包括多巴胺受体拮抗剂和雌激素等；④慢性肾功能衰竭；⑤PRL是人体内最大的应激激素，任何物理的应激状态均可引起PRL急骤升高。

高泌乳素血症临床特点表现为：

症状：

1.月经失调：包括各种月经紊乱，从月经少、稀发到闭经，其中以闭经为多见。青春期前或青春期表现为原发性闭经，生育期后为继发性闭经。

2. 不孕：异常升高的 PRL 抑制排卵，导致不孕；轻度升高的 PRL 引起黄体功能不足，导致流产。

3. 溢乳：通常表现为双侧乳房流出或可以挤出非血性、乳白或透明液体，量多少不一。

4. 头痛、眼花及视觉障碍：由于增大的垂体腺瘤致周围的脑组织及视交叉受压，以及脑脊液回流障碍导致头痛、眼花及视觉障碍。

5. 低雌激素状态：由于卵巢功能受抑制，出现潮热、出汗等血管舒缩症状，乳房缩小、阴道干燥、性功能低下等改变。

6. 其他症状：20%～30% 的高泌乳素血症患者伴有多毛、痤疮，少数患者尚可有肥胖表现。

体征：

1. 溢乳。

2. 头痛、眼花及视物障碍。

3. 多毛、痤疮。

4. 肥胖。

《王旭高临证医案》言："乳房属胃，乳汁血之所化。无孩子而乳房膨胀，亦下乳汁，非血之有余，乃不循其道为月水，反随肝气上入乳房，变为乳汁。"说明女子月经不下，胎孕不受既由肾虚，冲任不充，血海不能满溢所致，又与肝郁，气机失常，经血逆为乳汁有关。中医认为乳房属足阳明胃经，乳头属足厥阴肝经，经血、乳汁同源于脾胃冲任，其排出溢泻均有赖于肝气条达，疏泄有度，肾为月经之本，然而月经的调节又取决于肝，肝藏血主疏泄，因此本病常见的病因病机为肝郁气滞或肝郁化火、肝火上升；或肾虚肝郁或肝肾不足致冲任失养，封藏失职；或脾虚痰阻，统摄无权，气血紊乱。

肝郁：情志抑郁或愤怒伤肝，肾虚肝郁，肝肾不足，禀赋虚弱，肾虚或肝肾不足，冲任失养，血海空虚，导致月经稀少、闭经，甚则不孕；肾虚或肝肾亏虚，肝失所养，疏泄失职则致气血逆乱，随肝气上逆乳房而致溢乳。

脾虚痰阻：素体肥胖或恣食膏粱厚味，或饮食失节，或思虑劳倦，损伤脾胃，脾虚痰湿内生，痰阻气机，经脉受阻，冲任失调而致月经后期、闭经，甚则不孕；脾虚不能摄血归经，气血逆乱，不得下注冲任，上逆乳房化为乳汁，导致乳汁外溢。

西医治疗该病多采用溴隐亭等药物，但复发率较高，且副作用明显。随着中医学对 HPRL 的病因病机、辨证治疗的深入研究，其独特的优势得到更多患者的认可。本病主要责之于肝、脾、肾三脏，病因主要有肾虚、脾虚、肝郁，其病理因素多为虚、痰、郁、瘀，治疗总以补肾疏肝健脾为基本大法，辅以补气、养阴、化痰、利湿、清热等诸法。"女子以肝为先天"，"调经肝为先，肝疏经自调"，肝藏血，主疏泄，若情志不畅，疏泄失常，气机郁滞则会形成闭经，气血上逆则为溢乳，治疗上处方首推逍遥散、柴胡疏肝散。肝郁化热者，多用丹栀逍遥散加减；肾阳不足者，加补肾之品，可与右归丸合用；阴虚火旺者，多用知柏地黄汤、二至丸加减；若脾失健运，痰湿阻滞胞脉，精血上逆而溢乳，处方常可选苍附导痰汤加减；气血两虚者，多用八珍汤、十全大补汤加减。

验案举隅

案例1

贾某，女，25岁，职员。2021年10月13日初诊。

主诉：月经稀发2年，视物模糊3个月。

现病史：患者13岁初潮，平素月经多延后，近2年来月经稀发，数月甚至半年一行，行经5天，量偏少，色暗红，无血块及痛经，末次月经为2021年8月。孕产史：未婚，否认性生活史。刻下症：平素工作压力大，多思易疲，3个月前感视物模糊，多次至外院眼科眼底检查无明显异常，纳眠可，二便尚调。舌红，苔薄白，脉细弦。2021年10月12日本院查性激素：催乳素94.73ng/mL，余无殊。垂体平扫检查：垂体微小斑点样异常信号影，微腺瘤可能。余检查均未见异常。

西医诊断：高泌乳素血症、垂体微腺瘤。

中医诊断：月经稀发。

辨证：肝郁脾虚证。

治法：疏肝健脾，益肾调经。

处方：逍遥散加减。

炒白芍10g，柴胡6g，茯苓10g，炒白术10g，生甘草5g，栀子10g，生麦芽30g，枇杷叶10g，太子参15g，知母10g，淫羊藿10g，锁阳10g。7剂，水煎，日1剂，早晚分服。

佐以甲磺酸溴隐亭片 0.5 片，口服，每日 2 次。

10 月 20 日二诊：患者诉前日月经来潮，量少色暗，胃口欠佳，余症同前，拟上方加陈皮 6g、炒谷芽 15g，以理气健脾开胃，加丹参 15g、鸡血藤 20g，以补血调经。7 剂，水煎，早晚分服。嘱西药继续服用。

11 月 3 日三诊：患者诉服药后经量较前增多，视物模糊基本缓解，余无不适，继以上方 7 剂投之，西药同前。

11 月 15 日外院复查泌乳素：10.64ng/mL，后因工作原因未再就诊，微信随访告知月经周期较前明显缩短。

按语：本例患者素来工作压力大，思虑过多，久而肝郁，月经量少；肝喜条达而恶抑郁，肝郁脾虚则血少月经稀发。肾为先天之本，肝肾乙癸同源，肝郁日久亦损及肾，故方拟逍遥散调和肝脾，同时选用补肾方药以资先天。方中柴胡、白芍疏解肝气之郁滞；茯苓、白术、太子参健脾以助生化之源；栀子、枇杷叶清热泻火；知母、淫羊藿、锁阳补肾益精，平衡阴阳；麦芽健脾回乳，西医学研究表明麦芽所含生物碱可有效降低泌乳素；甘草调和诸药。中药结合西药治疗，可以有效降低泌乳素，改善视神经压迫症状，使月经自然来潮。

案例 2

张某，女，32 岁，职员。2021 年 7 月 15 日初诊。

主诉：月经量少 2 年。

现病史：患者 14 岁月经初潮，平素月经多延后，2～3 个月一行，行经 5～6 天，量少，量最多时仅 1/3 张日用卫生巾，平时用护垫即可，色暗红，无痛经，有少量血块，末次月经为 2021 年 6 月中旬。既往查泌乳素偏高，曾服用溴隐亭后经久不至，遂停药。孕产史：已婚，1-0-1-1，有生育二胎要求。刻下症：患者体型偏胖，平时偶有头晕，胸闷气短，带下量多，色白质黏，纳眠可，排便不爽，大便黏腻，小便调。舌淡，苔白稍腻，边有齿痕，脉弦滑。性激素检查：催乳素 56.17ng/mL，余检查均未见异常。

西医诊断：高泌乳素血症。

中医诊断：月经过少。

辨证：痰湿阻滞证。

治法：健脾燥湿化痰。

处方：苍附导痰汤加减。

苍术 10g，制香附 10g，制半夏 6g，茯苓 10g，陈皮 6g，炒甘草 5g，炒枳壳 6g，当归 10g，炒白术 15g，菟丝子 15g，续断 15g，紫石英 20g（先煎），淫羊藿 15g，黄芩 10g，枇杷叶 10g，生麦芽 60g，川牛膝 10g。7 剂，水煎，日 1 剂，早晚分服。

7 月 22 日二诊：患者诉近日时感腰酸，拟上方加炒杜仲 15g，以补肾强腰，续服 7 剂。

上方调理月余，9 月 5 日复查泌乳素 23.64ng/mL，嘱继续中药治疗。

按语：苍附导痰丸原方出自《叶天士女科诊治秘方》，主治形盛多痰，气虚，至数月而经始行；形肥痰盛经闭；肥人气虚生痰，多下白带。现多用于治疗痰湿内阻、脾不健运所致诸病，如月经后期、闭经、不孕症等。苍附导痰丸以二陈汤为基础方，功在燥湿化痰，健脾和胃，以杜生痰之源。苍术其性辛香燥烈，长于健脾燥湿；半夏辛温性燥，功于燥湿化痰，和胃降逆；枳壳理气行滞；陈皮理气行滞，燥湿化痰；香附为血中气药，有"女科之主帅"之称，芳香辛散，宣畅气机，行气以助化痰；"脾为生痰之源"，故予白术益气健脾，燥湿利水，茯苓健脾渗湿，渗湿以助化痰，二者合用，健脾以杜生痰之源；当归活血调经；川牛膝引血下行，使血循常道下注血海为月水；淫羊藿补肾壮阳，祛风除湿，《本草纲目》谓紫石英"下能益肝，湿以去枯也"，故用其助肾阳，暖胞宫，调冲任，二者共同温补肾阳，除湿化痰；菟丝子、续断滋补肝肾；麦芽甘平，消食健胃，回乳消胀，为调治高泌乳素血症之要药；枇杷叶、黄芩清痰湿瘀久所化之热；甘草甘温性平，调和诸药。全方诸药合用，可荡涤患者痰湿脂膜之壅塞，疏通冲任胞脉之阻滞。

案例 3

刘某，女，30 岁，个体经营者。2021 年 8 月 18 日初诊。

主诉：月经推迟伴乳房胀痛 3 年，溢乳 2 个月。

现病史：患者 12 岁月经初潮，月经延后 3 年，40～90 天一行，行经 6 天，量少，色暗，经前乳胀，经行时减轻，伴痛经，夹血块，末次月经为 2021 年 7 月 13 日。孕产史：未婚，有男友，0-0-2-0，有生育需求。刻下症：近 2 个月来双侧乳房有少量白色乳汁溢出，患者平素性情急躁易怒，口干口苦，胃纳一般，失眠多梦，大便偏干，小便黄。舌红，苔薄黄，脉细弦数。性激素检查：催乳素 60.5ng/mL，B 超及头颅 MRI 均未见明显异常。

西医诊断：高泌乳素血症。

中医诊断：乳泣、月经后期。

辨证：肝肾阴虚，肝郁化火证。

治法：滋肾养阴，平肝潜阳。

处方：二至丸加减。

女贞子 15g，墨旱莲 15g，山萸肉 15g，山药 15g，炒麦芽 30g，枇杷叶 10g，淮小麦 30g，珍珠母 30g（先煎），钩藤 15g（后下），菊花 10g，金银花 10g，郁金 15g，柴胡 6g，淡竹茹 10g。7 剂，水煎，日 1 剂，早晚分服。

8 月 25 日二诊：患者诉服药后心情缓和，溢乳症状有所改善，见透明拉丝状白带，睡眠好转，上方去竹茹、金银花、钩藤，加当归 10g、丹参 10g，以活血通络，续服 7 剂。

守初诊方加减间断性服用月余。

12 月 11 日复诊：患者溢乳症状消失，乳房胀痛减轻，自测尿妊娠试验（＋），人绒毛膜促性腺激素 125.6mIU/mL，黄体酮 15.43ng/mL，催乳素 27.51ng/mL，患者要求保胎，后转入住院部保胎治疗。

按语：该患者月经延后，经行乳胀伴溢乳，性情急躁，舌红，苔薄黄，脉弦细数。四诊合参，辨证为肝失疏泄，肝郁化热。肝肾阴虚，阴不潜阳导致虚火迫精血上逆而化为溢乳。故治以滋肾养阴之品以补其本，方选二至丸加减。药以女贞子、墨旱莲、山萸肉、山药滋养肝肾之阴以清虚热；淮小麦益气养阴，养心安神；珍珠母、钩藤平肝潜阳，镇静安神；金银花、菊花、枇杷叶清肝郁化火之实热；柴胡疏肝解郁；郁金活血调经；炒麦芽行气消胀，回乳兼能健脾消食。全方立足整体，辨证施治，终使催乳素下降，并意外获妊娠之喜。

案例4

魏某，女，23岁，学生。2022年2月27日初诊。

主诉：月经停闭1年，溢乳1个月。

现病史：患者16岁月经初潮，自初潮以来月经多延后，1～3个月一行，行经5天，量中，色淡，伴痛经，夹血块，闭经1年有余，此前曾行人工周期治疗，药停经闭，末次月经为2021年2月。孕产史：未婚，否认性生活。刻下症：近1个月来双侧乳房有少量溢乳，色白，无明显疼痛，患者学业繁重，忧虑多思，失眠健忘，腰酸，纳可，二便尚调。舌淡胖，苔白，脉细弦，尺脉沉。2021年10月12日查性激素：催乳素216ng/mL。B超提示子宫偏小，双侧附件无异常。头颅MRI均未见明显异常。

西医诊断：高泌乳素血症。

中医诊断：闭经、乳泣。

辨证：脾肾不足，兼有肝郁证。

治法：补肾健脾，疏肝解郁。

处方：右归丸加减。

菟丝子15g，当归10g，熟地黄10g，远志6g，杜仲15g，桑寄生 15g，山药 10g，淫羊藿 10g，锁阳 10g，炒白术 15g，制玉竹 10g，石斛 9g，川芎 10g，玫瑰花 6g。7 剂，水煎，日 1 剂，早晚分服。

3 月 6 日二诊：患者仍有泌乳，面色晦暗，舌偏红，苔白，脉沉细滑。上方加丹参、制香附，以活血通络；加生麦芽 30g，以通经下乳。14 剂，水煎，日 1 剂，早晚分服。

3 月 27 日三诊：患者诉溢乳症状改善，舌红苔黄，脉滑，长用补药恐有助湿助热之弊，故方去菟丝子、淫羊藿、锁阳、石斛、玉竹，加茵陈 10g、泽兰 10g，以清热利湿，加菊花 10g，以清热解毒，续服 7 剂。

继续调理月余后，患者经转，后患者因学业未曾持续就诊。

6 月 10 日外院复查性激素：催乳素 35ng/mL。

按语：本案患者初潮既迟，月事素来延后，渐至闭经，乃先天不足，禀赋素虚之证。脾肾亏虚，精血无以化生，气血乏源，血海空乏，无血可溢则闭经；病情日久，焦思忧虑过度致肝气不舒，脾经郁热，乃见溢乳之象。四诊合参，辨证为脾肾不足，肝郁不舒，治以补肾健脾，疏肝解郁。方以菟丝子、杜仲、淫羊藿、锁阳补益肝肾；山药、白术健脾益气，化生气血；当归、熟地黄补益精血；桑寄生、石斛、玉竹养阴；远志、玫瑰花疏肝；川芎行血活血，上入颠顶，下入血海，为引经之良药。全方诸药配伍，行补肾健脾，养血舒肝之效，用药温而不燥，补而不腻，动静结合，脾浊自解。

第五节　乳癖

　　乳癖是指乳房有形状大小不一的肿块，可伴有疼痛，与月经周期相关为主要表现的乳腺组织的良性增生性疾病。明代陈实功在《外科正宗》中描绘到："乳癖乃乳中结核，形如丸卵，或坠重作痛，或不痛，皮色不变，其核随喜怒消长。"强调乳癖是以乳房肿块或疼痛为特征的一类疾病，并与情绪、月经周期有关。

　　本病相当于西医学的乳腺增生症，其与内分泌紊乱密切相关，可见于青春期至绝经期任一年龄段，尤其多发于 25～45 岁人群，高峰年龄段是 35～45 岁，此外，乳腺纤维性增生病、乳腺囊肿病、乳腺腺病、乳痛症等在临证时均可视为乳癖辨治。

　　《外科医案汇编》云："乳中结核，虽云肝病，其本在肾。"《疮疡经验全书》云："乳癖此疾，因女子十五六岁，经脉将行或一月二次，或过月不行致成此疾，多生寡薄气虚体弱。"强调肝气郁结，肝肾不足，冲任失调与本病的发生密切相关。中医认为女性的乳房属胃，乳头属肝，而胃、脾互为表里，肝喜心情舒畅而厌恶抑郁，若患者常忧思郁怒，则可导致肝疏泄功能发生失常，损伤脾脏，致使机体出现气滞、痰凝、血瘀等，进而乳房表现结块、疼痛等一系列病症。冲脉为血海，具有调节诸经气血等作用，任脉主胞宫，具有调节阴经气血、月经等作用，肝、脾二经于腹、胸间循环运行，足少阴肾经贯肝膈并与乳联。任脉、冲脉隶属于肝肾，若其功能失调，可导致机体郁结痰气，肝肾功能不足，阳虚使得体内水液凝结成痰，并与湿气结合形成痰湿，从而乳房发生肿块、疼痛，且发病周期与月经有关。

余在临证时发现，绝大多数乳癖患者发病均与情志失调相关，气郁则痰凝、血瘀，渐次叠加，酿成积聚。乳癖病位主要在肝、脾、肾，以冲任、脾、肝、肾失调为本虚，以痰凝、气滞、血瘀为标实，气痰瘀互结，郁阻乳络是本病的基本病机。

临床中乳癖患者以肝郁气滞型最为多见，故针对此型，结合本病的病因病机，从气、痰、瘀着手，以疏肝解郁、行气活血、化痰散结为法，自拟乳癖消汤。药用：当归10g，炒白芍20g，柴胡6g，茯苓10g，炒白术10g，生甘草5g，预知子15g，青皮10g，浙贝母10g，生牡蛎30g，路路通10g，荔枝核10g。方中柴胡疏肝解郁，气行则血行，气郁得解，瘀结自去；当归养血和血；白芍养血柔肝，缓急止痛；浙贝母化痰散结；牡蛎软坚化痰散结；白术、茯苓、甘草健脾益气，以杜生痰之源；青皮破气消积；荔枝核行气散结止痛；路路通理气活络，通经止痛。诸药合用，治疗乳腺增生，乳中结块，乳房疼痛，疗效显著。

验案举隅

案例1

胡某，女，44岁，职员。2022年7月20日初诊。

主诉：双乳胀痛5年余。

现病史：患者双乳胀痛 5 年余，经前加剧，平素月经规则，量中，色红，5～6 天净，无痛经及血块，末次月经为 2022 年 7 月 11 日。孕产史：已婚，1-0-1-1。刻下症：时感头晕乏力，情志不遂，多思易疲，腰酸，鼻炎病史，纳寐一般，大便稀溏，小便调，舌红，苔薄白微腻，边齿痕，脉弦。辅助检查：本院查乳腺彩超提示双侧乳房乳腺增生。

西医诊断：乳腺增生。

中医诊断：乳癖。

辨证：肝郁痰凝证。

治法：疏肝解郁，化痰散结。

处方：逍遥散加减。

当归 10g，炒白芍 10g，柴胡 6g，茯苓 15g，炒白术 15g，生甘草 5g，太子参 30g，生黄芪 15g，辛夷 10g，浙贝母 10g，淡竹茹 10g，杜仲 15g，桑寄生 15g，续断 15g，莲子 10g，生牡蛎 30g（先煎）。7 剂，水煎，日 1 剂，早晚分服。

7 月 27 日二诊：患者自述时感头痛鼻塞，予上方加白芷 10g，以祛风止痛，加苍耳子 10g，以宣通鼻窍，续服 7 剂。

8 月 3 日三诊：予上方去苍耳子，7 剂，余用药同前。

8 月 10 日四诊：患者诉 8 月 7 日月经来潮，自觉疲倦乏力，眼皮沉重，鼻塞汗出，加苍耳子 10g，大便正常，改炒白术、茯苓各 10g，去莲子、续断。7 剂，水煎，早晚分服。

此后继以上方随症加减 2 个月，患者诉乳房胀痛基本消失，余症皆除。

按语:《外科正宗》曰:"乳癖乃乳中结核……多由思虑伤脾,恼怒伤肝,郁结而成。"患者思虑过度,情志忧郁不解,气机阻滞,乳房胃络壅滞,不通则引起乳房疼痛;肝气郁结,肝病犯脾,或思虑伤脾,脾失健运,痰湿内蕴,均可致癖,在治疗时应以疏利肝气为先,气舒则郁结自散,故以逍遥散为主方调之,调和肝脾,疏肝理气。方中柴胡疏肝解郁;炒白芍柔肝止痛;炒白术、茯苓、莲子健脾兼以止泻;竹茹、浙贝母、生牡蛎清热化痰散结;当归活血通络;黄芪、太子参补气健脾,调和气血;杜仲、桑寄生、续断补肾强腰,扶正固本;辛夷宣通鼻窍;生甘草缓急止痛,调和诸药。诸药配伍,使得主症除,兼症消,诸疾得愈。

案例 2

王某,女,36 岁,教师。2021 年 7 月 26 日初诊。

主诉:双乳刺痛 1 年余。

现病史:患者诉双侧乳房刺痛 1 年余,经前较甚,经后缓解,平素月经规则,量少,色红,7 天净,无痛经及血块,末次月经为 2021 年 7 月 18 日。孕产史:已婚,1-0-0-1。刻下症:患者平素工作压力大,善太息,情志不畅易怒,常有胸闷感,纳寐一般,二便尚调,舌暗,苔薄,脉弦细微涩。两个月前外院 B 超检查:双乳小叶增生,左乳结节。

西医诊断:乳腺小叶增生、乳房结节。

中医诊断:乳癖。

辨证:气滞血瘀证。

治法：疏肝理气，活血散结。

处方：自拟乳癖消汤加减。

当归 10g，炒白芍 20g，柴胡 6g，茯苓 10g，炒白术 10g，生甘草 5g，预知子 15g，青皮 10g，浙贝母 10g，生牡蛎 30g，路路通 10g，荔枝核 10g。7 剂，水煎，日 1 剂，早晚分服。

8 月 3 日二诊：患者诉乳房胀痛已除，夜寐欠佳，上方去加淮小麦 30g、远志 10g。续服 7 剂。

上方加减治疗 3 个月，诸症俱消，乳房肿块消失，半年后随访，未复发。

按语：乳腺增生病属中医学"乳癖"范畴，该患者年近不惑，工作日益力不从心，加之情志不畅，则致肝气郁结，气血运行不畅，瘀阻乳络，而为乳癖。《外科医案汇编》曰："治乳者，不出一气字定之矣……若治乳从一气字着笔，无论虚实新久，温凉功补，各方之中，夹理气疏络之品，使乳络疏通……自然壅者易通，郁者易达，结者易散，坚者易软。"基于此，治疗乳络瘀阻之证，用药首当疏肝理气，活血止痛。方中柴胡、青皮、预知子、路路通、荔枝核疏肝解郁，理气和中而止痛；当归、白芍、甘草和血通络，柔肝缓急；白术、茯苓健脾益气，使乳腺气血运行盈亏有度；佐以浙贝母、生牡蛎等化痰散结之品，使肿痛消散于无形。

案例 3

张某，女，44 岁，公务员。2021 年 9 月 25 日初诊。

主诉：双乳刺痛半年。

现病史：患者近半年来经前 10 余天感乳房轻微刺痛，经至痛止，伴胁肋不舒，平素月经规则，30 天一行，量少，色暗，6 天净，偶有痛经，夹小血块，末次月经为 2021 年 9 月 14 日。孕产史：已婚，2-0-1-2。刻下症：偶有头晕，口干咽燥，面红潮热，失眠，胃纳一般，大便干燥，小便正常，舌红少苔，脉细。辅助检查：本院查乳腺彩超提示双侧乳房乳腺增生伴结节 BI-RADS 三级。

西医诊断：乳腺增生、乳腺结节。

中医诊断：乳癖。

辨证：肾阴亏虚，兼有肝郁证。

治法：滋肾养阴，疏肝解郁。

处方：归芍六味汤加减。

当归 10g，炒白芍 15g，山茱萸 10g，生地黄 15g，生白术 10g，柴胡 6g，肉苁蓉 10g，枸杞子 15g，火麻仁 10g，淮小麦 30g，远志 6g，百合 10g。7 剂，水煎，日 1 剂，早晚分服。

10 月 4 日二诊：患者诉睡眠好转，大便仍难解，上方加玄参、麦冬各 10g，续服 10 剂。

10 月 25 日三诊：患者诉本月经转乳房已无疼痛，继以上方调理。

按语：《素问·上古天真论》曰："女子七岁，肾气盛……七七，任脉虚。"患者年近"七七"，肾阴精血渐亏，肝肾同源，精血互化，导致肝阴肝血不足，而失眠更加重了阴血的耗伤，血少不能养肝，肝失所养，疏泄不及，肝郁气滞，郁则火动发于上，故头晕；阴虚津亏则口干咽燥；血虚血瘀，乳房瘀滞则刺痛。治当滋肾养阴，疏肝解郁。方中当归、白芍荣血养肝；白术健脾益气，使营血生化有源；柴胡升发诸阳，使肝郁得疏；肉苁蓉、山茱萸、生地黄质润滋养，益精血；枸杞子滋肝肾之阴，平补肾精肝血，血和则肝和，血充则肝柔；淮小麦、远志、百合安神助眠；火麻仁润肠通便。全方标本兼顾，诸症得除。

案例 4

吴某，女，33 岁，职员。2022 年 7 月 19 日初诊。

主诉： 双乳胀痛数年，加重 1 个月。

现病史： 患者诉双侧乳房胀痛数年，程度较轻，近 1 个月来疼痛加重，经前尤甚，平素月经规则，28 天一行，近一年量偏少，色淡红，质清稀，7 天净，轻度痛经，夹血块，末次月经为 2022 年 7 月 11 日。孕产史：已婚，1-0-0-1。刻下症：患者平素怕冷，四肢不温，由于工作繁忙，常感乏力倦怠，胸胁胀闷，喜太息，胃纳减少，二便尚调，舌淡红，苔薄白，脉细弦，尺脉沉。辅助检查：本院查乳腺彩超提示双侧乳腺结节（BI-RADS 三级），右侧乳腺囊肿（BI-RADS 二级），建议复查。

西医诊断： 乳腺增生、乳腺结节。

中医诊断： 乳癖。

辨证： 肾阳不足，兼有肝郁证。

治法： 温补肾阳，疏肝解郁。

处方： 柴胡疏肝散加减。

柴胡 6g，炒白芍 15g，枳壳 10g，川芎 10g，香附 10g，陈皮 6g，炒谷芽 15g，紫石英 20g，锁阳 10g，杜仲 15g，续断 15g。7 剂，水煎，日 1 剂，早晚分服。

7 月 26 日二诊：患者诉疼痛减轻，胃纳一般，余无殊，继以上方续服 7 剂。

8 月 3 日三诊：患者诉服药以来身心舒畅，效不更方，持续调理至今，疼痛基本缓解。

按语：患者怕冷，四肢不温，一派肾阳不足、阴郁之象，肾阳为五脏阳气之本，肾阳不足累及肝阳，则肝脉寒滞不升发，不能温运气血上荣于乳络，不荣则痛；累及脾阳，脾失健运，湿邪内阻则食少；阳气不足则阴寒积聚形成肿块。治以温补肾阳，疏肝解郁。方中柴胡功善疏肝解郁；香附理气疏肝而止痛，川芎活血行气以止痛，二药相合，助柴胡以解肝经之郁滞，并增其行气活血止痛之效；枳壳理气；炒白芍柔肝缓急；陈皮味辛苦性温，可理气行滞，散乳房结节；炒谷芽健脾和胃；紫石英、锁阳、杜仲、续断温补肾阳，温养肝脉，阳气得复，则阴郁自去，肝郁得舒，则气滞自散。

第六节　癥瘕

癥瘕是指妇女小腹内的结块，或胀，或痛，并常致月经或带下异常，甚至影响生育的疾病。妇科癥瘕涵盖了各种妇科良性肿瘤，病种较多，是妇科常见病、疑难病证。中医学认为，癥属血病，表现为有形可征，常表现为痛有定处，触之有肿块且坚硬不移；瘕属气病，多表现为痛无定处，虽有肿块但聚散无常且推之可移。女性因有经带胎产的生理过程，较之男性易出现气血失常的病理状态，更易患此病证。该病妇科检查时可发现盆腔有包块，或在子宫，或在附件，也可在宫旁组织间。或伴有痛、胀、满的自觉症状，或兼见月经异常或经期外的不正常出血。必要时借助B超检查或CT扫描，或核磁共振，以了解肿块的部位、大小及性质。

西医学的子宫肌瘤、卵巢肿瘤、盆腔炎性包块、子宫内膜异位症、陈旧性宫外孕、结核性包块及盆腔恶性肿瘤等，均可参照此病论治。

《校注妇人良方》云："妇人腹中瘀血者，由月经闭积，或产后余血未尽，或风寒滞瘀，久而不消，则为积聚癥瘕矣。"可见癥瘕乃是瘀血的重症。《中藏经》所述癥瘕"皆五脏六腑真气失而邪气并，遂乃生焉"。正虚即气血劳伤，脏腑虚弱，致腠理不固，外邪乘虚侵袭；邪实如寒温不适、饮食不节、胎产不慎，邪气与脏腑搏结，气滞、痰湿、瘀浊停聚于少腹、胞宫，日积月累，渐成癥瘕。张锡纯在其论著《医学衷中参西录》中指出，瘀血冷积致病，一旦结为癥瘕，即伤人正气，以致虚证沓来，皆说明正虚血瘀是癥瘕的本质。

"女子以血为本"，"血以活为用"，"血脉流通，病不得生"，

"血气不和,百病乃变化而生"。形成瘀血的原因有很多,气滞、寒凝、气虚、血热均可形成瘀血,瘀积日久,则可形成癥瘕,临证时应在辨证论治的基础上酌情应用活血药。常用药物包括赤芍、丹参、三棱、莪术、生山楂、桃仁、红花、生蒲黄、五灵脂、益母草等。癥瘕多病程长、病势深,患者往往正气已虚、兼夹症多,故瘀血并非其唯一的病理改变,因此在治疗妇科癥瘕时不能仅局限于活血化瘀,还应在活血化瘀的基础上审症求因,辨证论治。如治疗卵巢囊肿常用补肾健脾、活血化痰法;子宫肌瘤常治以益气活血、软坚散结等。其中配伍常用的理气药包括柴胡、香附、荔枝核、陈皮、川楝子、枳壳等;配伍常用的健脾祛湿药包括黄芪、炒白术、山药、茯苓、薏苡仁、车前子、苍术等;配伍常用的化痰药包括清半夏、陈皮、胆南星等;配伍常用的软坚散结药包括海藻、昆布、生牡蛎、夏枯草、皂角刺、鸡内金等。

一、输卵管积水

输卵管积水、盆腔包裹性积液是常见的盆腔炎性疾病后遗症,中医古籍无相应病名,可散见于"癥瘕""肠覃""妇人腹痛""断绪"等病证中。目前将其归于中医妇科的盆腔炎性疾病后遗症。输卵管阻塞性不孕患者占不孕症患者的 30% ～ 40%,其中输卵管积水性不孕占 10% ～ 30%。研究表明,输卵管积水会降低体外受精—胚胎移植(IVF-ET)的成功率,并可增加早期流产及宫外孕的风险。

输卵管积水主要是由于输卵管炎症导致输卵管峡部粘连和瘀

滞后输卵管积液形成的，是一种常见的慢性输卵管炎症，属中医学"肠覃""不孕""妇人腹痛"等范畴，古人对肿块生于胞宫者称为"石瘕"，生于胞脉者为"肠覃"，故肠覃类似临床所见的输卵管肿物。《素问·至真要大论》载："诸湿肿满，皆属于脾。"脾虚致水湿运化失司，瘀阻湿停而致病；妇人经行产后，气血虚损，血室大开，湿热毒邪乘虚内侵，邪与血结，阻滞气机，气滞血瘀，病久致有形湿邪停聚胞络而发病。《素问·奇病论》曰："胞络者系于肾。"肾主生殖，故与肾关系密切。余认为本病多由肾气亏损，肾主水功能失常，瘀水内结于胞脉，形成"积液"。肝主冲任与胞宫相联系，肝气郁结，气滞则胞宫受阻引发诸多妇科疾病，血瘀亦会影响气机的运行。若脏腑功能失调，肝气瘀滞，瘀血阻滞胞宫，日久则为癥瘕。故本病为水湿瘀血阻滞经络所致，治疗应以活血通络、化瘀利水为主，同时兼顾调理肝肾。

本病的基本病机是瘀水互结、阻塞胞脉，针对基本病机，余在多年临证基础上，确立了活血通络、化瘀利水的基本治疗大法。在用药上常选用三棱、莪术、生山楂、大血藤等活血化瘀之品，配伍冬瓜皮、葶苈子、薏苡仁等以利水渗湿。其中三棱"治一切凝结停滞有形之坚积也"，善破血中之气，功偏破血通经；莪术善破气中之血，功偏破气消积。两药配伍，可散一切血瘀气结。二者配伍治疗疼痛明显、癥瘕固结日久且气血未虚之人效佳，以求缩小病灶、消癥止痛。同时可酌加杜仲、桑寄生、续断等滋养肝肾之品。

肝主疏泄、主升发，喜条达而恶抑郁。妇女因其生理特性易肝气郁结，故余在临床诊治时常活用逍遥散为基础方以调和肝脾，药物上以柴胡疏肝解郁，木郁则土衰，肝病易传脾，故以茯苓、白术、生甘草健脾益气，非但实土以御木乘，且使得营血生化有源。白芍味酸，微寒，养血敛阴、柔肝缓急，为血中阴药，当归养血活血、调经止痛，为血中气药，两药合用，养血理血，动静结合。

验案举隅

案例1

罗某，女，27岁，职员。2021年6月20日初诊。

主诉：下腹隐痛1年余。

现病史：患者平素月经尚规则，30天一行，4天净，量中，色暗红，夹血块，轻度痛经，时有腰酸，末次月经为2021年6月13日。孕产史：已婚，0-0-1-0。刻下症：平素情志不舒，纳寐尚可，大便调，小便量少色黄。舌暗红，苔薄白，脉细弦涩。2021年5月30日外院查CA125：65.90U/mL。阴道彩超检查：宫体前位，形态大小正常，宫区回声尚均匀，双层内膜厚4mm，回声欠均。左附件区探及迂曲状暗区，范围约52mm×15mm×28mm，内见细密光点；右附件区探及迂曲状暗区，范围约43mm×10mm×26mm，内见细密光点；左附件区探及囊状暗区72mm×43mm×57mm，内见分隔，CDFI扫查未见明显异常血流信号。提示子宫内膜回声欠均，双侧输卵管积水，建议复查左附件区囊性占位。

西医诊断：双侧输卵管积水。

中医诊断：癥瘕。

辨证：气滞湿阻，瘀水互结证。

治法：行气利水，化瘀止痛。

处方：逍遥散加减。

当归10g，炒白芍10g，柴胡6g，茯苓10g，炒白术10g，生甘草5g，三棱10g，莪术10g，生山楂10g，大血藤20g，白花蛇舌草15g，薏苡仁30g，葶苈子10g，冬瓜皮12g，盐杜仲15g，续断15g，车前草15g。7剂，水煎，早晚温服。

6月30日二诊：患者诸症缓解，未诉其他不适，效不更方，拟原方续服1月余。

7月24日患者于本院复查CA125：49.60U/mL。复查阴道彩超：子宫前位，宫体大小尚正常，宫壁回声欠均，宫腔居中，双层内膜厚4mm，CDFI未见明显异常。双侧附件增厚，左侧内见33mm×9mm管状无回声区，透声差。双侧卵巢正常大小，内部回声无殊。提示双侧附件增厚，左侧局部输卵管积水考虑。

案例2

马某，女，33岁，职员。2021年2月21日初诊。

主诉：反复下腹疼痛半年余，检查发现右侧输卵管积水。

现病史：患者平素月经尚规则，30～33天一行，6～7天净，量中，色红，偶有血块，轻度痛经，末次月经为2021年2月11日。孕产史：已婚，1-0-1-1。刻下症：平素脾气急躁易怒，经前常感乳房胀痛，纳寐可，大便尚调，小便量少。舌红苔薄，脉弦涩。2021 年 1 月 22 日外院查阴道 B 超见：子宫前位，大小 54mm×47mm×39mm，轮廓规则，宫肌层回声尚均匀，子宫内膜厚度 4mm，内见 7mm×4.5mm 中等回声，内见少许血流信号。宫颈长约 30mm，左卵巢大小 35mm×22mm×20mm，右卵巢大小 30mm×22mm×19mm，其旁见迂曲无回声大小 49mm×18mm，边界清。提示宫腔内回声异常，右卵巢旁迂曲无回声（输卵管积水可能）。

西医诊断：右侧输卵管积水。

中医诊断：癥瘕。

辨证：肝郁气滞，瘀水互结证。

治法：疏肝解郁，利水化瘀。

处方：逍遥散加减。

当归 10g，赤芍 15g，柴胡 6g，茯苓 10g，炒白术 10g，生甘草 5g，三棱 10g，莪术 10g，生山楂 10g，大血藤 20g，白花蛇舌草 15g，乌梅 9g，冬瓜皮 12g，预知子 15g，青皮 10g。7 剂，水煎，早晚温服。

2 月 28 日二诊：患者诉腹痛减轻，夜寐易惊，感神疲乏力，拟上方加淮小麦 30g、珍珠母 30g，以养心镇静安神，加生黄芪 15g，以补益气血。14 剂，水煎，早晚分服。

3 月 21 日三诊：拟上方去预知子，加葶苈子 10g，以增强逐水之功。14 剂，水煎，早晚分服。

4 月 18 日本院复查阴道 B 超：子宫前位，宫体大小尚正常，宫壁回声欠均，宫腔居中，双层内膜厚 7mm，回声不均，局部略呈结节状，范围约 7mm×4mm，边界欠清，未见明显血流信号。右侧附件区见 29mm×11mm 迂曲管状无回声区，边界尚清。提示宫腔内异常回声，右卵巢旁迂曲无回声（输卵管积水可能）。

此后于我处中药调理 2 月余，患者诉腹痛基本缓解，6 月 20 日本院复查 B 超：子宫前位，宫体大小尚正常，宫壁回声欠均，宫腔居中，双层内膜厚 7mm，回声不均，局部略呈结节状，范围约 8mm×5mm，边界欠清，未见明显血流信号。双侧卵巢大小正常，内部回声无殊，双侧附件区未见明显异常包块。提示子宫内膜不均质（息肉可疑）。

按语：以上两则案例中患者平素均情志不调，脉弦，且案例 2 中夏某经前乳房胀痛，皆为一派肝郁气滞之征，故均选用逍遥散为基础方，以疏肝解郁，行气健脾，肝气舒则气滞行，脾气健则水湿得化。两案中患者均为瘀水互结于胞宫脉络，脉络不通则见腹痛；瘀水停滞不行则见"积水"形成。故方中以三棱、莪术、生山楂破血行气消积，散一切血瘀气结；大血藤、白花蛇舌草清热解毒，活血化瘀；冬瓜皮、葶苈子、薏苡仁、车前草利水消肿散结。诸药配伍，一则水湿化，二则瘀血行，使得"积水"自消。案例 1 中患者平素腰酸，腰为肾之府，肾虚故见腰酸，故方中予杜仲、续断补养肝肾。案例 2 中患者经前乳房胀痛，乳房为肝经所行之处，肝气郁结，则经前乳房胀痛，故方中加青皮、预知子行气疏肝解郁；患者既往有息肉病史，方中加入乌梅，为治疗息肉之效药。叶师用药各方兼顾，方可使诸症得愈，顽疾得除。

案例 3

沈某，女，50 岁，职员。2022 年 7 月 12 日初诊。

主诉：检查发现盆腔占位 3 年。

现病史：患者 3 年前外院 B 超检查：输卵管积液可能。由于无腹痛等不适，建议定期复查彩超，未进行治疗，本月体检发现积液范围增大，遂前来就诊。平素月经多延后，2～3 个月一行，量少，5 天净，色暗，偶有痛经，少血块，末次月经诶 2022 年 6 月 17 日。孕产史：已婚，1-0-2-1。刻下症：潮热盗汗，纳寐一般，二便尚调，舌红，苔少，脉细。2022 年 7 月 2 日外院彩超检查：左侧附件区不规则囊性包块（大小约 48mm×21mm），输卵管积液不除外。

西医诊断：左侧输卵管积水。

中医诊断：癥瘕。

辨证：阴虚火旺，湿热瘀结证。

治法：滋阴清热，活血化瘀，兼以利水。

处方：滋阴通脉汤加减。

丹参 15g，赤芍 15g，薏苡仁 30g，炒白芍 15g，大血藤 20g，刘寄奴 15g，太子参 15g，炙甘草 5g，葶苈子 10g，冬瓜皮 12g，当归 10g，白花蛇舌草 15g，车前草 15g，稆豆衣 12g，糯稻根 25g，瘪桃干 15g，龟甲 15g（先煎）。7 剂，水煎，早晚温服。

7 月 19 日二诊：患者诉潮热盗汗明显改善，未诉其他不适，继守前方 14 剂。

此后拟上方加减 2 个月，无明显不适症状。

10 月 18 日本院复查彩超：左侧附件区囊性结构（范围 13mm×10mm×10mm），输卵管积液可能。现仍继续于我处中药调理。

按语：《金匮要略·水气病脉证并治》云："血不利则为水。"指出血瘀于内则影响正常的水液气化，致使水液蓄积下焦，而水聚则气机失调，血行不利，血滞不行终成血瘀，瘀水蕴结于子门，损伤冲任、胞宫、络脉，日久失治而成癥瘕。患者年逾"七七"，天癸既竭，肝肾阴虚，日久化火，耗伤阴津，则血行不畅，瘀与水结而成积水。湿瘀既成，若仅投攻伐，则邪未去真元更伤，反易助邪。遂当利湿祛瘀损其余，佐以滋阴清热固其本。方予丹参、刘寄奴、当归、大血藤、赤芍活血化瘀；薏苡仁、葶苈子、冬瓜皮、车前草、白花蛇舌草利湿逐水，兼清里热；白芍养血调经，敛阴止汗；太子参健脾生津；稽豆衣、糯稻根、瘪桃干、龟甲滋阴固其本，止汗顾其标；炙甘草补虚调和诸药。全方配伍，标本兼治则病自消。

案例 4

康某，女，50 岁，职员。2022 年 4 月 21 日初诊。

主诉：检查发现盆腔占位 2 个月。

现病史：患者 2 个月前外院 B 超检查：左附件区不规则囊性占位（48mm×32mm×51mm），输卵管积液可能。偶有小腹隐痛，平素月经多延后，30～45 天一行，量少，5 天净，色暗淡，无痛经及血块，末次月经为 2022 年 4 月 18 日。孕产史：已婚，2-0-3-2。刻下症：少腹冷痛，畏寒，乏力，四肢不温，纳寐一般，二便尚调，舌淡，苔薄白，脉细涩。

西医诊断：左侧输卵管积水。

中医诊断：癥瘕。

辨证：阳虚水停，寒湿瘀阻证。

治法：温阳利水，活血散寒。

处方：桂枝茯苓丸加减。

桂枝 6g，茯苓 15g，桃仁 10g，赤芍 15g，牡丹皮 10g，莪术 15g，大血藤 20g，路路通 10g，生黄芪 30g，生甘草 5g，蒲公英 30g，紫石英 20g，小茴香 9g。7 剂，水煎，日 1 剂，早晚温服。

5 月 2 日二诊：患者自述腹痛减轻，舌脉如前。效不更法，以上方为基础，临症加减，调理半年余。

2022 年 10 月外院复查 B 超提示左侧附件未见明显异常。

按语：患者小腹冷痛，畏寒肢冷，乏力，舌淡苔白，脉细涩，四诊合参可诊断为阳虚水停，寒湿瘀阻之证。治疗以桂枝茯苓丸为基础方，方中桂枝辛甘性温，能温通散结，助气化而行水饮；茯苓益气健脾，利水消痰；二者共用，既能温阳化气，又能健脾利水，从而使水饮既能得阳而化，又能从小便而去。加紫石英、小茴香温阳散寒止痛；桃仁、莪术、赤芍、牡丹皮、大血藤活血化瘀，散瘀止痛；路路通利水通经，是通络佳品；黄芪甘温，补气升阳，走表祛湿，益气养血，意为攻补兼施，扶正祛邪，正所谓"正气存内，邪不可干""邪之所凑，其气必虚"；生甘草调和诸药。本方主次有别，轻重有序，理法方药俱全，共奏温阳利水，活血散寒之功。

二、卵巢子宫内膜异位囊肿

卵巢子宫内膜异位囊肿（OEC）是指异位的子宫内膜侵及卵巢皮质，在卵巢皮质内生长，随着月经周期激素的变化反复出血形成单个或多个囊肿，其主要临床表现为持续性、进行性加重的盆腔粘连、痛经、性交痛等，长期病程者可出现不孕及慢性盆腔痛，严重影响患者生活质量及生育功能。根据 OEC 的临床表现，可将其归属于中医"癥瘕"范畴。

癥瘕的形成，不外乎经产余血不循子宫冲任脉络，加之肾之阴阳失司、气血失于调摄，离经之血久积成瘀，或风寒湿热诸邪内侵，邪气与脏腑搏结，或情志内伤，致气机阻滞，血行不畅，气血、痰浊之邪胶结而不解，停积于少腹、子宫，随肾阴肾阳消长转化，日积月累，继而形成瘀血阻络的恶性循环性内环境，形成癥瘕包块。

"肝肾同源"，若肾阳不足，肝失温养，或肾水不足，水不涵木，或肝阳妄动，下劫肾阴，抑或精血两虚，肝肾两亏，再加之平素忧思气结，肝气郁滞以使疏泄失常，气机不畅，气郁血亦瘀，则冲任血海阻滞聚成癥瘕。即"瘀"乃形成癥瘕的病理基础，肝失疏泄乃发病的重要机制，肾虚乃发病根本。正如张介宾于《类经·藏象类》云："肝肾为子母，其气相通也。"肾为肝之母，若肾虚，则精血匮乏，易致肝血不足，气机不畅，疏泄失职。而肝贮藏血液，主调畅气机，当其功能失常，不但表现出肝所主范畴发病，日久又可累及于肾等他脏。二者常互为因果，休戚相关。

余在多年临证基础上，常以自拟内异方加减破瘀消癥，药物基本组成：桃仁10g，红花6g，三棱10g，莪术10g，生山楂10g，水红花子10g，大血藤20g，白花蛇舌草15g，自然铜10g，石见穿15g。方中三棱"治一切凝结停滞有形之坚积也"，善破血中之气，功偏破血通经；莪术善破气中之血，功偏破气消积，两药配伍，可散一切血瘀气结。桃仁、红花、生山楂、自然铜散瘀止痛，水红花子、石见穿、大血藤、白花蛇舌草清热解毒，活血化瘀。组方精辟严谨，用药层次分明，使得每味药皆可发挥其专长特效，直达病处，共奏清热解毒，化瘀通络之功。此外，或加炙山甲粉以增强破瘀之力。正如《医学衷中参西录》所言："穿山甲味淡，性平，气腥而窜，其走窜之性无微不至，故能宣通脏腑，贯彻经络，透达关窍，凡血凝、血聚为病，皆能开之。"故其长于散结软坚，消癥化痞。

肝主疏泄，主升发，喜条达而恶抑郁。故余喜用逍遥散加减，以疏肝理气，养血健脾。肾为先天之本，肾主藏精，主生殖，当肾虚精亏时则肝无血藏。临床常用归芍地黄汤加减，以滋肝肾，补阴血，清虚热。而肾阳亏虚时，常以炒杜仲、淫羊藿、槲寄生、续断等温补肾阳。

若恰逢患者痛经，结合其病因病机，方予自创自拟痛经方以温经散寒，行气止痛，药物基本组成：当归10g，川芎10g，炒白芍20g，炙甘草5g，制香附10g，延胡索9g，川楝子10g，青皮

10g，川牛膝 15g，乌药 10g，小茴香 10g，艾叶 9g，没药 6g。方中川芎、芍药、延胡索、没药、青皮行气活血、散瘀止痛，佐入小茴香、艾叶温经理气散寒，使血温得行，乌药、香附、川楝子加强行气之力，川牛膝引血下行，当归补血活血、祛瘀新生，炙甘草调和诸药。

验案举隅

案例 1

李某，女，23 岁，职员。2020 年 5 月 12 日初诊。

主诉：经行腹痛进行性加剧 1 年，检查发现盆腔肿物 7 月余。

现病史：患者平素月经尚规则，33 ～ 34 天一行，7 ～ 8 天净，量偏多，色暗红，夹有血块，有痛经史，末次月经为 2020 年 5 月 11 日，色质量如常。孕产史：未婚，否认性生活史。刻下症：患者正值经期，诉下腹疼痛剧烈，痛不可忍，伴面色青白，形寒肢冷，舌紫暗，苔薄白，脉沉紧。辅助检查：CA125：45U/mL，CA19-9：17.3U/mL。B 超检查：卵巢巧克力囊肿，双侧卵巢囊性占位（左卵巢探及囊性暗区 43mm×26mm×42mm，另见数个囊性低回声区 19mm×19mm×17mm；右卵巢探及囊性暗区 28mm×21mm×27mm）。

西医诊断：卵巢巧克力囊肿、痛经。

中医诊断：癥瘕、痛经。

辨证：寒凝血瘀证。

治法：温通经脉，活血化瘀。

处方：自拟痛经方加减。

当归 10g，川芎 5g，炒白芍 20g，炙甘草 5g，醋香附 10g，醋延胡索 10g，麸炒青皮 10g，川牛膝 15g，小茴香 10g，艾叶 9g，乌药 10g，醋没药 6g，蒲黄粉 10g，五灵脂 10g，大血藤 20g，白花蛇舌草 15g，炮山甲 3g。6 剂，水煎，日 1 剂，早晚分服。

5 月 18 日二诊：患者自述服药后痛经稍有缓解，夜寐不安，失眠多梦，心烦口渴，大便干，舌暗苔薄白，脉沉细，此时寒凝得散，瘀血仍存，治当以活血化瘀为主，故方改自拟内异方加减。

药物：桃仁 10g，红花 6g，三棱 10g，莪术 10g，白花蛇舌草 15g，生山楂 10g，石见穿 15g，炒党参 15g，生黄芪 30g，生地黄 15g，火麻仁 10g，大血藤 20g，炒杜仲 15g，槲寄生 15g，续断 15g，淮小麦 30g，珍珠母 30g，煅自然铜 10g，水红花子 10g。7 剂，水煎，日 1 剂，早晚分服。

后患者坚持治疗，上述两方交替随症加减，继服近 5 个月。

10 月 3 日复诊：患者自述痛经明显缓解，疼痛可忍，经量中等，上述症状皆有所好转，复查 CA125：31.3U/mL，B 超检查：巧克力囊肿可能，左侧卵巢囊性包块（见数个无回声区，大者约 33mm×29mm×36mm），右侧囊性包块消失。

按语：患者初诊时诉形寒肢冷，经行腹痛，夹有血块，面色青白，结合舌苔脉象，为寒凝血瘀之征象。冲脉为病，气机升降失常，故方中予川芎、醋香附、延胡索、没药一众行气活血止痛之品，通达奇经，佐艾叶温经散寒。乌药、炒白芍缓急止痛，炮山甲亦为血肉有情之品，可活血化瘀以宣通经脉，五灵脂、蒲黄化瘀止血，大血藤、白花蛇舌草清热解毒，青皮有破气消积之效。又以当归、川芎补阴血、行冲脉之气血，川牛膝引血下行，再以当归配小茴香补冲脉之虚、升冲脉之坠，白芍入带脉补带脉之虚，用药上始终遵守通补冲任，以通为用，通补兼施，故治之而安。

案例 2

尹某，女，37 岁，自由职业。2021 年 4 月 28 日初诊。

主诉：经行腹痛 3 年余。

现病史：患者 3 年前无明显诱因下经期出现小腹疼痛，平素月经规则，28 天一行，量中，色暗红，6 天净，夹血块，中度痛经，经期乳房胀痛，末次月经为 2021 年 4 月 15 日。孕产史：已婚，2-0-0-2。刻下症：腰酸背痛，脾气急，多梦，大小便调，舌淡，苔薄白，脉弦，尺脉沉。2019 年外院子宫 B 超检查：右侧卵巢巧克力囊肿（大小约 42mm×25mm）。

西医诊断：卵巢巧克力囊肿、痛经。

中医诊断：癥瘕、痛经。

辨证：肝郁肾虚血瘀证。

治法：疏肝补肾，活血止痛。

方药：逍遥内异方加减。

当归 10g，炒白芍 10g，柴胡 6g，茯苓 10g，炒白术 10g，生甘草 5g，三棱 10g，莪术 10g，生山楂 10g，大血藤 20g，白花蛇舌草 15g，炒杜仲 15g，桑寄生 15g，续断 15g，青皮 10g，薏苡仁 30g，煅自然铜 10g，首乌藤 15g。

5月5日二诊：患者诉夜寐宁，上方去首乌藤，余药同前，续服 7 剂。

以上中药加减连续治疗半年。

11月5日复查B超示右侧巧克力囊肿变小（大小 21mm×19mm），经行腹痛减轻。

按语： 患者肝气郁结，气机不畅，故平素脾气急躁，乳房胀痛，脉弦涩；瘀血内停，阻滞胞脉，不通则痛，故见经色暗红、夹血块、痛经；肾气亏虚，则经期腰酸；肾水亏虚不能涵养于木上济于心，故多梦。故选用逍遥内异方以疏肝健脾，养血调经。方中逍遥散疏肝解郁，加用三棱，治"一切凝结停滞有形之坚积也"，长于破血中之气，功偏破血通经；莪术长于破气中之血，功偏破气消积；两药配伍，可散一切血瘀气结，遂重用三棱、莪术等破瘀消癥药。生山楂、大血藤、白花蛇舌草、煅自然铜助三棱、莪术活血化瘀；炒杜仲、槲寄生、续断补肾益精；女子乳头属肝，乳房属胃，患者又兼偶有经行乳房疼痛，微有肝郁气滞之征，予青皮理气散痞；首乌藤养心安神；薏苡仁淡渗利湿。诸药合用，肝气条达，肾阳充盈，正气充足，则气血运行顺畅，缓慢行进改善冲任、胞宫瘀血状态，使局部既成之瘀得散，癥瘕自消。

案例3

陈某，女，19 岁，学生。2018 年 11 月 1 日初诊。

主诉： 巧克力囊肿术后 3 年复发。

现病史：患者平素月经规则，初潮年龄 14 岁，月经周期 28～30 天，量中，7 天尽，色暗红，有小血块，中度痛经，末次月经为 2018 年 10 月 23 日，色质量如常。2015 年 10 月于市妇儿医院行腹腔镜下卵巢囊肿剔除术，术后病理检查：左侧卵巢子宫内膜异位囊肿。孕产史：未婚，否认性生活史。刻下症：素感疲倦，畏寒肢冷，面生痤疮，发易脱落，脾气急躁，多思多虑，胃脘胀满，经期自觉腰酸，纳寐皆可。舌淡红，苔薄白，舌边有齿痕，脉弦涩，尺脉沉。2018 年 9 月 14 日经腹部彩超检查：右卵巢囊性占位，约 39mm×24mm×32mm，内液稠。2018 年 10 月 6 日复查彩超：右侧卵巢囊性结构，约 38mm×25mm。肿瘤标志物检查：CA125：41.1U/mL。

西医诊断：卵巢子宫内膜异位囊肿。

中医诊断：癥瘕、痛经。

辨证：肝郁气滞，肾虚血瘀证。

治法：疏肝理气，滋肾活血，破瘀消癥。

方药：开具膏方一剂，逍遥散合自拟内异方加减。

当归 100g，炒白芍 100g，柴胡 60g，茯苓 100g，炒白术 100g，生甘草 50g，三棱 100g，莪术 100g，盐杜仲 150g，槲寄生 150g，续断 150g，枸杞子 150g，桑椹 150g，黑芝麻 100g，知母 100g，淫羊藿 100g，桑白皮 150g，制玉竹 120g，薏苡仁 300g，炒党参 150g，炒鸡内金 120g，炒麦芽 150g，白参片 50g，浙贝母 100g，佛手 100g，蒲公英 300g，生山楂 100g，水红花子 100g，大血藤 200g，白花蛇舌草 150g，桃仁 100g，红花 60g，阿胶

250g，鳖甲胶 150g，灵芝孢子粉 30g，珍珠粉 30g，冰糖 350g，黄酒 1 料。

医嘱：膏方需置于冰箱内冷藏，每日 2 次，每次 1 匙，忌食生冷、辛辣、油腻滑肠之物，忌食萝卜、浓茶、咖啡、酒等，如遇感冒、发热、腹泻等症状或者月经来潮，暂停服用。

后患者网上随访，患者诉服膏方当月月经来潮即感痛经明显减轻，2018 年 12 月 3 日腹部彩超检查：右侧卵巢囊性结构，约 15.7mm×10.2mm。

2019 年 3 月 10 日复查彩超：子宫附件未见明显异常。复查 CA125：34.3U/mL。

案例 4

金某，女，34 岁，职员。2019 年 11 月 18 日初诊。

主诉：巧克力囊肿术后 2 年余复发。

现病史：患者平素月经规则，初潮年龄 15 岁，月经周期 30 天，量少，5 天净，色暗红，有大血块，中度痛经，末次月经为 2019 年 10 月 19 日，色质量如常。2017 年 3 月于当地妇幼保健院行腹腔镜下卵巢囊肿剥除术，术后病理检查：双侧卵巢子宫内膜异位囊肿。孕产史：已婚，1-0-0-1。刻下症：近 1 年来自觉潮热，脱发严重，华发早生，平日脾气急躁，易怒，目涩，胸闷，腹胀便秘，经前乳房胀痛，经期腰部酸痛，纳呆，失眠多梦。舌红，苔少，脉弦细数。2019 年 11 月 6 日阴道彩超检查：子宫轻度腺肌症改变，宫内节育器，右侧卵巢囊性结构（液稠），约24.8mm×15.3mm。乳腺彩超检查：双乳乳腺增生伴结节样改变，超声BI-RADS分类2级。2019年11月20日查CA125 38.4U/mL，CA19-9 9.3U/mL，抗米勒管激素0.8ng/mL，卵泡刺激素15.35mIU/mL，黄体生成素8.7mIU/mL，孕酮0.42ng/mL，催乳素6.85ng/mL，雌二醇34.0pg/mL，睾酮0.59ng/mL。

西医诊断：卵巢子宫内膜异位囊肿、卵巢功能减退。

中医诊断：癥瘕、痛经、月经过少。

证型：肝肾阴虚，肝郁血瘀证。

治法：滋补肝肾，疏肝理气，破瘀消癥。

方药：开具膏方一剂，归芍地黄汤合逍遥散加减。

熟地黄150g，山药150g，山茱萸100g，泽泻100g，牡丹皮100g，当归100g，炒白芍100g，生白术100g，柴胡60g，生甘草50g，火麻仁100g，菊花100g，稆豆衣120g，瘪桃干150g，糯稻根250g，石菖蒲100g，淮小麦300g，浙贝母100g，生牡蛎300g，佛手100g，蒲公英300g，大血藤200g，白花蛇舌草150g，三棱100g，莪术100g，生山楂100g，煅自然铜90g，水红花子100g，桑椹150g，枸杞子150g，麦冬100g，西洋参片50g，鲜铁皮石斛21g，阿胶150g，鳖甲胶150g，龟甲胶100g，灵芝孢子粉30g，炙山甲粉30g，珍珠粉30g，冰糖200g，蜂蜜150g，黄酒1料。

患者服完膏方后于门诊处续服中药，诉服药以来每遇经转感腹痛愈轻，诸症悉除。12月18日经阴道彩超检查：右侧卵巢囊性结构，约占位19mm×19mm，内液稠。继以上方续服。

2020年1月18日彩超检查：子宫附件未见明显异常。复查 CA125 33.7U/mL；复查抗米勒管激素 2.1ng/mL；卵泡刺激素 8.23mIU/mL，黄体生成素 4.10mIU/mL，孕酮 0.56ng/mL，催乳素 6.22ng/mL，雌二醇 30.0pg/mL，睾酮 0.45ng/mL。

按语：案例 3 和案例 4 中患者平素均焦躁多虑，脉弦，且案例 4 中金某经前乳房胀痛，皆为一派肝郁气滞之征，故均选用逍遥散加减，以疏肝健脾，养血调经。两位患者瘀血内停，阻滞胞脉，不通则痛，故见经色暗红、有血块、痛经。遂重用三棱、莪术、生山楂、水红花子破瘀消癥，浙贝母、佛手、蒲公英行气化瘀散结，大血藤、白花蛇舌草清热活血，加冰糖调和，黄酒调味。

案例 3 中患者陈某素感疲倦，畏寒肢冷，脱发，经期腰酸，舌淡，尺脉沉，为肾阳亏虚之象。治疗应疏肝理气，滋肾活血，破瘀消癥。加炒杜仲、槲寄生、续断、枸杞子、桑椹、黑芝麻、知母、淫羊藿补肝肾，益精血，乌发明目；桃仁、红花活血化瘀止痛；桑白皮、制玉竹泻肺疗疮；鳖甲胶、阿胶补血养肾固精；孢子粉调节免疫；珍珠粉养血安神；薏苡仁、炒党参、炒鸡内金、炒麦芽开胃助运；白参片大补元气。"气为血之帅"，诸药合用，肝气条达，肾阳充盈，则气血运行顺畅，缓慢行进改善冲任、胞宫瘀血状态，使局部癥瘕自消。

案例 4 中患者金某脱发，华发早生，自觉潮热，目涩，便秘，失眠多梦，月经量少，经期腰部酸痛，舌红，苔少，脉弦细数为肝肾阴虚之象。治疗应滋补肝肾，疏肝理气，破瘀消癥。加火麻仁、蜂蜜润肠通便；自然铜活血化瘀；桑椹、枸杞子补养肝肾；麦冬滋阴润肺，清心除烦；菊花清肝明目；石菖蒲开窍豁痰；生牡蛎软坚散结，与淮小麦共奏安神之效；稆豆衣、瘪桃干、糯稻根、西洋参片、鲜铁皮石斛滋阴敛汗，清热生津；阿胶、鳖甲胶、龟甲胶补肝肾，滋阴血；孢子粉调节免疫；珍珠粉养血安神；山甲粉活血通经。方中诸药合用，使得肾精充盛，肝血得养，气阴调和，癥瘕得除。

三、子宫肌瘤

子宫肌瘤是女性生殖系统最常见的良性肿瘤，亦称子宫平滑肌瘤、子宫纤维瘤，好发于育龄期妇女，且发病年龄趋于年轻化。子宫肌瘤早期可无明显症状，后期肌瘤进展可出现腹痛、月经异常、贫血等，严重影响患者身心健康。西医学治疗子宫肌瘤以手术治疗和以激素为主的非手术治疗为主。手术能快速清除病灶，但具有创伤性，对患者心理状态及生理功能均造成不良影响；后者虽能缩小肌瘤体积，但容易复发，且可能引起闭经、骨质疏松等副作用。中医注重整体观念，既重视辨病，又强调辨证，从整体出发调节机体，将局部病邪各个击破，达到治病祛邪的目的。子宫肌瘤，可归属于中医学"癥瘕""积聚""石瘕""崩漏"等范畴。

《灵枢·水胀》云："石瘕生于胞中……日以益大，状如怀子，月事不以时下。"可见黄帝时期就已认识到本病，并从病因病机及疾病外形加以论述，寒邪入侵胞宫，经血得寒则凝滞不行，久则形成癥瘕。《诸病源候论》载："积聚癥结者……邪气重沓，牢癥盘结者也。"论述了癥瘕的病因病机关键为瘀血阻滞。饮食情志、外感等均可影响脏腑气机，而邪气合并，内外相感，最终导致癥瘕形成。所谓"邪之所凑，其气必虚"，故可认为，子宫肌瘤发病与正气不足密切相关，本病属本虚标实之证，病之本在脏腑功能失调，病之标在血瘀，故治则必以活血化瘀、软坚散结之剂，辅以疏肝理气、补肾健脾、调理冲任之品。

《素问·刺法论》载："正气存内，邪不可干。"治疗时应谨守本虚标实病机，攻补兼施，化瘀消瘤的同时遵守"大积大聚，其可犯也，衰其大半而止"的原则，避免攻伐太重而伤正气，又"有形之血不能速生，无形之气所当急固"，在活血化瘀的同时，适当配伍益气摄血药物。临床常用枳壳、三棱、莪术、石见穿等活行气血化瘀之品，促进子宫收缩，使瘀血排出；浙贝母、生牡蛎、石见穿、皂角刺、昆布、穿山甲等软坚散结，结散则癥消；大血藤、忍冬藤、夏枯草、白花蛇舌草等清热活血；党参、黄芪、太子参、白术、茯苓等健脾益气之品，推动血行而化瘀；肝郁者可佐柴胡、川楝子、香附等以疏利厥阴肝气，肾虚者酌加杜仲、桑寄生、续断等以补肾强筋。临证时应辨证论治，法随证变。

验案举隅

案例 1

叶某，女，32 岁，教师。2022 年 7 月 26 日初诊。

主诉：子宫肌瘤 1 周。

现病史：患者 1 周前单位体检，彩超检查：子宫肌瘤（32mm×18mm×15mm），故而前来就诊，要求中药调理。平素月经规则，25～28 天一行，5～7 天净，量少，色鲜红，无痛经，夹大血块，末次月经为 2022 年 7 月 24 日，此值经行第 3 天。左侧畸胎瘤手术史。孕产史：已婚，1-0-0-1。刻下症：情绪焦躁，经行腰酸，偶有头晕，胃纳一般，夜寐尚可，二便无殊。舌红，苔少，边齿痕，脉细弦。

西医诊断：子宫肌瘤。

中医诊断：癥瘕。

辨证：气滞血瘀证。

治法：疏肝行气，活血化瘀。

处方：逍遥活血方加减。

当归 10g，炒白芍 10g，柴胡 6g，茯苓 10g，炒白术 10g，生甘草 5g，太子参 30g，丹参 15g，鸡血藤 20g，忍冬藤 15g，白花蛇舌草 15g，制香附 10g，川牛膝 15g，炒杜仲 15g，桑寄生 15g。7 剂，水煎，日 1 剂，早晚分服。

8 月 3 日二诊：患者此时经净，腰酸消失，诉近日夜寐易惊，拟上方去制香附、川牛膝，加淮小麦 30g、珍珠母 30g（先煎），以安神助眠，加浙贝母 10g、生牡蛎 30g（先煎），以化痰散结，续服 7 剂。

后患者网上随访，自述曾几次于外院转方，2022 年 10 月 8 日复查 B 超：子宫肌瘤（15mm×11mm×11mm），体积较前缩小，嘱继续服药随诊。

按：患者长期因工作焦虑多思，久而成郁，肝气郁阻，气机不畅，气滞导致血瘀，易影响脾胃气机。脾胃气机失调，易聚湿生痰，最终导致气滞、血瘀、痰湿互结，形成有形肌瘤。治疗以行气活血为主，加以益气健脾化痰之品。组方在逍遥散调和肝脾，疏理气机的基础上，再佐以活血化瘀之品，共奏疏肝行气，活血化瘀之功。方中柴胡疏肝解郁，白芍养血柔肝，发挥疏肝气畅情志的作用；太子参、白术、茯苓健脾益气，培土荣木，则肝气生发盎然；当归、丹参、鸡血藤活血补血；香附行气活血；川牛膝引血下行；忍冬藤、白花蛇舌草清热解毒；杜仲、桑寄生补养肝肾以缓解腰酸；生甘草调和诸药。二诊时患者经净，又加浙贝母、生牡蛎消痰软坚散结，以疏通为主，通中有补，能很好地改善患者症状，使肌瘤减小。

案例 2

俞某，女，64 岁，退休人员。2022 年 1 月 5 日初诊。

主诉：子宫肌瘤 1 年余。

现病史：患者绝经 10 余年，1 年前于宁波市第二医院体检，B 超发现子宫肌瘤，此后定期复查，发现肌瘤逐渐增大，2021 年 8 月 17 日 B 超检查：绝经后子宫，子宫多发肌瘤（较大者位于右前壁，约 35mm×33mm×32mm，近左前壁下段者大小约 13mm×11mm×12mm），外院建议手术治疗，患者想保守治疗，故来我处就诊。孕产史：已婚，1-0-1-1。刻下症：耳鸣时作，潮热盗汗，偶有腰酸，无明显腹痛腹胀等不适，胃纳一般，夜寐尚可，二便无殊。舌偏红，苔薄，脉细弦涩。

西医诊断：子宫肌瘤。

中医诊断：癥瘕。

辨证：肾虚血瘀证。

治法：活血软坚散结，补肾益气消癥。

处方：消瘤饮加减。

太子参 30g，莪术 10g，石见穿 15g，海藻 10g，昆布 10g，夏枯草 10g，浙贝母 10g，炒枳壳 10g，桑寄生 15g，大血藤 20g，鳖甲 10g，续断 15g，炒杜仲 15g，煅磁石 30g，忍冬藤 15g。7 剂，水煎，日 1 剂，早晚分服。

1 月 12 日二诊：患者耳鸣好转，潮热盗汗明显缓解，效不更方，继投上方 7 剂。

此后患者隔周复查，于原方基础上稍做加减，调理月余，2 月 9 日复查 B 超：绝经后子宫，子宫肌瘤（前壁下段 19mm×18mm），诸症不显。

按语：《素问·至真要大论》提出"坚者削之，客者除之……结者散之，留者攻之……可使破积，可使溃坚"之法，此案患者年逾六旬，天癸断绝多年，五脏气血阴阳皆虚，故治疗总以破积消癥为大法，并兼补虚。药用太子参补养正气，气充血旺，气足则血行；莪术、石见穿、海藻、昆布、夏枯草活血化瘀，软坚散结；浙贝母化痰散结；大血藤、忍冬藤清热活血；枳壳行气消积；杜仲、桑寄生、续断补肾强筋以固本补虚；煅磁石聪耳明目，有治疗耳鸣之效；鳖甲滋阴潜阳，退热除蒸，又兼软坚散结之功。诸药合用，共奏益气扶正，活血散结，祛瘀消癥之用。

案例3

姚某，女，39岁，职员。2021年9月8日初诊。

主诉：子宫肌瘤数年。

现病史：患者数年前体检发现子宫肌瘤，因无不适未进行相关治疗，近日因工作繁忙感下腹隐隐不适，恐病情变化，遂前来就诊。患者平素月经规则，量中，色暗，30天一行，7天净，轻度痛经，夹血块，末次月经为2021年8月18日。孕产史：已婚，1-0-1-1。刻下症：下腹轻微不适感，腰酸易乏，纳眠可，二便调。舌暗红，苔薄，脉细涩。2021年9月1日本院查CA125：60U/mL，彩超检查：子宫肌瘤（宫壁回声不均，见低回声团数个，大者32mm×24mm），右卵巢囊性结构，内液稠（右卵巢内及边缘见36mm×22mm无回声区，透声差）。

西医诊断：子宫肌瘤、卵巢巧克力囊肿。

中医诊断：癥瘕、痛经。

辨证：肝郁血瘀证。

治法：疏肝解郁，化瘀消癥。

处方：逍遥内异方加减。

当归10g、炒白芍10g、柴胡6g、茯苓10g、炒白术10g、生甘草5g、太子参30g、三棱10g、莪术10g、生山楂10g、大血藤15g、白花蛇舌草15g、杜仲15g、续断15g、煅自然铜10g、水红花子10g。7剂，水煎，日1剂，早晚分服。

9月15日二诊：患者腰酸乏力缓解，效不更方，继投上方7剂。

上方加减调理 3 个月，患者诉月经按时来潮，服药期间未见痛经，其余不适悉除。

2022 年 1 月 2 日复查彩超：子宫肌瘤（后壁大者 22mm×13mm），右卵巢囊性结构，内液稠（38mm×15mm）。此后嘱继续门诊随诊服药。

按语：女子以肝为先天，肝司疏泄，肝气不畅，先为气滞，后则血瘀，瘀血阻滞冲任，胞宫从而受损，聚结成块，生为癥瘕。故予逍遥散疏肝解郁以行气滞，气行则血行，再佐三棱、莪术、山楂、大血藤、白花蛇舌草、水红花子、锻自然铜大队活血散结之品以消血瘀，《医学衷中参西录》载："三棱、莪术性近和平，而以治女子瘀血，虽坚如铁石亦能徐徐消除，而猛烈开破之品不能建此奇功，此三棱、莪术独具之良能也"，并伍太子参益气健脾，杜仲、续断补养肝肾，既攻既补，气血祥和，结聚尽散。

案例 4

胡某，女，48 岁，职员。2020 年 1 月 11 日就诊。

主诉：经期延长 3 个月。

现病史：患者经期延长至 11 天方净，末次月经为 2019 年 11 月 17 日。患者自述平素月经规则，28 天一行，6 天净，2019 年 10 月宫颈活检术后出现经期延长，月经后期，量少，色淡红，无血块，无痛经。服中药逍遥散 7 剂，服用优思明 2 个月。刻下症：面色苍白，口干，倦怠无力，畏寒肢冷，腰腿酸软，易抽筋，胃纳一般，小便调，大便溏薄且日 2 行，夜寐不宁，脾气暴躁，舌红少苔，脉细弦，尺脉沉。2019 年 12 月 28 日经阴道彩超检查：子宫肌瘤（约 11mm×9mm），宫内节育器，宫颈纳氏囊肿，左卵巢囊肿。

西医诊断：子宫肌瘤、月经不规则。

中医诊断：癥瘕、经期延长、月经后期。

辨证：气虚血瘀，肝郁肾虚证。

治法：补气化瘀，解郁益肾。

方药：大补元煎合逍遥散加减。

山药 150g，山茱萸 100g，盐杜仲 150g，当归 100g，枸杞子 150g，生甘草 50g，炒白芍 100g，柴胡 60g，茯苓 100g，麸炒白术 150g，夏枯草 150g，白花蛇舌草 150g，石见穿 150g，炒鸡内金 150g，淮小麦 30g，百合 10g，槲寄生 150g，续断 150g，浙贝母 100g，佛手 100g，蒲公英 300g，炒椿皮 150g，绵茵陈 150g，皂角刺 100g，昆布 100g，生牡蛎 300g，桑椹 150g，黑芝麻 100g，西洋参 50g，朝白参片 50g，鳖甲胶 150g，阿胶 250g，炮山甲粉 30g，灵芝孢子粉 30g，珍珠粉 30g，麦芽糖 350g，黄酒 1 料。

2020 年 4 月电话随访，患者自述月经周期、经期均恢复如术前般正常，心情舒畅，诸症好转，4 月 7 日经阴道彩超检查：子宫肌瘤（约 3mm×5mm），宫内节育器，宫颈纳氏囊肿。

按语：患者素体正气不足，加上术后体虚，虚则气不摄血，致无力濡养、修复伤口，而使创面难以愈合，且因活检出血，或气虚运血无力而积蓄在内的积血，皆形成离经之血，经血离经叛道成瘀，致胞脉瘀阻，最终导致经期延长、月经后期，且经量少色淡红；中气不足，阳气不布，故倦怠乏力、畏寒肢冷、面色苍白；肾虚则腰腿酸软、尺脉沉；肝主筋，肝之气血不足，筋膜则无法得其所养，故患者腿易抽筋；女子易肝气郁结，横逆克犯脾土，故患者脾气暴躁、脉弦、便溏。方中拟用逍遥散调肝养血，气血兼顾；大补元煎大补气血，固本调经，因患者舌红少苔，为阴虚之象，而熟地黄易滋腻碍胃，遂改用桑椹、黑芝麻、鳖甲胶、阿胶、西洋参以补血滋阴，益精填髓；以槲寄生、续断补肝肾，强筋骨；朝白参大补元气，补益脾肺；炒鸡内金、佛手、麦芽糖健脾开胃，行气消食，有助运化；浙贝母、生牡蛎、石见穿、皂角刺、昆布、炮山甲粉软坚散结；夏枯草、白花蛇舌草、蒲公英、炒椿皮、绵茵陈清利湿热；淮小麦、百合清心安神；灵芝孢子粉、珍珠粉扶正固本；黄酒调和药物。方中诸药合用，使木郁达之，元气得补，益精养血，同时化瘀消癥而不伤正气。

四、子宫内膜息肉

子宫内膜息肉（EP）是一种常见的妇科疾病，由子宫内膜局部过度增生导致，表现为子宫腔内出现单个或多个光滑肿物。临床表现以异常阴道出血、月经不调、阴道分泌物增多等为主，多为良性的宫腔病变，从育龄期到绝经后的女性，都是该病的高发人群。

EP 的发病机制尚未完全明确，西医研究认为，该病多由于慢性炎症反应、雌激素过多暴露、新陈代谢异常等导致。该病也是导致不孕的重要因素，研究发现，EP 不仅破坏子宫内膜的均质性，且长有息肉的子宫内膜由于供血不均衡，而影响受精卵着床，或着床后生长发育受阻而流产，导致不孕。

中医认为该病的病因病机主要有以下两点，一是以肾气亏虚为本。王清任《医林改错》言："元气既虚，必不能达于血管，血管无气，必停留而瘀。"《景岳全书》又云："瘀血留滞作癥，唯妇人……积劳积弱，气弱而不行，总由血动之时，余血未净，而一有所逆，则留滞日积而渐以成癥矣。"余认为肾为先天之本，元气之根，且气为血之帅，气能载血，若肾气不足，气血推动无力，停滞为瘀，积而成块，故成息肉。二是以瘀血积聚为标。子宫内膜息肉属于中医"癥瘕""经期延长""不孕"等范畴。《女科经纶》云："妇人积聚癥瘕，皆属血病。"故其病机的关键为"瘀"，"瘀"既是病理产物，又是该病的致病因素。古代医家将子宫内膜息肉分为痰瘀型、阳虚血瘀型、瘀热型、血瘀型，由此可见，虽辨证复杂，但万变不离瘀，故治法以活血化瘀为主。

临证多年，余常以自拟乌梅丸加味临证加减治疗 EP，药物基本组成：桃仁 10g，红花 6g，三棱 10g，莪术 10g，生山楂 10g，乌梅 9g，大血藤 20g，白花蛇舌草 15g，炒续断 15g，炒杜仲 15g，桑寄生 15g，僵蚕 10g。方中运用大量的活血化瘀之品，如桃仁、红花、三棱、莪术、生山楂以治其标；大血藤、白花蛇舌草为清热凉血药，既行瘀血，又散瘀热；乌梅有蚀恶肉、化痔消息肉之功，僵蚕有消风、化痰散结之功，二药合用，软坚散结之力倍增；炒杜仲、桑寄生、续断为补益肾气之品，三药均具有实肝肾、安胎元、强筋骨之功，常联合使用，相得益彰，补养肾气，固护冲任。全方标本兼治，层次分明，直达病处。

验案举隅

案例 1

文某，女，25 岁，职员。2018 年 8 月 12 日初诊。

主诉：子宫内膜诊刮术后半个月，伴经量增多。

现病史：患者平素月经不规则，30～40 天一行，7 天净，量偏多，色暗红，夹血块，有中度痛经，末次月经为 2018 年 7 月 6 日。孕产史：已婚，0-0-1-0，2017 年 12 月因稽留流产行药流＋清宫术 1 次。2018 年 6 月 24 日子宫彩超检查：子宫偏大，内膜欠均质（15.6mm×4.9mm）。2018 年 7 月 22 日复查彩超：宫腔内有稍高回声（15.8mm×3.0mm×8.4mm），因检查发现宫腔内占位 1 月余，前往当地医院住院治疗，行宫腔镜下子宫诊刮术，术后病理检查：子宫内膜呈增生反应，伴息肉样增生。术后半月复查 B 超提示子宫内膜不均质（14mm×4mm），患者因惧怕再次手术，要求中药调理，前来我处门诊就诊，刻下症：腰酸背痛，胃纳尚可，嗜食肥甘厚腻，夜寐一般，大小便可。舌暗红，苔白厚腻，脉沉细滑。

西医诊断：子宫内膜息肉、月经不规则。

中医诊断：癥瘕、月经过多。

辨证：肾虚血瘀夹湿证。

治法：补肾活血，化瘀祛湿。

方药：自拟乌梅丸加味。

桃仁 10g，红花 6g，三棱 10g，莪术 10g，生山楂 10g，乌梅 9g，大血藤 20g，白花蛇舌草 15g，炒续断 15g，炒杜仲 15g，桑寄生 15g，僵蚕 10g，广藿香 10g，佩兰 10g，薏苡仁 30g。7 剂，水煎，日 1 剂，早晚分服。

8 月 26 日二诊：患者舌苔较前干净，腰酸背痛明显缓解，患者此时正值月经期，痛经不甚，但月经量较前明显增多，色暗红，近期睡眠不佳，入睡慢。子宫彩超检查：子宫内膜不均质，略呈结节状，边界不清。考虑月经量多，急查血常规提示未见贫血，根据急则治其标，缓则治其本的原则，上方去三棱、莪术，防破血逐瘀之品增其经量，加生蒲黄 10g、五灵脂 10g，化瘀止血，使得止血而不留瘀，制香附 10g、川牛膝 15g，理气通经。《医学正传》云："月经全借肾水施化。"经水过多日久，则肾水亏虚不能涵养于木上济于心，故寐差，加淮小麦 30g、珍珠母 30g，养心镇惊安神。7 剂，水煎，日 1 剂，早晚分服。

后据患者每次就诊的症状遣方用药，总不离补肾活血、化瘀散结法，且定期复查子宫彩超。

2019 年 12 月 11 日复查子宫附件彩超：局部子宫内膜不均质（6mm×4mm），子宫内膜息肉较前明显减小，可见中药疗效明显。2 周后再次复查子宫彩超提示子宫内膜均质，未见子宫内膜息肉。2020 年 2 月 15 日因月经未至，查子宫 B 超提示宫内早孕，后在当地产科医院头位顺产一子。

按语：患者素体肾气亏虚，加之冲任不固流产以致金器刀刃损伤胞宫胞脉，形成瘀血，患者嗜食肥甘厚腻，湿邪内生，结合舌脉，四诊合参，故辨为肾虚血瘀夹湿证。治宜补肾活血，化瘀祛湿，药用桃仁、红花、三棱、莪术、生山楂活血化瘀；大血藤、白花蛇舌草清热凉血，散其瘀热；乌梅、僵蚕化痰软坚散结；炒杜仲、桑寄生、续断治其本，续断偏于补肝肾，通血脉，使补而不滞；桑寄生偏于益血脉，祛风湿之力较强；杜仲偏于补肝肾，固冲任；广藿香、佩兰、薏苡仁芳香化湿，健脾行水。全方标本兼顾，使得瘀湿消散，肾气充盈。

案例 2

郑某，女，52 岁，退休人员。2022 年 8 月 2 日初诊。

主诉：子宫内膜息肉 1 年余，内膜增厚半个月。

现病史：患者 1 年前检查发现子宫内膜息肉，无不适未治疗。2022 年 7 月 16 日经净后市妇儿医院复查彩超：宫腔内膜回声不均伴其内稍强回声可能（双层内膜厚 9mm，宫腔下段见稍强回声 5mm×3mm×4mm），建议复查。考虑息肉仍存，内膜增厚，遂至门诊就诊。患者平素月经尚规则，30 天一行，3～5 天净，色暗，量偏少，无痛经，夹血块，末次月经为 2022 年 7 月 11 日。孕产史：已婚，2-0-1-2。刻下症：素日多思易疲，时有腰酸，纳寐可，二便调，舌淡红，苔白微腻，边齿痕，脉细微涩，尺脉沉。

西医诊断：子宫内膜息肉、子宫内膜增厚。

中医诊断：癥瘕。

辨证：气虚血瘀证。

治法：益气活血化瘀。

方药：逍遥散合自拟乌梅丸加减。

当归 10g，炒白芍 10g，柴胡 6g，茯苓 10g，炒白术 10g，生甘草 5g，太子参 30g，薏苡仁 30g，三棱 10g，莪术 10g，生山楂 10g，乌梅 9g，大血藤 20g，杜仲 15g，续断 15g，生黄芪 15g。7 剂，水煎，日 1 剂，早晚分服。

8 月 12 日二诊：患者诉 8 月 8 日经转，量多，夹大血块，色暗，今经行第 5 天，经量减少，未净，复查妇科 B 超：子宫附件未见明显异常（双层内膜厚 6mm，回声略欠均）。考虑患者正值经期，拟上方去破瘀之三棱、莪术，加制香附 10g，以行气活血，加川牛膝 15g，以引经血下行，续服 7 剂。

按语：《医宗必读·积聚》云："积之成也，正气不足，而后邪气踞。"说明息肉形成以正气亏虚致邪气长久盘踞为根本原因。患者年过五旬，年老体虚，天癸渐绝，肾气渐竭，气虚行血无力，瘀血内停，阻滞胞宫，日久积而成癥，在宫腔内局部形成有形之邪，发为子宫内膜息肉，治当益气活血并行。方中柴胡疏肝行气；当归、芍药养血活血；茯苓、白术、薏苡仁健脾以利气血生化之源；太子参、黄芪补气养血共养其本，使气血充则气行血畅；三棱、莪术、生山楂、大血藤行气活血化瘀；乌梅性平味酸，可入肝止血，蚀恶肉，化痔消息肉；杜仲、续断补肾固本。诸药合用，通补兼施，标本兼治，诸症得除。

案例 3

吴某，女，24 岁，职员。2022 年 6 月 1 日初诊。

主诉：发现子宫内膜息肉2个月。

现病史：患者2022年4月25日至市妇儿医院做B超检查：宫腔内膜稍强回声（26mm×18mm×15mm），建议复查。5月18日经净后该院复查B超：宫腔内膜稍强回声（26mm×17mm×17mm），建议复查。遂至我处门诊就诊，患者月经尚规则，28天一行，5天净，量中，色暗，无痛经，少量血块，末次月经为2022年5月13日，乳腺结节病史多年。孕产史：未婚，0-0-2-0。刻下症：性情急躁易怒，偶有性交出血，纳寐可，大便秘结，小便调，舌红，苔薄白，脉细弦。

西医诊断：子宫内膜息肉、乳腺结节。

中医诊断：癥瘕、乳癖。

辨证：肝气郁结，气滞血瘀证。

治法：疏肝行气，活血化瘀。

方药：乳癖消汤加减。

当归10g，炒白芍20g，柴胡6g，生白术10g，生甘草5g，预知子15g，青皮10g，浙贝母10g，生牡蛎30g，路路通10g，荔枝核10g，乌梅9g，大血藤20g，莪术10g，生地黄15g，火麻仁10g，续断15g。7剂，水煎，日1剂，早晚分服。

上方加减服用2月余，2022年8月15日本院复查彩超：宫腔稍强回声（15mm×7mm×9mm），纳寐可，二便调，诸症缓解，嘱继续服药调理。

按语："女子之性，执拗偏急，忿怒妒忌，以伤肝气"，足厥阴肝经循经下腹、胁肋，而胞宫正位于下腹正中部位，肝经循行不畅，气血经络阻滞，则无法荣养少腹及小腹之脏器，于胞宫易生滞形成癥瘕。本案患者性情急躁，情志不遂日久，导致肝气逆乱之变，治重在肝。故方以通利肝气为主，柴胡、预知子、青皮疏利厥阴之肝气，肝气疏利，则肝藏血功能正常发挥，全身气机平调；《本草经》载乌梅有祛死肌，蚀恶肉之效，治息肉效果良好；浙贝母消痰软坚；路路通破血消癥通络；生牡蛎软坚散结；荔枝核行气散结，同时引药下行胞宫，行胞络气，散胞中瘀阻结聚；当归、白芍养血补血；大血藤、莪术活血破血；续断补肝肾，行血脉；白术健脾益气；甘草缓急补虚，同时寓通于补，防止一派攻伐之品伤人正气；肝郁日久易化火灼伤阴液，津枯肠燥而见便秘，故配生地黄、火麻仁滋阴润燥通便。全方通中有补，攻邪而不伤正。

案例 4

徐某，女，46岁。2020年11月3日初诊。

主诉：反复下腹部隐痛4年，伴经量增多。

现病史：患者4年前因患子宫内膜息肉行宫腔镜手术，术后出现下腹部疼痛，外院诊断为慢性盆腔炎，予西药抗感染治疗后，虽有好转但仍反复发作，现要求中药调理。患者平素月经尚规则，5～6天净，色红，量偏多，夹血块，轻度痛经，末次月经为2020年10月29日，现月经未尽。孕产史：已婚，2-0-3-2。刻下症：腰酸乏力，脾气较急，食少，大便溏，夜寐尚可，舌淡红，苔白腻，舌边有齿痕，脉弦细。常规子宫附件B超检查发现子宫内膜息肉样改变，呈结节状（大小 15.1mm×4.2mm，边界相对清）。

西医诊断：慢性盆腔炎、子宫内膜息肉、月经不规则。

中医诊断：带下、癥瘕、月经过多。

辨证：肾虚血瘀，痰湿互结证。

治法：补肾活血，化瘀祛湿。

方药：逍遥散合自拟乌梅丸加味。

柴胡 6g，炒白术 15g，茯苓 15g，炙甘草 6g，炒白芍 20g，党参 15g，蒲公英 30g，预知子 15g，青皮 10g，醋香附 10g，陈皮 6g，莲子 10g，大血藤 20g，白花蛇舌草 15g，川牛膝 15g，乌梅 9g，生蒲黄 10g，五灵脂 10g。7 剂，水煎，日 1 剂，早晚分服。

2021 年 1 月 12 日二诊：患者自述下腹部隐痛明显好转，复查 B 超提示内膜回声均匀。复开中药 7 剂。

按语：患者先天禀赋素弱，加之金器刀刃损伤，邪气乘虚而入，湿邪稽留下注，客于冲任，诱发盆腔炎，迁延日久，损伤正气，湿邪与瘀血搏结，息肉复现，故新旧疾患并见，结合舌脉，四诊合参，考虑宜补肾活血，疏肝健脾，除湿止痛，方予逍遥散合自拟乌梅丸加味。方中柴胡疏肝解郁；醋香附、青皮、预知子理气止痛；炒白芍缓急止痛；茯苓、炒白术、炒党参、陈皮、炙甘草、莲子健脾益气；蒲公英、大血藤、白花蛇舌草清热解毒，利湿通淋，消散瘀热；乌梅酸涩收敛，蚀恶肉；川牛膝、生蒲黄、五灵脂活血散结止痛；运用失笑散，不仅意在于改善盆腔局部的微循环和组织营养，调节合成代谢，促进炎症物质的消散吸收，松解瘢痕粘连,缓解腹痛不适症状,还能收敛止血,防经量过多而气血亏虚。全方新旧疾病同治,气血兼顾,祛瘀解毒同施,祛邪扶正,气血调畅,疼痛得止,恶肉得消,诸症自除。

第七节 脱发

《诸病源候论》中记载:"若血盛则荣于须发,故须发美。若血气衰弱,经脉虚竭,不能荣润,故须发秃落。"脱发,从病位来看,大多责之于脾、肾。长期的饮食不节,过食肥甘厚腻,思虑担忧过度,可导致先、后天同时受损。后天不足,脾胃虚弱,健运失职,水饮内停阻滞经脉,日久导致毛发失养脱落;先天不足,肾精、肾阴亏虚,头发无法依靠肾精滋养、肾气的激发而生长,又因"精血同源",发为血之余,肾精亏虚,血气衰弱,经脉虚竭,发无以荣润,致使头秃发落。

验案举隅

张某,女,43岁,职员。2022年9月20日初诊。

主诉:脱发半年。

现病史:患者半年前发现脱发明显,稍有触碰就有头发掉落,头发易断质脆色白,伴头脸部油脂分泌增多。患者平素月经不规则,20~40天一行,7天净,色红,量多,夹血块,无痛经,末次月经为 2022 年 8 月 29 日。孕产史：已婚，1-0-0-1。刻下症：工作压力大，烦躁，情绪不佳，偶有口干口苦，多梦易醒，胃纳可，二便调。舌红，苔薄白，边齿痕，脉细弦。

西医诊断：脂溢性脱发。

中医诊断：脱发。

辨证：肝肾阴虚，肝郁血热证。

治法：补肾疏肝，滋阴清热。

处方：丹栀逍遥散加减。

当归 10g，炒白芍 10g，柴胡 6g，茯苓 10g，甘草 6g，牡丹皮 10g，栀子 10g，女贞子 10g，墨旱莲 10g，枸杞子 15g，淮小麦 30g，首乌藤 15g，珍珠母 30g（先煎），炒杜仲 15g，桑椹 15g，生地黄 15g。7 剂，水煎，日 1 剂，早晚分服。

9 月 27 日二诊：患者自觉油脂分泌减少，口干、口苦改善，睡眠转佳。效不更方，继服 14 剂，脱发症状显著减轻。

按语：脂溢性脱发属于中医学"油风""蛀发癣"范畴，该病多为本虚标实，病因病机为肝肾精血亏虚，风邪乘袭。发病基础为脾胃虚弱，健运津液失职，久而酿生湿热，故油脂分泌增多。湿热上蒸，阻碍气血，气血生化乏源，不可濡养发根，故见毛发枯焦而脱。该患者年近"七七"，脾胃功能日渐衰弱，湿热内生，瘀阻经脉，毛发失养致脱。烦躁多思损耗阴血，血不养心，则眠浅多梦。气血耗伤久则肝体失养，疏泄失职，郁而化热，故出现口干、口苦、脉弦。肝藏血，肝体功用失常则月经不调、经期有血块。根据肝郁化火，气血不足的基本病机出发，方选丹栀逍遥散加减，以清肝泄热。方中柴胡疏肝解郁，使肝气条达；当归养血补血；白芍敛阴柔肝；茯苓性平，既可宁心安神，健脾益气，又能防止补药过于滋腻；生地黄滋阴凉血；牡丹皮清泻血中伏火；栀子清肝散热兼导热下行；女贞子、墨旱莲、枸杞子、桑椹、杜仲滋补肝肾，助新发生长；淮小麦、首乌藤养心安神，珍珠母安神定惊，三药合用，改善睡眠；甘草调和诸药。纵观全方，肝肾同补，标本兼顾，方能药到病除。

第八节　黄褐斑

黄褐斑又名肝斑，主要症状表现为黄褐色色素沉着于脸颊部位，多为对称分布，蝶形居多，亦可见于眼眶周围、唇上等处，无明显主观症状及全身不适。好发于育龄女性，一般夏重冬轻，发展缓慢，迁延难愈，严重影响个人形象，已成为当代女性的一大困扰。中医属"面尘"范畴，又称"黧黑斑"，俗称"肝斑""妊娠斑"。

该病的发病机理尚不明确，病理生理表现为雌激素水平升高，有研究认为女性妊娠、口服避孕药、内分泌失调、过度使用某些药物、化妆品以及生物遗传、微量元素缺失等因素为其主要诱因。

早在《内经》就已记载了面色之荣枯与脏腑气血的变化关系。《难经·二十四难》曰："脉不通则血不流，血不流则色泽去，故面黑如黛。"明确提出了瘀血是黄褐斑的主要诱因之一，而"无瘀不成斑""有斑必有瘀""久病必瘀"观点也是流传甚广。中医学认为黄褐斑的发生与肝、脾、肾三脏以及血瘀、情志密切相关，多由情志不舒，气滞血瘀阻于面；或脾虚湿滞，气血不能上荣于面；或肝肾阴血亏虚，水不制火，血弱不能荣于肌肤之外；或瘀阻胞中，新血无以生。瘀血不去，新血不生，活血化瘀法在黄褐斑治疗中有举足轻重的作用。

验案举隅

曹某，女，37 岁，销售。2022 年 9 月 21 日初诊。

主诉：经量减少 1 年，颜面部色斑 5 个月。

现病史：患者 5 个月前颜面部出现散在黑褐色斑片，以两颧部为甚，累及两侧眼角、前额、面颊，自行外用祛斑产品后无效。患者平素月经尚规则，26 天一行，近 1 年来经量减少，2 天净，色暗红，夹血块，轻度痛经，末次月经为 2022 年 9 月 14 日。孕产史：已婚，2-0-2-2。刻下症：面色萎黄，腰酸乏力，气短懒言，胃纳一般，入睡难，便秘，小便尚调，舌淡暗，苔薄，脉细涩。

西医诊断：黄褐斑、月经过少。

中医诊断：黧黑斑、月经过少。

中医辨证：气血亏虚，兼有血瘀证。

治法：益气补血，养血祛瘀。

处方：八珍汤加减。

当归 10g，炒白芍 10g，川芎 10g，生地黄 15g，党参 15g，生白术 10g，火麻仁 10g，红花 10g，杜仲 15g，桑寄生 15g，炙甘草 6g，丹参 10g，鸡血藤 20g，菟丝子 15g，淮小麦 30g，远志 6g。7 剂，水煎，日 1 剂，早晚分服。

9 月 28 日二诊：患者色斑未见明显变化，睡眠较前改善，大便仍干，舌质暗，有瘀点，脉沉涩。前方加玄参 15g、麦冬 10g，以滋阴润燥通便，续服 14 剂。

10 月 7 日三诊：患者褐斑颜色较前变淡，纳眠可，二便调，舌质暗，苔薄白，脉沉。前方去麻仁、玄参、麦冬，继服 14 剂。

后每月复诊 1 次，守方随症加减，斑片逐渐变淡。

按语：《素问·上古天真论》曰："五七，阳明脉衰，面始焦，发始堕；六七，三阳脉衰于上，面皆焦，发始白。"头面为诸阳之会，多气多血之阳明经行走于整个头面部。颜面主要通过三阳经来温养，若三阳经的脉气衰微，则面部缺乏足够的气血滋养和温煦，从而易引发黄褐斑。本案患者系中年女性，根据此阶段女性的生理特点，冲任虚损，阳明精气已衰，气血不足，无以华面，故见面部黑褐色斑片；冲脉虚衰，腰府失养，故见腰酸；气血亏虚，难以养心，心藏神，神失所养，故见入睡困难。治以益气、补血、祛瘀之法，使气血得充则瘀血得祛，气血调和则面部循环改善，色斑得除。方以八珍汤加减，方中当归、白芍养血和营；党参、白术健脾益气，使气血生化有源；红花活血祛瘀；川芎活血行气，气行则血行；杜仲、桑寄生、菟丝子补养肝肾冲任；丹参、鸡血藤通调冲任气血；生地黄滋阴润燥；火麻仁润肠通便；

淮小麦养心安神，远志安神益智，二者共用增强安神助眠之功；炙甘草调和诸药。诸药合用，通补结合，脾胃健则气血充，气血行则瘀滞消，气血调和则色斑自消。